LES CURIOSITÉS

DE LA

MÉDECINE

LES FONCTIONS DE LA VIE

DU MÊME AUTEUR

OUVRAGES HISTORIQUES

Les Indiscrétions de l'Histoire. — Six volumes ; chaque volume.. **12** fr.
Mœurs intimes du passé. — Huit volumes ; chaque volume.. .. **12** fr.
Les Morts Mystérieuses de l'Histoire. — Deux volumes ; chaque
    volume.. **12** fr.
Légendes et Curiosités de l'Histoire. — Cinq vol. ; chaque vol... **12** fr.
Fous couronnés. — Un volume.............................. **12** fr.
Balzac ignoré. — Un volume.............................. **12** fr.
Marat inconnu. — Un volume... .... **12** fr.
La Belle-Sœur du Grand Roi : La Princesse Palatine.. ..... **12** fr.
La Névrose révolutionnaire (en collaboration avec L. Nass). —
    Nouvelle édition ; deux volumes à .... **24** fr.
Le Cabinet secret de l'Histoire. — Quatre volumes in-16 jésus,
    illustrés, brochés........................ net **48** fr.
L'Enfer de l'Histoire................................ . **12** fr.
Chirurgiens et Blessés à travers l'Histoire, des Origines à la
    Croix-Rouge....... . ... **50** fr.
Souvenirs d'un Académicien sur la Révolution, le Premier Empire
    et la Restauration. — *Introduction et Notes* du Dr Cabanès,
    suivies de la Correspondance de Ch. Brifaut. — Deux volumes
    illustrés, *brochés*....... .... **30** fr.
L'Histoire éclairée par la Clinique . .. . **10** fr.
La Princesse de Lamballe intime, d'après les confidences de son
    médecin. — Un vol. in-8°, avec 132 illustrations........ . **15** fr.
Au Chevet de l'Empereur. — Un volume in-8°, illustré...... **15** fr.
Dans l'Intimité de l'Empereur. — Un volume in-8°, illustré.... **15** fr.
Folie d'Empereur. — Un volume in-16, illustré..... .... **12** fr.

OUVRAGES D'HISTOIRE MÉDICALE

Remèdes d'autrefois, 2e série (la 1re est épuisée).
Remèdes de bonne femme *(nouvelle édition en préparation)*.
L'Esprit d'Esculape (en collaboration avec le Dr Witkowski) .. **10** fr.
Joyeux Propos d'Esculape   —   —   ... **10** fr.
Les Curiosités de la Médecine *(nouvelle édition)*............ **10** fr.
Les Cinq Sens................................ **10** fr.
Poisons et Sortilèges *(Epuisé)*.

OUVRAGES ÉPUISÉS

Napoléon, jugé par un Anglais *(Epuisé)*.
Les Goutteux célèbres *(Epuisé)*.
La Salle de Garde *(Epuisé)*.
Poitrinaires et grandes Amoureuses, deux fascicules parus.
La Médecine en caricature, un fascicule paru.
Le Costume du Médecin (ouvrage complet en trois fascicules).

Ces trois derniers opuscules ne sont pas dans le commerce.

* * *

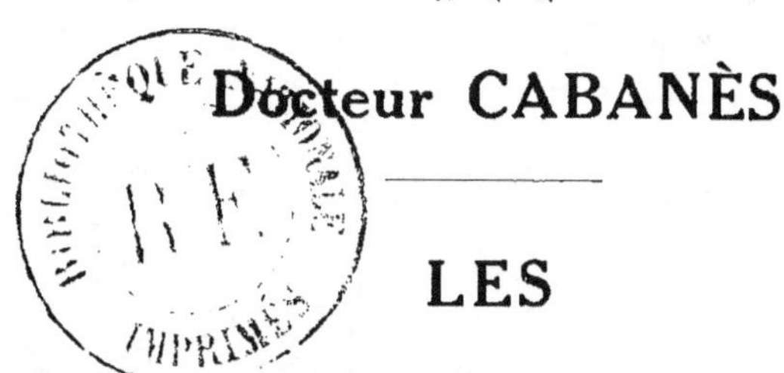

Docteur CABANÈS

LES
FONCTIONS DE LA VIE

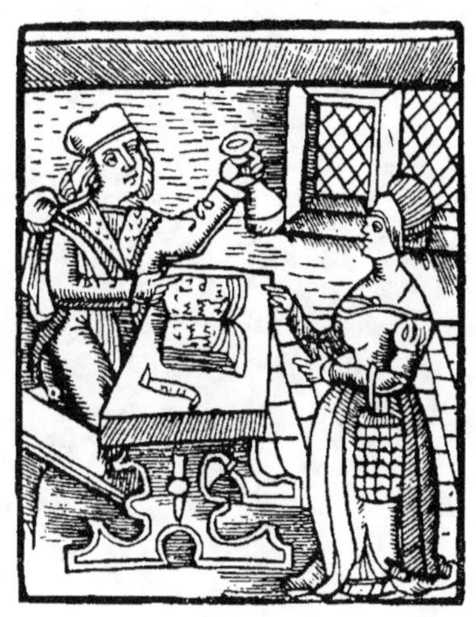

PARIS
LIBRAIRIE E. LE FRANÇOIS
91, BOULEVARD SAINT-GERMAIN, 91
1926

LES CURIOSITÉS
DE LA MÉDECINE

* * *

LES FONCTIONS DE LA VIE

APPAREIL DIGESTIF

La sensation de la faim.

La faim est une sensation automatique, si l'on peut dire, qui nous avertit de la nécessité de prendre de la nourriture, pour réparer nos pertes organiques. On découvre cette sensation du haut en bas de l'échelle animale, mais elle est moins éprouvée par les animaux à sang froid que par les animaux à sang chaud. Ainsi, les reptiles et les grenouilles peuvent rester des mois sans avoir besoin de prendre de nourriture ; de même, la faim est moindre chez les carnivores que chez les herbivores ; sans doute, parce que, chez les carnivores, l'aliment étant plus nutritif et séjournant plus longtemps dans l'estomac, le besoin se fait moins sentir d'en prendre.

Les herbivores, au contraire, prennent des aliments qui ne font, pour ainsi parler, que traverser l'organisme, aussi sont-ils obligés d'en absorber sans cesse. Les oiseaux ont également la sensation de la faim très développée.

*
* *

Quelle est la cause, ou plutôt quelles sont les causes de la faim ? La cause primordiale est, évidemment, l'appauvrissement nutritif des cellules organiques, mais cela n'explique rien et ne fait pas comprendre, notamment, la sensation de la faim.

Ces excitations viennent-elles de l'estomac ? Ou viennent-elles des centres nerveux supérieurs ? Avant d'examiner cette question, qui a longtemps divisé les physiologistes, il convient de ne pas oublier les causes que nous appellerons secondaires de la faim.

Différentes influences de milieu, écrit M. T. OBALSKI, peuvent donner la sensation de la faim. Et d'abord, l'habitude, la répétition du même acte, la régularisation des repas, font que les animaux ont faim à heure fixe. Passé cette heure, la sensation s'émousse ou s'abolit.

Les saisons : il est évident qu'on mange de meilleur appétit l'hiver que l'été, parce que, au moment des grands froids, il y a plus de déperdition de chaleur, et, par suite, plus grand besoin de calorique.

L'activité des fonctions organiques : la faim se

fait plus vivement sentir dans l'état normal, quand
on marche, quand on va et vient, que quand on
s'immobilise, comme les peuples hivernants.

La nature de l'aliment : tel aliment nous convient, tel autre nous déplaît, et la répulsion est
telle parfois, chez certains animaux, qu'ils se lais-
sent mourir de faim plutôt que d'y toucher. Présen-
tez des grains de blé à un carnivore, ou de la viande
à un herbivore, ils s'en écarteront, quelle que soit
leur faim.

*
* *

Ceci dit, nous pouvons reprendre notre question :
Quelle est l'origine de la faim ?

Il n'est pas contestable que, le plus souvent, pour
ne pas dire presque toujours, la sensation de la
faim est perçue dans l'estomac et s'accuse par une
douleur (1).

Mais la localisation d'une sensation n'implique
pas toujours qu'elle parte de cet endroit déterminé.
Ainsi, un amputé souffre parfois de la jambe qu'on
lui a enlevée. Un fait d'ordre analogue se passe,
quand on se heurte au niveau du nerf cubital : ce
n'est pas au coude qu'on éprouve la sensation, mais

---

(1) La faim provoque, paraît-il, chez certains individus,
des sensations franchement désagréables dans les dents. Le
Brit. Dent. Journal cite un sujet qui, relevant d'une fièvre
typhoïde, était sérieusement incommodé par des sensations
douloureuses dans deux de ses molaires, toutes les fois qu'il
avait faim. La douleur était suffisante pour l'éveiller et ne
pouvait être calmée que par l'ingestion d'aliments, qui amenait
un soulagement immédiat.

à un endroit très éloigné de celui où s'est produit le traumatisme.

Certains ont pensé que la faim dépendait de l'état de vacuité de l'estomac. Il semble, en effet, que la faim se fasse sentir au moment où l'estomac est vide, de cinq à sept heures après le repas précédent, selon que l'on digère rapidement ou lentement. En réalité, la faim survient longtemps après que les matières alimentaires ont été dissoutes par les sucs digestifs, et absorbées par les voies normales.

D'ailleurs, si on admettait que la faim soit due à la vacuité de l'estomac, les animaux herbivores, dont la cavité gastrique renferme sans cesse des aliments, ne devraient jamais éprouver la sensation de la faim ; or ils mangent tout le temps.

On ne saurait dire avec plus de raison que la faim dépende des contractions de l'estomac ; car alors, la faim s'exagérerait lorsque nous terminons notre repas. Cette hypothèse n'est donc pas soutenable.

D'après d'autres expérimentateurs, la faim serait liée à la production d'acide chlorhydrique, lequel provoquerait une irritation spéciale de la muqueuse de l'estomac : d'où la sensation de la faim. Ceux-là s'appuient sur cette remarque de médecins : que les malades atteints d'hyperchlorhydrie (acide chlorhydrique en excès) ont peine à rassasier leur faim.

En réalité, la sensation de la faim a son point de départ non dans l'estomac, pas davantage dans la bouche, mais dans tout l'organisme, qui est affaibli, et qui a besoin de réparation. Et, ce qui le prouve, c'est que si, à un chien affamé, on injecte un aliment dans les veines (des peptones, par exemple), la sensation pénible cesse.

*
* *

Il arrive, parfois, qu'on observe, chez certains sujets, de véritables perversions de la faim. Chez les hyperchlorhydriques, la faim douloureuse est d'observation assez commune. En même temps qu'ils ont faim, ces malades éprouvent une sensation plus ou moins pénible à l'estomac, sensation, selon les expressions du docteur ALBERT MATHIEU, « de tiraillements, de crampes, d'endolorissement ». Cette sensation pénible est calmée par l'ingestion d'un aliment, ou mieux, de bicarbonate de soude dissous dans une petite quantité d'eau.

Chez les neurasthéniques, ou, pour mieux dire, chez les neuro-arthritiques, la faim est impérieuse. Ces malades éprouvent une sorte de malaise et parfois, de véritables crampes, quand ils ont faim.

Chez d'autres, la sensation de la faim s'accompagne de nausées ; cet état nauséeux est parfois assez accentué. Il apparaît surtout chez les jeunes femmes qui s'alimentent insuffisamment.

*
* *

Il est des sujets chez lesquels la sensation est autre : quand ils ont faim, il leur semble qu'ils vont défaillir. C'est plutôt de l'angoisse que de la défaillance ; car, s'ils ne mangent pas immédiatement, ils appréhendent de se trouver mal ; quelquefois même, ils ont des sueurs froides, des tremblements. Ils perdent alors complètement la tête et se croient arrivés à leur dernière heure. C'est une phobie particulière, qu'ils ne raisonnent pas à ces moments-là, mais dont ils se rendent parfaitement compte une fois la crise passée. Ces malades ne sont pas, en général, de grands mangeurs, mais il faut qu'ils aient des aliments à leur portée, qu'ils sachent pouvoir les trouver au moment de leur faim; sans quoi, ils éprouvent, comme nous l'avons dit, une angoisse véritable. Ces phobiques de la faim sont presque toujours des dégénérés, des névropathes avérés.

*
* *

La sensation de la faim présente d'autres aberrations, que nous ne ferons que signaler : la *boulimie*, ou faim exagérée, qu'on observe chez les diabétiques, ou dans certains états nerveux, comme l'hystérie. L'absence d'appétit, ou *anorexie*, se voit chez les hystériques, les mélancoliques, etc. La dépravation de l'appétit (*pica, malacia*), qui fait que le sujet absorbe n'importe quel aliment sans faire un choix, constitue une perversion véritable de la sensation de la faim.

Certaines femmes enceintes ont, chacun le sait, des envies bizarres, et qu'il serait dangereux de contrarier.

Apéritifs anciens et nouveaux.

Si les anciens ne connaissaient pas les apéritifs et
les amers, dont nos contemporains font un si regret-
table abus, il s'en faut qu'ils fussent toujours capables de faire honneur aux menus souvent panta-
gruéliques qui leur étaient servis.

« Les modernes — écrit M. Charles GÉRARD —
s'imaginent volontiers que les gens du temps passé
jouissaient d'un appétit naturel infatigable et qu'ils
ne connaissaient point les alanguissements et les
inerties qui affligent de nos jours tant d'estomacs
riches ou blasés. C'est une erreur. De tout temps
il y a eu des hommes qui, par l'abus des jouissances
et des excès, ont énervé leurs organes et surtout leur
estomac, et auxquels il a fallu offrir le secours d'un
appétit factice ou d'emprunt, ou tout au moins capable de réveiller leur appétence engourdie ou émous-
sée. »

Les médecins ont dû, de tout temps, s'ingénier à
soutenir les invalides de la gastronomie, à récon-
forter les gourmets impuissants, qui rougissaient de
leur faiblesse, et ne demandaient qu'à conquérir de
nouvelles forces pour revenir au combat.

Les citrons, les raves, certains fruits étaient réputés apéritifs, et les estomacs paresseux, rebelles,
ou épuisés, en faisaient un fréquent usage.

Dans certains pays, en Alsace notamment, on avait

recours à d'autres substances, ou à d'autres combinaisons. M. GÉRARD en a cité quelques-unes (1), que nous lui emprunterons. Certaines sont plutôt étranges : le raisiné, le thym en poudre, mêlé de sel, étaient très en faveur ; de même la cicutaire, préparée d'une façon spéciale ; la feuille d'angélique, cuite dans l'eau ou le vin, et qui, selon l'expression d'un vieux praticien, « donne du désir et du plaisir à manger ».

D'autres préféraient — et nous les approuvons ! — un verre de Malvoisie ou de vin du Rhin, avec une bouchée de pain. Cet « appéritif » avait, en outre, le privilège de chasser le mauvais air.

L'abbé BUCHNAJER recommandait le *vin d'aulnée* : c'était du vin cuit, préparé avec du moût, et dans lequel plongeait un sachet, qui renfermait onze espèces d'aromates : racine d'aulnée, cannelle, girofles, zestes de citron, muscade, sauge, hysope, centaurée, fleurs de bourrache, fleurs de bétoine et chardon-bénit ; il préconisait aussi le vin de vermouth (déjà !), dans lequel il recommandait de faire infuser pas moins de vingt espèces de plantes aromatiques.

Le botaniste FUCHS faisait grand cas du « vin de vermouth » : il lui reconnaissait, entre autres mérites, celui de fortifier les facultés digestives de l'estomac, d'exciter l'appétit et d'écarter, quand il était pris à jeûn, tout danger d'ivresse pour le

______

(1) *L'Ancienne Alsace à table*, un livre excellent, trop peu consulté.

restant du jour ; mêlé à l'huile de roses, il formait un stomachique excellent.

*
* *

Les paysans alsaciens, comme les paysans du Midi, préféraient à tout cela l'ail et la moutarde. L'ail, que les vieux docteurs appellent la *thériaque rustique*, était censé chasser le mauvais air, tout en excitant l'appétit. Quant à la moutarde, le sage PYTHAGORE la recommandait déjà, et cela ne nous rajeunit pas.

Un praticien alsacien, Jérôme BOCK, explique le crédit dont elle jouit auprès des paysans, par la double raison qu'ils espèrent gagner, dans son usage, une plus grande subtilité d'esprit et que, d'un autre côté, cette composition éclaircit le cerveau, ranime la vitalité de l'estomac, aide la digestion et favorise les entreprises galantes. Vous ne soupçonniez certes pas tant de vertus à l'humble moutarde.

*
* *

Mais que deviendraient les pharmaciens, si on n'employait pas d'autres apéritifs que la moutarde et l'ail ? Rassurez-vous : leur arsenal est trop pourvu d'armes offensives, autant que défensives, pour qu'elles ne trouvent pas leur emploi. Sans doute, il y a beaucoup de ces armes qui sont aujourd'hui hors d'usage et reléguées à l'antique magasin des accessoires ; mais il y a encore de la ressource, si nous nous en rapportons à la liste qu'a dressée, avec le soin qui caractérise tous ses travaux, notre distingué confrère, le professeur LEMOINE, de Lille (1).

Vous n'avez que l'embarras du choix. Préférez-vous les médications simples ? En ce cas, vous n'avez qu'à vous baisser pour en prendre : vous pourrez essayer, ensemble ou successivement, de l'asperge, de l'absinthe (la feuille en infusion), de la petite centaurée, de la chicorée, de la racine de colombo ou de gentiane, du houblon, de la germandrée (ou petit chêne), de la quassia amara, du quinquina, de la noix vomique (pour cette dernière, il sera prudent de prendre l'avis de son médecin).

Les végétaux ne vous ont-ils pas réussi ? Les apéritifs minéraux s'offrent à vous. Ils sont moins nombreux, mais non moins efficaces. Leur emploi doit être, toutefois, surveillé par un homme de l'art. L'acétate et le sulfate de potasse, les persulfates alcalins, l'acide vanadique, voilà des apéritifs tout à fait commencement de siècle, nous en prévenons les *snobs*.

*
* *

Dans quelles conditions et comment doit-on prendre les apéritifs en général ? Ecoutons là-dessus la Loi et les Prophètes, c'est-à-dire le professeur LEMOINE, déjà nommé. « Ces médicaments doivent être employés toutes les fois que les fonctions digestives, en particulier l'appétit, sont perturbées. » On

______

(1) *Technique et indications des médications usuelles.* Paris Vigot frères.

se gardera d'en faire usage « pendant les périodes fébriles des maladies aiguës de l'appareil digestif. Mais, dans tous les cas où l'alimentation doit être reprise, si l'appétit ne revient pas spontanément, il est indiqué d'essayer de le faire naître par l'usage des apéritifs. »

Pour agir, les apéritifs doivent être pris assez longtemps avant les repas. « Il faut, en effet, qu'ils aient le temps d'exercer leur action, c'est-à-dire de stimuler les muscles et les sécrétions de l'estomac. » On les prendra donc avant de manger, au minimum une demi-heure avant, dans une boisson chaude : nous considérons ce dernier point comme très important.

M. Lemoine professe encore que les apéritifs doivent être donnés toujours dans une petite quantité de liquide servant de véhicule, mais jamais plus de cent grammes, afin de ne pas fatiguer inutilement l'estomac.

*
* *

Vous nous avez vus employer, au cours de cette étude, deux mots différents, mais exprimant la même idée : *appéritif* est un néologisme dont la création est due à M. Charles GÉRARD ; l'expression n'a pas prévalu et l'on dit plutôt *apéritif*, du mot latin *aperire*, qui signifie ouvrir : les apéritifs ouvrent, en effet, l'appétit.

Cette expression donna lieu à une plaisanterie légendaire de RABELAIS, que BÉROALDE DE VERVILLE raconte, dans son *Moyen de parvenir* :

« Le cardinal DU BELLAY était malade d'une humeur hypocondriaque. Plusieurs grands médecins, ayant conféré à ce sujet, déclarèrent qu'il fallait faire prendre à Monseigneur une décoction *apéritive*. RA-BELAIS, qui, en sa qualité de médecin en titre du cardinal, avait assisté à la conférence, laissa ces messieurs caqueter, et fit en toute hâte mettre au milieu de la cour du château un trépied sur un grand feu, et par-dessus un chaudron plein d'eau, où il mit le plus de clefs qu'il put trouver, et il remuait ces clefs de toutes ses forces avec un bâton.

« Les docteurs étant descendus, voyant cet appareil, demandèrent à Rabelais pourquoi il se donnait tant de mouvement : « J'accomplis votre ordonnance, Messieurs, dit-il, d'autant plus que rien n'est si apéritif (ouvrant) que les clefs ; et si vous croyez que cela ne suffise pas, j'enverrai quérir à l'arsenal quelques pièces de canon. Ce sera pour la dernière ouverture. »

RABELAIS, en jouant sur les mots, s'était joué de ses confrères ; le latiniste avait voulu leur donner une leçon de philologie.

L'appétit, plus fort que la mort.

ALEXANDRE DUMAS fils avait pris pour thèse que, chez tout le monde, sans exception, les sentiments et les impressions dépendent du bon ou du mauvais état de l'estomac ; il racontait, à l'appui, l'histoire d'un de ses amis, qu'il avait emmené dîner chez lui, le soir de la mort de sa femme, une femme qu'il adorait. Il lui avait servi un morceau de bœuf, lorsque le mari tendit son assiette et avec une douce imploration de la voix, lui demanda : « Un peu de gras ! »

« L'estomac, qu'est-ce que vous voulez ? » ajoutait DUMAS. Il avait un estomac excellent, il ne pouvait avoir un grand chagrin... » (1)

Comment l'estomac marque sa satisfaction.

Chez les Arabes, non seulement l'éructation est tolérée, mais elle est une marque de politesse et le témoignage, bien accueilli, de satisfaction d'un estomac reconnaissant.

Tous les voyageurs en font foi. GUSTAVE FLAUBERT, pour n'en citer qu'un, dans une lettre adressée à JULES CLOQUET, s'exprime ainsi :

Quelquefois nous nous nous arrêtons pour déjeuner dans un restaurant turc ; là, on déchire la viande avec ses mains, on recueille la sauce avec son pain, on boit de l'eau dans des jattes, la vermine court sur la muraille, et toute l'assistance rote à qui mieux mieux, c'est charmant.

L'invasion arabe paraît avoir laissé sur ce point, en Espagne, des traces de son passage ; elle en a laissé heureusement beaucoup d'autres plus importantes et d'un meilleur goût.

TALLEMANT DES RÉAUX rapporte, dans ses *Historiettes*, qu'au cours d'un certain repas, offert à la cour d'HENRI IV au CONNÉTABLE DE CASTILLE et aux gentilshommes espagnols de sa suite, un de ces derniers, assis en face du maréchal de ROQUELAURE,

(1) *Gaz. anecd.*, 1888, t. I, 297.

« faisait de grands rots, en disant : *La sanita del cuerpo, senor mareschal* ». Le « senor mareschal » se contenta d'abord de faire la grimace ; mais, comme l'autre réitérait fréquemment, il se leva, tourna le dos, et lui fit un gros p.., en disant : « *La sanita del culo, senor espganol.* »

La conduite du gentilhomme espagnol et la phrase qui lui sert de commentaire indiquent bien qu'une idée d'utilité et d'hygiène est attachée à cet usage, si universellement répandu dans les pays orientaux.

Jadis, dans cette même Espagne, il fut un temps où, dans la classe moyenne, l'usage était de saluer celui à qui il arrivait de roter en compagnie, non d'un « Dieu vous bénisse ! », mais de ces mots : *Bueno provecho* (bon profit) !

Aux grandes Indes, lorsqu'un convive venait à commettre cet acte, si incongru aujourd'hui parmi nous, c'était pour eux une marque que leur hôte avait fait honneur à leur chère et, par conséquent, un honneur qu'il leur faisait à eux-mêmes, en leur en administrant la preuve.

M. de KÉRATRY, dans une relation, parue en 1867 dans la *Revue des Deux Mondes*, de la part qu'il avait prise à la campagne du Mexique, représente la liberté d'éructation comme pratiquée au Mexique par la meilleure société, et particulièrement par les dames.

Dans l'Ille-et-Vilaine, il n'est pas rare de trouver des paysans qui expriment leur satisfaction, après un bon repas, en laissant un libre cours à leurs

éructations. Loin de s'en offenser, l'amphytrion doit
en être flatté : c'est une preuve que l'on a fait honneur à son hospitalité. Or, pour qui sait que le langage, le costume, les habitudes de nos paysans sont
la plus fidèle tradition des siècles passés, il ne peut
être douteux que l'on ait autrefois « roté » aux tables
bourgeoises (1).

Les vomissements hygiéniques chez les Romains.

Les Grecs avaient introduit l'usage de se faire vomir de temps en temps. HIPPOCRATE, au livre du
« Régime pour conserver la santé », dit qu'il faut
faire vomir à jeun les personnes qui ont de l'embonpoint, mais qu'on ne doit faire vomir celles qui
sont maigres, faibles ou délicates, qu'après avoir
mangé. Il ajoute, au même endroit, qu'on doit,
après le repas, faire vomir trois fois par mois les
tempéraments humides, mais que c'est assez de
deux fois pour ceux qui sont plus secs. Il fait, encore,
remarquer que ceux qui sont accoutumés à vomir
deux fois le mois, doivent préférer à le faire deux
jours de suite, plutôt qu'une fois par chaque quin-
zaine, comme quelques-uns, selon lui, le pratiquaient mal à propos.

Cette cérémonie consistait à bien faire dîner celui
qu'on voulait faire vomir ; à la fin du repas, on aga-
çait le palais de la bouche et l'orifice supérieur de
l'œsophage avec le doigt, ou une plume, et on réitérait cette opération, après chaque vomissement, jus-

(1) *Intermédiaire des Chercheurs*, 1869.

qu'à ce que le sujet eût rendu tout ce qu'il avait dans l'estomac.

Quelques médecins faisaient avaler, avec la soupe, ou immédiatement après, une dose convenable d'ellébore blanc ; d'autres, au milieu du repas ; d'autres enfin, après avoir fini de dîner.

Il y en avait qui avalaient seulement à dîner des choses indigestes, comme ce qu'ils appelaient le *radicule*, etc., qu'on mêlait aux aliments ; il en résultait une indigestion, à laquelle succédait le vomissement.

Ces différentes méthodes donnèrent lieu à des partis, qui écrivirent les uns contre les autres ; il y en eut qui prétendirent qu'il valait mieux faire prendre le vomitif avant, les autres au milieu, et d'autres à la fin du repas (1).

*
* *

Du temps d'Hippocrate même, les vomissements après le repas paraissent avoir été plus usités que les vomissements à jeun. Celse n'entendait pas blâmer Asclépiade d'avoir rejeté absolument, dans son livre sur l'hygiène, l'usage diététique des vomitifs, par l'habitude de bien des gens d'en prendre tous les jours ; il n'admettait pas que l'on y recourût pour favoriser les excès de gourmandise, mais il savait cependant, par expérience, que le moyen susdit, employé à propos dans certains cas, ne pouvait que faire du bien à la santé (2).

(1) *Les Oracles de Cos*, par M. Aubry, 107-108.
(2) Celse, 1, 3, 27, etc. — Voyez aussi, sur Asclépiade, Pline, *Hist. nat.*, XXVI, 17.

Le célèbre médecin ARCHIGÈNE, sous TRAJAN, déclara l'usage modéré des vomitifs, pris deux ou trois fois par mois, extrêmement salutaire (1).

GALIEN conseille d'en user avant plutôt qu'après le repas.

Parmi ceux qui, regardant l'usage diététique des vomitifs comme positivement nuisibles, voulaient qu'on n'y recourût qu'en cas de maladie, il faut ranger PLINE L'ANCIEN (2).

Toujours est-il que le nombre des débauchés qui vomissaient, pour se remettre en état de manger, puis mangeaient pour revomir et tenaient à ne pas embarraser leur estomac de la digestion de repas composés de mets provenant de toutes les parties du monde, pouvait bien être assez considérable, au moins du temps de NÉRON, quand ces lignes sortirent de la plume de SÉNÈQUE (3).

Mais les propos d'écrivains, si portés à exagérer et à trop généraliser, ne suffisent guère pour nous convaincre que la dégoûtante habitude des vomissements quotidiens, avec toutes ses conséquences, aussi pernicieuses que répugnantes, ait jamais pu se communiquer à une grande partie de la société, même à l'époque des plus terribles orgies (4) ; car, pour les temps ultérieurs, un pareil débordement est encore moins admissible (5).

(1) ORIBASE, *Coll. méd.*, VIII, 23 (éd. D., III, 202).
(2) *Hist. nat.*, XXVIII, 54 ; *Vomitione rara sibi mederi utile homini.* — Voir aussi, *ibidem*, XI, 282, et XXIX, 27.
(3) *Ad. Helv.*, 10, 3.
(4) C'est la réfutation de la thèse de MARQUARDT.
(5) *Mœurs romaines au siècle d'Auguste*, par FRIEDLANDER, 44.

Estomac et Cerveau.

Est-ce HIPPOCRATE, — on n'en est jamais bien sûr à cette distance-là ? — qui a dit que les diverses régions de l'organisme, quel que soit le siège primitif du mal, se communiquent de l'une à l'autre : « le ventre à la tête, la tête au ventre, et ainsi du reste ? » Il n'est pas douteux que l'estomac et l'intestin, troublés dans leurs fonctions, produisent souvent la mélancolie, ou un état maniaque qui confine de bien près à la folie ; aussi, un grand médecin des temps primitifs, ARÉTÉE, qui n'ignorait pas ces rapports étroits de l'estomac et du cerveau, conseillait-il de traiter l'hypocondrie par des préparations stomachiques : de l'aloès, du suc de coings, des bouillies, des crèmes, des pieds de volaille bouillis — et des cataplasmes sur la région épigastrique et sur l'abdomen.

GALIEN allait plus loin dans cette voie, lui qui plaçait dans l'estomac et dans le bas-ventre le siège de la mélancolie. Et PARACELSE, le rude novateur, exagérant encore cette vue de l'esprit, proclamait que le cerveau a sa digestion et son excrétion propres, comme le cœur et le poumon. Si ces excréments se coagulent, il devient malade, ce que son disciple VAN HELMONT traduisait sous cette forme imagée : « Nonobstant qu'il semble que l'estomac joue un vif office de cuisinière, cet office pourtant ne doit pas le rendre méprisable. » Ainsi, selon ces divers auteurs, l'estomac gouvernerait et dirigerait les fonctions mentales.

D'autres, plus éclectiques, attribuent pareilles

fonctions à la rate, ou plutôt ils admettent une sorte de duumvirat, composé de ce dernier organe et de l'estomac.

Un médecin du xviiie siècle, Bordeu, dira, de son côté, que le cerveau, le cœur et le « ventricule » — lisez l'estomac — forment un triumvirat — trépied de la vie — d'où émane le sentiment.

*
* *

Les littérateurs, à la suite des médecins, ont adopté cette manière de voir.

Descartes, qui fut un physiologiste autant qu'un philosophe, explique les mouvements de l'âme et du corps, par l'action des nerfs « qui sont comme de petits filets ou de petits tuyaux qui viennent tous du cerveau, et contiennent, ainsi que lui, un certain air ou vent très subtil qu'on nomme *les esprits animaux* ».

C'est la digestion qui agit, avant tout, sur les esprits animaux. « Après le repas, l'esprit n'est pas si léger ni si allègre que quelques heures plus tard. »

Malebranche, l'auteur de la *Recherche de la vérité*, reprend la même conception. Enfin, qui ne sait que Voltaire, en proie toute sa vie à une dyspepsie chronique, parle à tout instant, dans ses Lettres, de ce tyran qui ne lui laisse pas un moment de répit, et lui empoisonne positivement l'existence ?

Les retentissements nerveux et psychiques de la dyspepsie ont été, du reste, parfaitement mis en lumière par nombre de médecins modernes : il nous suffira de citer, avec BROUSSAIS, CHOMEL et BEAU, qui vivaient au siècle dernier. MM. ALBERT ROBIN, LEVEN et L. PRON ont fait faire à la question un pas décisif.

*
* *

Comment expliquer, anatomiquement et physiologiquement, cette relation de l'encéphale avec le viscère gastrique ?

On sait que l'homme entre en relation avec les êtres qui l'entourent par le système nerveux de la *vie de relation*, c'est-à-dire que les nerfs, à la fois sensitifs et moteurs, partant du cerveau et de la moëlle, se rendent aux organes des sens et aux muscles de la tête, du tronc et des membres, ayant pour rôle de faire mouvoir le corps en obéissant au cerveau, ou de transmettre à ce dernier les impressions, agréables ou douloureuses, émanées de la périphérie.

Mais l'être humain n'est pas seulement destiné à se mouvoir, à parler et à sentir, il doit vivre ; ses viscères fonctionnent sans qu'il en ait conscience, du moins quand il est en bon état de santé. Quels nerfs vont animer ces organes, ces viscères, qui semblent vivre d'une vie végétative ? Ces nerfs ne sont pas, à vrai dire, des cordons, comme les nerfs de la vie de relation, mais des *plexus*, c'est-à-dire un enchevêtrement de filets extrêmement déliés et nombreux qui pénètrent dans les viscères et vont innerver jusqu'aux plus petits éléments anatomiques.

Tous ces plexus sont rattachés à un centre, qui se présente sous l'aspect d'une double chaîne, s'étendant de chaque côté de la colonne vertébrale et composée de ganglions réunis les uns aux autres par des tractus verticaux. Ces ganglions sont comme des centres nerveux en miniature. La double chaîne de la vie végétative se trouve ainsi intimement unie à la moëlle ; elle est, de même, en relation directe avec l'encéphale ou cerveau par les deux ganglions cervicaux, qui tiennent sous leur dépendance toute la circulation artérielle du cerveau et même du cervelet. Le système nerveux de la vie de relation et le système nerveux sympathique forment un tout anatomique indissoluble.

On comprendra mieux maintenant, ce nous semble, comment tous les viscères sont capables d'exercer une action sur les manifestations psychiques, action de plus ou moins de durée, de plus ou moins d'intensité.

Parmi les viscères, l'estomac joue un rôle prépondérant. On a pu dire que le *plexus solaire*, c'est-à-dire le centre nerveux de l'estomac, doit être considéré comme « un carrefour, résumant le système nerveux de la vie végétative. Le carrefour anatomique est aussi un relais physiologique, auquel aboutissent toutes les impressions, normales ou pathologiques, qui émanent de l'abdomen, et le plus grand nombre de celles qui viennent du thorax ; et un centre qui, à l'état de santé comme à l'état de maladie, retentit sur toutes les fonctions de l'organisme » (1).

On comprend mieux, à présent, que l'estomac doive exercer sur le cerveau une action bien plus grande que des organes plus passifs, comme le cœur ou le poumon. Il passe, en effet, brusquement et plusieurs fois par jour, de l'état de vacuité à l'état de réplétion ; il accomplit, pour tout dire, un travail matériel considérable, alors que le fonctionnement des autres viscères passe, pour ainsi dire, inaperçu.

N'existe-t-il pas, d'ailleurs, une relation certaine, évidente, entre le régime alimentaire et ce qu'on appelle le caractère ? Les peuples qui font usage de mets légers ont une intelligence plus vive, plus alerte que ceux qui se nourrissent de substances lourdes et indigestes. Les campagnards n'ont pas, à coup sûr, la même intellectualité que les citadins. Les Bas-Bretons, qui se nourrissent presque exclusivement de bouillies et de pain noir, sont plus arriérés que les Normands, qui ont une alimentation mixte, de viande et de légumes.

On a observé que les végétariens sont d'un caractère plus facile que les carnivores; par contre, ceux-ci

(1) *Influence de l'estomac sur l'état mental et les fonctions psychiques*, par le Dr Lucien Pron, 2e éd., complètement remaniée. Paris, Jules Rousset, éditeur.

seraient plus coléreux, plus dominateurs, et n'auraient ·pas la délicatesse de sensibilité et la finesse de jugement des premiers. Ajoutons que bon nombre d'hommes de génie étaient des végétariens. M. Lucien PRON cite, parmi eux, NEWTON, qui mourut plus qu'octogénaire : il ne vivait que de pain et de légumes, et ne buvait que de l'eau ; de même, FONTENELLE, FRANKLIN, J.-J. ROUSSEAU ; et parmi les modernes, MICHELET, LAMARTINE, CHEVREUL, etc.

Une expérience assez curieuse a été faite dans les prisons des Etats-Unis : on a nourri des criminels avec de la bouillie de maïs, additionnée de mélasse, et on a pu constater que le caractère des prisonniers s'était très heureusement modifié. L'influence du régime alimentaire et des boissons sur la criminalité a été également étudiée, et le Dr BERNARD (1) a relevé un nombre bien plus fréquent de viols dans les départements où la consommation de vin est la plus grande.

Les années où les récoltes agricoles ont été mauvaises, et où se sont produites des crises économiques, il y eut une diminution notable des attentats.

En résumé, l'homme, pour avoir un caractère égal, uniforme, devrait avoir une alimentation qui ne soit ni trop échauffante ni trop lénifiante, et c'est pourquoi nous en tenons pour le régime *mixte*, ayant en horreur, comme nous l'avons dit souvent, tous les systématiques, à quelque secte qu'ils appartiennent.

(1) Thèse de Lyon, 1885-1886.

Variations sur le Ventre.

Voici quelques pages peu connues de l'académicien A.-V. ARNAULT (1) sur le ventre, qu'il nous a paru bon de recueillir ; ceux-là seuls nous contrediront, qui n'auront trouvé à cette lecture le délassement à des travaux souvent sévères qu'elle nous a fait momentanément éprouver.

« Nous nous bornerons à dire, à propos du ventre, médicalement parlant, que son état n'est pas indifférent au bien-être de la personne entière ; que, de l'aveu des physiologistes, il a des rapports intimes avec celui du cœur et de la tête : aussi BOERHAAVE, pour toute règle d'hygiène, nous recommande-t-il, par testament, de nous tenir la *tête fraîche, les pieds chauds* et le *ventre libre*. Après cela, dit-il, moquez-vous des médecins. C'est ce que d'autres ont fait sans sa permission, mais ce que je ne fais, moi, qu'en vertu de sa permission, sans cesser toutefois de tenir un docteur en médecine pour aussi respectable qu'un docteur en théologie, et même pour plus utile.

*
* *

A en croire RABELAIS, tout se ferait ici-bas pour le ventre ; comme tout se serait fait par lui, qu'il tient pour l'auteur de toutes les inventions utiles, et qu'il appelle le *premier maître ès-arts du monde* (2).

(1) *Œuvres*, t. I, 210 et s.
(2) *Pantagruel*, liv. **IV**, chap. LVII.

On a cherché longtemps où pouvait être le siège de l'âme : les uns le placèrent dans le cerveau, foyer de la pensée ; les autres dans le cœur, foyer de la sensibilité. Ne s'est-on pas tant soit peu aventuré, en assignant ainsi à l'âme un séjour invariable ? Ces opinions peuvent être justes, relativement à quelques individus. L'âme de VOLTAIRE, pour qui penser était vivre, résidait sans doute en sa tête ; c'est dans le cœur qu'habitait celle de ROUSSEAU, chez qui le sentiment surtout était la vie. Mais où réside l'âme de tant de gens qui ne prennent et ne sentent que par le ventre, sinon dans le ventre même ?

*
* *

« Les gourmands, dit TERTULLIEN, font de leur ventre un dieu, dont le sanctuaire est le poumon, l'autel la panse, le prêtre le cuisinier, et l'encens la fumée des viandes. » Quels ingénieux rapprochements ! que d'esprit pour un Père de l'Eglise ! On n'aurait pas mieux tiré parti de cette matière à l'hôtel de Rambouillet, et même au Vaudeville ; on ne saurait développer d'une manière plus piquante ce trait de SAINT PAUL : « Ceux qui font un dieu de leur ventre, *quorum deus venter est.* »

Au reste, l'idée première n'appartient ici ni à TERTULLIEN, ni à RABELAIS, ni à SAINT PAUL. Longtemps avant eux, EURIPIDE avait fait dire à POLYPHÈME : « Je me garde bien de sacrifier à un autre dieu qu'à moi-même, et à mon ventre, le plus grand des dieux (1). »

(1) *Le Cyclope,* acte I, scène VI.

Le jeu de l'oie n'est pas la seule chose qui soit renouvelée des Grecs.

*
* *

A Paris, à Londres, à La Haye, partout où le ventre décide, le choix d'un cuisinier n'est pas indifférent. Ce sont les cuisiniers qui accommodent aujourd'hui les destins du monde ; demandez plutôt aux diplomates. »

*Quelques proverbes et locutions usuelles
sur le Ventre.*

La faim, dit VIRGILE, est mauvaise conseillère, *malesuada fames ;* et la gourmandise, si l'on en croit PÉTRARQUE, n'a pas moins contribué que la mollesse à bannir la vertu de ce monde.

Le proverbe qui dit : *Ventre affamé n'a pas d'oreilles,* n'est donc pas absolument vrai. LUCE DE LANCIVAL l'avait reconnu. C'est justement au ventre qu'il avait placé les oreilles de ce terrible abbé GEOFFROI, qu'on adoucissait facilement avec de bons dîners :

« La nature à son ventre attacha ses oreilles. Son successeur entend fort bien aussi de cette oreille-là. »

*
* *

D'où vient cette locution : mettre le *cœur au ventre ?* Ne fait-elle pas allusion au courage que tant de poltrons montrent après dîner ? Le soldat n'en

vaut que mieux le ventre plein. Le cheval, après
avoir mangé l'avoine, n'en court que mieux. LAZA-
RILLE lui-même est crâne après la soupe. Il est vrai
que, digestion faite, les rêves de son héroïsme vont
rejoindre les œuvres de son génie, et que son cœur
et son esprit gisent dans la même fosse, mais cela
ne contredit pas notre interprétation.

Avoir les yeux plus grands que le ventre, c'est
désirer plus qu'on ne peut consommer, c'est aussi
entreprendre au delà de ses forces. Ce ridicule est
commun aux ambitieux et aux gloutons, aux grands
hommes et aux petits enfants. Malgré ce qui se
passe, tel homme d'Etat, qui a entrepris la contre-
révolution, a les yeux plus grands que le ventre.

Par ventre on entend, en certaines circonstances,
le sexe féminin. C'est prendre encore la partie pour
le tout.

Ainsi, en parlant des familles où, fussent-elles
mariées à des roturiers, les femmes transmettent
la noblesse. on dit qu'en cette famille le *ventre ano-
blit*. C'est une prérogative de la maison de la Pru-
doterie, « dont j'ai l'honneur d'être issue », dit à
George Dandin, son gendre, madame de Sotteville.
Mais n'est-ce pas aussi là le privilège de tout ventre féminin dans un noble ménage ? « Sans moi,
vous ne pouvez faire que des gentilshommes ; sans

vous, je fais des princes », disait à son fidèle époux une très grande dame et très vindicative.

*
* *

On lit, dans les *Mémoires de Feuquières*, que François de PAS, un des meilleurs officiers de l'armée de HENRI IV, ayant été tué à Ivry sous les yeux de ce prince : « *Ventre-saint-gris*, j'en suis fâché ! n'y en a-t-il plus ? », s'écria-t-il ; et sur ce qu'on lui dit que la veuve du mort était grosse : « Eh bien ! répliqua-t-il, je donne au *ventre* la pension qu'avait cet officier. »

Ne nous étonnons pas de voir un ventre pensionné ; n'y en a-t-il pas eu de couronnés? SAPOR II, roi des Perses, ce barbare dont la fortune triompha du génie de l'empereur JULIEN, était encore dans le ventre de sa mère lorsque le trône devint vacant par la mort d'HORMISDAS. Les mages ayant annoncé que la reine était grosse d'un enfant mâle, *le ventre fut couronné et régna*. D'autres ventres ont régné depuis, mais tous n'ont pas été aussi virils que ce ventre féminin (1).

La ventriloquie, jadis et aujourd'hui.

Non seulement le ventre est le siège de la sensibilité et de l'intelligence pour beaucoup de gens : mais, pour plusieurs, c'est l'organe de la parole.

Cet art n'est pas d'invention moderne. De toute

-----

(1) A.-V. ARNAULT, *op. cit.*

antiquité il avait été pratiqué par les pythies, à Delphes et ailleurs, et ce n'était pas toujours de leur bouche que sortaient les oracles qui décidaient du sort des nations.

En 1513, JACOBE RODOGINE y fut habile ; c'est à Ferrare qu'elle florissait. Interrogeait-on le ventre de cette engastrimythe, à qui par provision on avait soin de clore la bouche et le nez, le ventre répondait pertinemment sur ce qui concernait le passé et le présent. L'interrogeait-on sur le futur, on n'en obtenait que du vent, et c'était encore répondre pertinemment.

*
* *

On s'est beaucoup ébahi, il y a quelques années, des exploits (1) du *pétomane*. Or, cet artiste a eu des précurseurs, et qui nous fournit ce renseignement ? Un saint : SAINT AUGUSTIN.

SAINT AUGUSTIN, dans son traité *De la Cité de Dieu* (liv. XIV, ch. XXIII), donne cet exemple de l'empire que nous pouvons avoir sur nos organes.

Il est des personnes qui, sans honte aucune, rendent à volonté des sons nombreux par en bas (*ab imo sonitus edunt*), de sorte qu'ils paraissent chanter de ce côté.

Et le savant Espagnol VIVÈS, son commentateur (1492-1540), ajoute :

Tel fut, d'après nos souvenirs, le cas d'un Germain, qui vivait à la cour de l'empereur MAXIMILIEN et de son fils Philippe. Il n'y avait point de chant qu'il ne put reproduire par des crépitations postérieures (*crepitibus podicis*).

On voit que le virtuose du Moulin-Rouge a eu des devanciers.

L'embonpoint, consécutif à l'inaction.

Les animaux dormeurs sont chargés d'embonpoint; les idiots, les déments, les rachitiques sédentaires engraissent ordinairement. BOERHAAVE cite un médecin que l'abus des saignées avait rendu prodigieusement gras.

Les jeunes filles contrefaites, étendues sur des lits orthopédiques, acquièrent ordinairement de l'embonpoint. On a souvent remarqué une obésité et une pâleur maladive jusque chez les condamnés à mort, attendant, au fond de leurs cachots obscurs, le jour du supplice. Le 27 novembre 1857, la Cour impériale d'Alger entérinait les lettres de grâce qui commuaient en prison perpétuelle la peine capitale prononcée par la Cour d'assises d'Oran contre le capitaine Edouard DOINEAU, ex-chef du bureau arabe de Tlemcen, pour le triple meurtre qu'il avait commis aux portes de cette ville. Lorsqu'il fut amené devant la Cour, on put constater un changement remarquable dans l'aspect physique du condamné, dont la taille était haute, la poitrine large, la physionomie énergique : la captivité, l'inaction physique, l'apathie morale, avaient produit sur son tempérament sanguin leur effet ordinaire : un embonpoint visible avait épaissi sa taille et ses traits (1).

(1) *Union médicale*, 1864, t. XXI, 485-486.

Une cure d'adipose.

En 1718, un chirurgien de Paris, nommé Rho-
tonet, ayant retranché, dans l'opération de la hernie étranglée, un paquet d'épiploon qui pesait
8 livres 13 onces, le bruit de cette opération hardie
se répandit non seulement parmi le peuple, mais
encore dans les Corps savants, et porta la réputation de ce chirurgien dans toute l'Europe.

Quelques gens obèses résolurent de courir les
chances d'une opération analogue et s'adressèrent
à ce chirurgien qui, bien entendu, refusa de tenter
ce dangereux essai.

On rapporte qu'un riche Hollandais, excessivement gros, se décida à se rendre à Paris, pour s'y
faire dégraisser. A quelques lieues de la capitale,
il rencontra un jeune seigneur, dont la voiture
venait d'être brisée : l'étranger lui fit accepter une
place dans la sienne. Chemin faisant, il dit le
motif de son voyage. Effrayé de la témérité d'une
semblable cure, le gentilhomme imagina aussitôt,
pour son nouvel ami, un moyen de guérison moins
périlleux : à peine arrivé, il courut solliciter une
lettre de cachet, et le Hollandais fut conduit à la
Bastille, où il resta deux mois entiers au pain et à
l'eau, sans correspondre avec personne, se livrant
du matin au soir à de violents accès de colère. Au
bout de ce temps, devenu leste et très maigre, il
fut élargi, et se croyant redevable de la liberté précisément à celui qui l'en avait fait priver, il courut l'en remercier et se plaindre à lui de l'acte
d'arbitraire dont il avait été l'objet : « C'est moi

qui vous ai fait enfermer, et tenir à une diète aussi
sévère », répondit le gentilhomme ; vous étiez venu
à Paris pour subir une opération qui vous eût sans
doute coûté la vie ; j'ai voulu vous faire maigrir
sans vous faire courir ce danger, et vous voyez que
j'ai réussi au delà de vos espérances. » (1)

*
* *

Plus récemment (2), le Dr AUBERT communiquait,
à la Société de Chirurgie de Lyon, une observation
d'éviscération, opérée au début du xviiie siècle (3).

Parmi les membres de la communauté des chi-
rurgiens-barbiers de Cambrai figure, au commencement du xviiie siècle, un sieur P. RONSIN, qui
aurait pratiqué l'opération suivante :

Le 10 janvier 1738, est décédé M. de la POTTERIE,
chanoine de Saint-Fursy. Il a vu ce que peu de personnes virent : ce sont ses boyaux dans un plateau
d'argent ; il y a quinze ans qu'il estoit devenu si gros
qu'il faillit mourir ; un chirurgien de Cambrai, nommé
RONSIN, fut appelé ; il proposa de l'ouvrir et de lui
dégraisser les boyaux, il s'offrit à lui faire l'opération et
promit le succès. M. de la POTTERIE, après quelques
réflexions et s'être mis en bon estat et avoir mis ordre
à ses affaires temporelles, s'y est résolu. L'opération fut
faite heureusement et on mit tous ses boyaux dans un
plat d'argent un peu chaud et le chirurgien tira toute
la graisse qui estoit à l'entour des boyaux et les remit

(1) *Union médicale*, loc. cit., 504.
(2) Cf. *Lyon médical*, 22 mai 1910.
(3) Extrait des *Mémoires de la Société d'Emulation de Cambrai*, 1909, 302.

dans le corps, recousut le cuir sur la peau et la playe fut heureusement raccomodée ; il a vécu depuis en fort bonne santé, mais son grand âge l'a tué comme les autres.

Les Déventrés dans l'art.

D'un curieux volume de notre confrère, le Dr Zabé, sur *les Déventrés*, nous détachons le passage suivant :

Les peintres, comme les sculpteurs, ont reproduit avec une sincère exactitude les déformations herniaires de l'ombilic. Les *déventrés* ont été magnifiés par les plus illustres d'entr'eux. Au Musée de Nancy, le *Silène*, de Carle Vanloo, est gratifié d'une exomphale aussi habilement dessinée qu'admirablement peinte. Le maître avait choisi pour modèle un « ventripolent », qui, comme la plupart de ses congénères, était atteint d'une hernie ombilicale très prononcée.

Au Musée du Louvre, la *Baigneuse*, de Rembrandt, tout en laissant voir ses charmes les plus secrets, découvre en même temps une exomphale siègeant à droite de la gouttière ombilicale. La grande fréquence des déformations herniaires de l'ombilic ne saurait être prouvée d'une façon plus irréfragable.

Au Musée du Luxembourg, dans la section de sculpture, on peut constater, sur nombre de chefs-d'œuvre, les tares herniaires de l'ombilic. Un *Saint Sébastien*, entre autres, est affligé d'une exomphale ovoïde très curieuse.

Dans le même ordre d'idées, le Dr Zabé a parcouru la Galerie des Antiques. La plupart des statues ont l'ombilic sculpté d'une façon conventionnelle. Faits comme à l'emporte-pièce, ces nombrils ont une étendue d'une pièce de cinquante centimes. Cette dépression circulaire, d'un demi-centimètre de profondeur, est répétée uniformément sur tous ces abdomens divinisés. Faites de *chic*, ces statues servaient à orner les temples et les places publiques.

Exceptionnellement, un vieux *Bacchus décapité*, sans bras ni jambes, fait montre d'un nombril légèrement hernié. Le modèle d'après lequel a été exécutée cette statue était sûrement atteint d'une exomphale volumineuse. En revanche, la *Vénus de Milo*, si parfaite de formes et d'un coloris marmoréen extraordinaire, a, tout comme la *Vénus antique*, l'ombilic idéalement conformé.

Au demeurant, ces statues faites d'après modèle sont en petit nombre. La majorité est truquée, et la fraude se reconnaît par la seule façon dont est traitée la cicatrice de l' « attache originelle ».

L'Ombilic et l'Intelligence.

D'après M. SERRE, il existerait une relation entre le développement abdominal et le développement intellectuel.

Les hommes à ventre énorme, les grands mangeurs, seraient, en général, peu intelligents. Or, on comprend que la situation du foie varie en raison de ce développement de l'abdomen. Dès lors, la position de l'ombilic, en nous donnant le degré d'élévation ou d'abaissement du foie, ne pourrait-elle pas devenir, en anthropologie comparée, un caractère de quelque valeur ? Chez l'enfant qui vient de naître, l'ombilic est situé plus bas que chez l'adulte. Peut-être cette infériorité relative persiste-t-elle chez quelques tribus sauvages ; peut-être, dans les différentes familles humaines, l'ombilic, examiné relativement à une même ligne horizontale, nous donnerait-il, jusqu'à un certain point, la mesure du développement intellectuel dans ces diverses familles, par son plus ou moins d'élévation au-dessus de cette ligne.

Adam et Eve avaient-ils un nombril ?

On a gravement discuté au Moyen âge, d'ailleurs sans arriver à conclure, cette grave question : *Eve, Adam surtout avaient-ils un nombril ?* Le fait paraissait douteux, vu qu'il n'y avait pas eu pour eux de vie intra-utérine.

Voici ce qu'on lit, à ce sujet, dans les *Erreurs populaires*, de Brown (2ᵉ vol.) :

On peut remarquer encore une autre faute dans les tableaux qui représentent nos premiers parents, c'est qu'on leur donne un nombril commun à la postérité. Les plus grands peintres, comme Raphaël, Michel-Ange, ont commis cette faute, qu'on ne peut leur pardonner, parce qu'il suivrait de là que le Créateur auroit donné au chef-d'œuvre de sa puissance des parties superflues..... Si de ce que nous avons cette partie nous concluons qu'Adam l'avoit aussi, notre conséquence n'est pas soutenable. Car si nous pensons qu'il a été produit de la même manière que ses descendans, et que nous croyions la même chose de tous les premiers animaux, nous serons obligés de conclure qu'Adam fut créé sans dents, que les vaisseaux et la communication du cœur et des poumons étoient tels qu'ils ont été depuis dans les enfans, et qu'ils subirent les mêmes changemens.

Il sera inutile aussi de disputer si les oiseaux ont été créés avant les œufs et nous pouvons croire que les chiens furent d'abord aveugles, comme on voit qu'ils naissent tous. Or nous changerions la création en génération, et nous confondrions les actes de Dieu avec ceux de la nature, qui furent déterminés par ce commandement général : *Croissez et multipliez*, c'est-à-dire reproduisez-vous mutuellement, non pas tels précisément que vous êtes maintenant, mais tels que vous puissiez arriver au même état par une succession régulière des causes séminales, car la première formation des choses fut différente de la génération qui suivit. Elles n'avaient rien qui les précédât, mais elles étaient exactement formées pour ce qui devait les suivre.

Ainsi, quoiqu'Adam ait été formé sans nombril, parce qu'il lui étoit inutile, ses descendans en eurent, parce que, dans sa composition, il en contenoit les principes, et le pouvoir de les disposer pour les fins nécessaires aux besoins de sa postérité. Adam n'a donc point eu de partie qui le liât aux créatures ; il n'avoit de liaison qu'avec le ciel, parce qu'il tenoit l'être immédiatement de Dieu.....

MOLANUS, dans la première édition de son traité : *De Historia S. S. Imaginum et Picturarum* (Lovanii, 1594), consacre à peine quelques lignes aux représensations d'Adam et d'Eve, qui se faisaient, dit-il, déjà au temps de SAINT AUGUSTIN, et il ajoute : *Julianus enim objicit ei, quod a pictoribus, didicerit Adam et Evam pudenda contexisse ficulneorum tegmine foliorum.* Je ne sais si son dernier éditeur, PAQUOT, traite de la question du nombril d'Adam ;

en tout cas, il parle de ce dernier dans trois endroits de son livre (f°ˢ 62, 90, 452).

AYALA parle, plus longuement il est vrai, de nos
premiers parents, mais c'est uniquement pour discuter si on peut les représenter nus sans choquer les
règles de la décence.

Quoi qu'il en soit, on trouve dans les représen-
tations de sculpteurs ou de peintres antérieurs au
xvᵉ siècle, et même de ce dernier, Adam et Eve
représentés sans nombril. A partir de la seconde
moitié du xvᵉ siècle, c'est le contraire qui a lieu.

La représentation que donne DISDIER, d'après
NATOIRE, d'Adam et Eve, dans ses tableaux anatomiques, semble être une protestation contre la pratique presque universellement suivie dans les trois
siècles :

La description des parties extérieures du corps humain, dit cet auteur, devant avoir lieu dans une autre
figure, nous nous sommes dispensés de la placer ici, en
faisant néanmoins observer qu'on n'apercevra aucune
trace de l'ombilic dans ces deux sujets, parce que cette
partie étant le résultat de la ligature du cordon ombilical, lors de la naissance de l'enfant, nos premiers pères
n'ayant point été soumis à cette opération de chirurgie,
puisqu'ils ont été créés d'une autre manière que le reste
des hommes, ne doivent point avoir de nombril. (1)

*
* *

Dans *Tristan le Voyageur*, ouvrage de MARCHANGY
(tome III, p. 236 de la 2ᵉ édition, Paris, 1825), nous

----

(1) *Chr. Méd.*, 1909, 793.

relevons le passage ci-desous, pour lequel l'auteur se réfère d'ailleurs à SAUVAL et à JAILLOT :

.....Deux peintres qui, après avoir assisté par hasard à une leçon théologique, allèrent peindre dans l'église de Saint-Hilaire (1) un tableau de la tentation d'Adam et d'Eve, se disputèrent sur la question de savoir s'il fallait leur faire le nombril. L'un soutenait que, n'ayant point été procréés à la façon ordinaire, ils ne pouvaient avoir le cordon ombilical qui attache l'enfant à sa mère; l'autre soutenait qu'Adam et Eve étaient venus comme modèles de l'homme et de la femme, avec tout ce qui devait les constituer physiquement et moralement. La querelle s'anima, les deux peintres se battirent, et le sang ruissela sur l'autel.

MARCHANGY a seulement omis de nous dire lequel des deux fut vainqueur.

*
* *

L'*Intermédiaire des chercheurs* avait naguère posé cette même question, les termes seuls différaient, et voici les deux réponses qui parvinrent à notre confrère à cette occasion :

Je connais à peu près tous les musées d'Europe et d'Amérique du Nord et beaucoup de collections particulières, et je ne me rappelle pas avoir vu une seule représentation d'Adam et d'Eve sans le nombril. Les peintres et les statuaires ayant le choix entre la nature, leur Bible à eux, et l'Ecriture sainte, n'ont pas manqué d'opter

(1) L'église de Saint-Front de Colury ou Colubry, près de Lalinde (Dordogne), présente deux chapiteaux romans, représentant Adam et Eve sans attache placentaire.

pour la nature. Cela est tellement vrai que même Lucas Cranach le Vieux, l'adepte et familier de Luther, l'ami de Melanchthon et de Bugenhagen, pour lequel l'ancien Testament avait aussi peu de secrets que les controverses théologiques du temps de la Réformation, n'a jamais hésité à représenter le premier couple humain avec le nombril. Le premier grand peintre protestant, qui était sans doute absolument convaincu de la vérité des histoires racontées dans l'Ancien Testament, et qui aurait certainement abhorré les théories darwiniennes, a souvent représenté Adam et Eve et pas une seule fois sans le nombril. Et, au demeurant, le nombril n'est pas en contradiction absolue avec la Genèse, car, sans être un casuiste subtil, on peut y trouver l'argument que le Dieu de la Bible, voulant faire du premier homme et de la première femme une édition princeps *ne varietur*, les a créés exprès avec le nombril, dont leurs descendants devaient être pourvus. Les artistes qui auraient voulu priver Adam et Eve du nombril se seraient vite aperçus que le nombril interrompt d'une façon heureuse la grande surface qu'offre le ventre et que, chez la femme notamment, le petit triangle formé par un nombril bien constitué sur un ventre que la maternité n'a pas encore altéré, constitue un élément de beauté indéniable. (1)

L'absence de nombril chez les sorciers.

Si les auteurs n'arrivent pas à se prononcer d'une façon décisive sur la question de savoir si ADAM et EVE étaient pourvus d'un nombril, ils se montrent plus affirmatifs sur les êtres considérés comme d'origine diabolique, notamment les sorciers.

Les misérables suspects se voyaient jadis soumis

(1) *Chr. Méd.*, 1897, 698.

à d'odieuses investigations ; les balances publiques devaient établir s'ils avaient un poids en rapport avec leur corpulence, *le poids d'un honnête chrétien*, disait-on. En outre, experts ou matrones, suivant le sexe, constataient s'ils portaient ou non quelque signe diabolique sur le corps et *l'absence de la dépression ombilicale a certainement été jugée comme un criterium certain* (1).

Le nombril de Jésus.

Le Père Charles RAPINE, gardien des Récollets de Paris, prétend avoir prouvé qu'il y a une parcelle du nombril de JÉSUS-CHRIST à Châlons, en Champagne.

Il suppose qu'après qu'on eut coupé le nombril au fils de Dieu, la Sainte Vierge le prit et le conserva. Après la mort de la Sainte Vierge, il fut porté à Constantinople.

Constantinople le donna à CHARLEMAGNE. CHARLEMAGNE, étant à Rome pour se faire couronner empereur, en fit présent au pape LÉON III, qui le fit mettre dans l'église de Saint-Jean-de-Latran.

Vers 1310, sous le pontificat de CLÉMENT V, on le partagea en trois parcelles : il en demeura une à Saint-Jean-de-Latran ; on porta l'autre à Constantinople ; et l'on donna la troisième à l'église Notre-Dame de Châlons (2).

(1) *Revue des tradit. pop.*, t. XV (août 1900), 426-427.
(2) J.-B. THIERS, *Traité des Superstitions*, t. II, 417.

La section du cordon ombilical.

De tout temps, on a coupé le cordon à une certaine distance de l'ombilic, pour s'opposer de cette manière à l'hémorragie : cela ressort d'un passage d'AMMIEN MARCELLIN (Ed. RIPOUT, 1786, in-8°, lib. XVI, chap. 10).

LERI raconte, dans son *Historia navigationis in Brasilia* (1686, in-8°, 235), qu'il a été présent à un accouchement chez les sauvages, où le mari lui-même avait assisté sa femme ; il coupa le cordon avec ses dents.

BARLEUS raconte qu'au Brésil, les habitants originaires coupent le cordon avec un coquillage tranchant.

Au Kamtchatka, le cordon est également coupé avec un caillou tranchant et lié avec un fil d'ortie(1).

Accouchement par le nombril.

Une rarissime plaquette, imprimée à Lyon par Louis MUGUET, en 1611, raconte l' « histoire mémorable, advenue en la Franche-Comté de Bourgongne, en l'année mil six cent neuf, d'une femme qui a produit un enfant par le nombril, après l'avoir porté vingt-cinq mois et demy, advenu au village de Pagnos-lez-Salins,..... comme il a esté diligemment et curieusement observé par Jean MARCHANDET, maistre chirurgien en la ville de Salins. » (2)

(1) SIEBOLD et HERGOTT, *Essai d'une histoire de l'obstétricie*, 27.
(2) *Notes et documents pour servir à l'hist. de la médecine en Franche-Comté*, par Bernard PROST, 83.

Ecoulement périodique de sang par l'ombilic.

Le nommé Pierre BAYARD, caporal dans la 18e demi-brigade, éprouvait périodiquement, par l'ombilic, une perte d'environ un litre de sang. Ces hémorragies étaient précédées de symptômes de turgescence, et suivies d'un état de santé ordinaire ; alors, l'ombilic paraissait dans l'état naturel, sans nulle solution de continuité.

A l'approche de ce flux sanguin, le tubercule ombilical se tuméfiait, prenait une couleur bleuâtre, s'ouvrait et laissait sortir une assez grande quantité d'un sang noirâtre et oléagineux, qui avait coutume de suinter pendant deux fois vingt-quatre heures.

Le bas-ventre de cet individu était toujours un peu ballonné, son foie dur et engorgé. Il n'est pas douteux que cet écoulement de sang ne fût produit par la veine ombilicale, dont le calibre s'était conservé, ce qui est assez rare : c'est sous ce rapport que cette observation est curieuse (1).

La hernie, cause de mépris.

L'histoire rapporte qu'entr'autres insultes faites par les soldats au cadavre de l'Empereur COMMODE, ils le nommaient *Hernieux*. LAMPRIDE nous apprend qu'en effet, il avait une hernie volumineuse, qui n'avait point échappé aux regards des Romains.

Cette honte avait pour principe, dans les deux

(1) *Mémoires de chirurgie militaire*, par LARREY (Campagne d'Egypte), t. II, 159-160.

sexes, les mêmes objets. Les hommes craignaient qu'on ne prît mauvaise opinion de leur virilité, et les femmes craignaient d'inspirer du dégoût ; peut-être même les hommes avaient-ils les deux craintes (1).

Le petit-ventre.

La partie sous-ombilicale, ou bas-ventre, était le *petit-ventre* (2), au xvie et même au xviie siècle.

Les anatomistes lui ont attribué la forme grecque d' « hypogastre », qui n'est ni plus précise ni mieux justifiée.

A quoi sert le gros intestin.

A croire Elie METCHNIKOFF (3), l'atrophie complète du gros intestin chez la femme prouve suffisamment que, non seulement cette partie du tube digestif n'est point indispensable pour la santé et la vie de l'homme, mais que celui-ci peut se passer très bien de la flore abondante contenue dans le gros intestin.

Les oiseaux vivent plus longemps que les mammifères : or, les oiseaux n'ont pas de gros intestin et nourrissent une flore microbienne incomparablement moins riche que celle des mammifères.

Il existe à cette règle une exception très signi-

(1) *Anecdotes historiques sur la Médecine,* t. II, 170-171.
(2) M. de TURENNE, tué d'un boulet, qui le frappa au *petit-ventre* (PELLISSON, *Lettres hist.,* t. II, 381) ; cf. BRISSAUD, *Hist. des expressions popul. en médecine,* 36.
(3) *Essai sur la nature humaine.*

ficative. Les autruches, et les autres coureurs les plus grands parmi les oiseaux, se distinguent par l'impossibilité de voler et par la rapidité de leur course, qui les soustrait à leurs ennemis. Ces oiseaux sont les seuls dont le gros intestin soit très développé. Eh bien, au lieu de vivre plus longtemps que les oiseaux beaucoup plus petits, tels que perroquets, corbeaux, cygnes, etc., les autruches, d'après l'estimation de M. Rivière, qui s'occupe, en Algérie, de l'élevage de ces coureurs, ne vivent que jusqu'à 35 ans. Par leur genre de vie, par le développement du gros intestin, par la richesse de la flore intestinale, et la courte durée de la vie, les autruches et leurs congénères se rattachent donc beaucoup plus aux mammifères qu'aux oiseaux.

Il est remarquable qu'un grand nombre d'oiseaux à longue vie n'aient pas de cæcum, cette partie du tube digestif qui renferme le plus de microbes.

L'examen du contenu intestinal des perroquets révèle une flore microbienne d'une extrême pauvreté.

L'étude comparative des faits confirme donc pleinement cette hypothèse, que la flore intestinale abondante, inutile pour la digestion, ne sert qu'à raccourcir l'existence, grâce aux poisons microbiens qui affaiblissent les éléments nobles et renforcent les phagocytes.

L'espèce humaine a hérité, de ses ancêtres, d'un gros intestin, et des conditions qui favorisent le développement d'une riche flore intestinale. Elle supporte donc les inconvénients de ce legs.

Il n'est pas possible, bien entendu, de s'en remettre aux forces qui opèrent en dehors de la volonté humaine, et d'attendre la suppression du gros intestin, devenu inutile. L'homme, guidé par la science exacte, doit employer son activité pour tâcher d'aboutir à ce résultat.

Malgré les grands progrès réalisés par la chirurgie, on ne peut pas songer, à notre époque, à éliminer le gros intestin à l'aide du bistouri. Peut-être, dans un avenir lointain, s'engagera-t-on dans cette voie. Mais, pour le moment, il est plus rationnel d'agir contre les microbes nuisibles qui peuplent notre gros intestin (1).

La divination par les entrailles.

Le rôle des augures consistait à interpréter la volonté des dieux, ou à tirer des présages de l'observation du vol, du chant et de la manière de manger des oiseaux.

La recherche de la connaissance de l'avenir par l'examen des entrailles n'était pas de leur ressort, mais elle appartenait à une autre corporation de prêtres, d'un rang inférieur, appelés *Aruspices*.

Ces deux sortes de devins (*augures* et *aruspices*), souvent confondus entre eux, étaient originaires de l'Etrurie, et pratiquaient la médecine dès les temps les plus reculés.

Les premiers considéraient attentivement tous les mouvements de la victime et en tiraient des présages. La victime s'approchait-elle tranquillement, s'arrêtait-elle sans résistance devant l'autel, tombait-

(1) Metchnikoff, *op. cit.*, 33o et s.

elle au premier coup porté, le sang coulait-il librement ? Ces différents signes étaient favorablement interprétés. Si la victime mourait subitement avant de recevoir le coup mortel, les conséquences de. cet évènement étaient redoutables.

La victime une fois abattue était écorchée et dépecée : alors commençaient les fonctions de l'*Extispex*. Celui-ci observait la place occupée par les viscères, leur mouvement, leur coloration et les lésions qu'ils pouvaient présenter.

L'examen du foie et du fiel était de la plus haute importance. Un foie sans lobes était d'un fâcheux présage. (CICÉRON, *De divinatione*, lib. II, cap. XIII.)

Par contre, le foie à deux lobes était de bon augure.

Le foie replié vers le bord inférieur indiquait un accroissement d'autorité (PLINE, *Hist. nat.*, lib. XI, cap. 63).

La présence de deux fiels était d'un heureux présage. (PLINE, *Hist. nat.*, lib. XI, cap. 66).

Après le foie, l'*Extispex* examinait le cœur, puis la rate, les poumons, les intestins.

Un cœur maigre annonçait un évènement malheureux ; mais si une certaine quantité de graisse se trouvait à son sommet, on était sûr de réussir dans son entreprise (PLINE, *Hist. nat.*, lib. XI, cap. 61).

La rate saine et normalement placée annonçait également le succès. Devant un poumon fendu, toute entreprise était interdite.

Quand un organe manquait, c'était un présage des plus fâcheux. On rapporte que le jour où CÉSAR fut assassiné, il ne se trouva pas de cœur dans les deux victimes qu'on avait immolées. L'histoire ne dit pas de quelle façon le sacrificateur avait pris soin de les subtiliser. En un mot, la disposition normale des organes était un signe favorable, tandis que tout état pathologique devenait un funeste présage.

Quant à savoir si les Aruspices avaient des règles fixes dans leurs recherches, ceci ne fait point de doute. Par l'inspection des entrailles, ils arrivaient à juger de la salubrité de l'air, des eaux et des pâturages de leur pays ; mais quant à faire croire que, par ce moyen, ils pouvaient prévoir les évènements, c'était pure folie.

Escamoter les organes d'un animal, choisir le moment favorable pour offrir un présage désiré, telle était au fond la véritable science de ces charlatans, contre qui CICÉRON s'est si magistralement élevé : « *Persuaderi igitur cuiquam potest, ea, quae significari dicuntur extis, cognita esse ab aruspicibus observatione diuturna.* » CICÉRON, *De divinatione*, lib. II, cap. XII (1).

*
* *

La divination par les entrailles des victimes était basée sur les spasmes des viscères du thorax et de l'abdomen, subitement mis à découvert par l'ouverture du corps, *les victimes étant restées vivantes !.....* On interrogeait la lente agonie de leur organisme dans les plus délicates particularités.

---

(1) *Chron. méd.*, 1899, 148 (Communication du Dr COULON, de Cambrai).

L'*anthropomancie*, ou la divination par les entrailles humaines, a été pratiquée en Egypte, comme dans tous les pays de l'Orient et de l'Occident.

Quand elle n'avait pas lieu publiquement, elle se renfermait dans le secret des temples, des palais, des laboratories ou des forêts.

MÉNÉLAS, retenu en Egypte par les vents contraires, chercha dans les entrailles de deux enfants les secrets de sa destinée.

Les empereurs HÉLIOGABALE et JULIEN L'APOSTAT se livraient aux opérations magiques et particulièrement à cette divination, et ils sacrifièrent un grand nombre d'enfants et de femmes, pour interroger leurs entrailles fumantes.

Cette horrible superstition s'est perpétuée en Europe jusqu'au Moyen Age, dans les pratiques occultes de la sorcellerie.

Le plus célèbre exemple que l'histoire de France en donne se trouve dans le fameux procès de GILLES DE LAVAL, maréchal de RAIS, surnommé *Barbe-Bleue*, qui fut pendu et brûlé à Nantes en 1440. Il fut convaincu, entre autres crimes, de plus d'une centaine de meurtres secrets d'enfants, qu'il avait sacrifiés dans ses infâmes opérations de magie et de sorcellerie.

Plusieurs procédures de sorcellerie des différents tribunaux de l'Europe ont établi que les sorciers sacrifiaient aux démons, dans leurs orgies, des poules noires, des crapauds, et même des petits enfants (1).

(1) *Egyptologie*, 296-297.

La région anale et la défécation.

L'abbé AUBER, dans son étude sur le « Symbolisme », rappelle l'histoire des anus d'or, citée au premier *Livre des Rois* : les Philistins, atteints d'une affection intestinale imprécise, mais pénible et tenace, obtinrent leur guérison en offrant en sacrifice la partie où ils souffraient (1).

Les sécrétions stercorales, déifiées !

Comme leurs devanciers, les Romains déifièrent les sécrétions de l'homme. Ils affectaient surtout une grande vénération pour les excréments des Vestales, qui étaient précieusement recueillis et soigneusement enfermés, afin de ne pouvoir être profanés.

« Le 17 des calendes de juillet, les excréments provenant du temple de Vesta étaient transportés dans une ruelle située vers le milieu de la colline du Capitole, et l'endroit où on les déposait était fermé par une porte qu'on nommait *Stercoraire*, tant nos ancêtres avaient de vénération pour ces reliques. »

Les matières fécales, employées comme remède.

Depuis les Romains, la médecine a cherché à tirer parti des matières fécales, pour la guérison des maladies ; les préceptes en cette matière se trouvent

(1) WITKOWSI, *L'art profane à l'Eglise :* France, 27.

dans un assez grand nombre d'ouvrages du temps, notamment dans celui qui porte le titre de *Chylologia stercoris humani usu medico* (1).

Il y avait alors des médecins dits « stercoraires », qui administraient des remèdes composés de matières fécales, auxquels ils donnaient la dénomination bizarre de *carbon humanum, oletum, sulfur occidentale* (2).

(1) J. Liger, *Fosses d'aisances, latrines, urinoirs, vidanges*, 20.

(2) Un pot de la collection de M. Liger (xvie siècle), porte cette inscription : *Chilographico.*

I

Le Foie

Le foie, siège de l'amour.

Il y a cent ans à peine, les médecins entretenaient ce préjugé, que « l'appétit d'union est situé dans le foy, qui est la *cause matérielle de l'amour* (1). »

Mais voici affirmée plus formellement encore cette fonction : « On rit par la rate, on se *courrouce par le fiel, on aime par le foie.* » (2)

Les Hébreux localisaient l'amour dans le foie ; comme les Hébreux, les Arméniens rapportaient l'amour à la glande hépatique. Un poète arménien dit, en parlant d'un amant délaissé par sa maîtresse, qu'il se retira le *foie brisé.*

Les Persans plaçaient dans le foie le courage, et même toutes nos facultés intellectuelles et morales.

Les Chinois mettent le même organe dans la vésicule du fiel. Comme nous dirions un *homme de cœur*, les Chinois disent un *homme de bile.* Les Chinois croient, du reste, qu'en mangeant le

____

(1) Jean AUBERY, *l'Antidote d'amour, avec un ample discours contenant la nature et les causes d'iceluy, ensemble les remèdes les plus singuliers pour se préserver et guérir les passions amoureuses* (A. Delft, Arnold Bon, 1663).

(2) *Triomphe de la noble Dame.*

foie, ou en buvant le fiel de leurs ennemis, leur courage et leur ardeur au combat en sont accrus.

Pour GALIEN, il y avait, au contraire, un rapport inverse entre le courage et le volume du foie : il cite à ce propos le lièvre, dont le foie est remarquablement développé.

Pour PLATON, le foie est le siège des passions charnelles.

Si HORACE veut nous peindre la colère, c'est le foie et la bile qu'il met en jeu.

SENÈQUE LE TRAGIQUE fait siéger dans le foie la miséricorde et, dans un autre passage, la peur.

PERSE y voit le point de départ de toutes nos passions.

*
* *

Un savant a remarqué que les écrivains orientaux plaçaient le siège des sentiments affectifs plutôt dans le foie que dans le cœur, à l'exemple des poètes grecs; et il cite ANACRÉON, qui dit que l'*amour tend son arc et lui perce le foie.*

Dans le langage vulgaire, les Allemands disent aussi : *Tirer ses paroles du foie,* pour dire parler avec sincérité et sans détour, comme si cet organe était le siège de la franchise. Ils disent aussi, en parlant de quelqu'un qui a un accès de mauvaise humeur, *qu'il lui a passé quelque chose par-dessus le foie,* ou *quelque chose lui est tombée du foie.*

Les Français, au lieu de l'organe sécrétoire, parlent souvent de la sécrétion : *émouvoir la bile,*

échauffer la bile, sont synonymes d'exciter la colère, décharger sa colère.

Une bile triste signifiait, en latin : deuil, tristesse, affliction. L'élégant TIBULLE, pour exprimer une époque calamiteuse, dit que les temps sont inondés d'un triste fiel.

> *Omnia jam* tristi *tempora* felle *madent.*
> (Lib. III, Eleg. IV.)

Les anciens, dit VIREY (*Dict. des sciences méd.*, à l'article *Passion*), avaient fondé une théorie, erronée sans doute, sur le siège des diverses affections, mais qui prouve qu'ils avaient observé leur influence sur plusieurs de nos viscères. Ainsi disaient-ils que les hommes *splene rident, felle irascunt, jecore amant, pulmone jactantur, corde sapiunt.*

D'autres regardent les vapeurs ou l'hypocondrie nerveuse, et la sombre tristesse qui l'accompagne, comme émanant de la rate, etc.

Ces expressions matérielles, dont chaque langue a les siennes, quoique différentes selon les nations, mériteraient plus d'attention qu'on ne leur en a donnée, soit qu'on les emploie dans le style élevé, soit dans le langage familier.

Le foie pourri.

On imputait jadis les mauvaises odeurs des déjections à une maladie du foie, appelée le « *foie pourri* ». Hormis l'idée de pourriture notoirement exagérée, écrit BRISSAUD (1), le fait est parfaitement

_____

(1) *Hist. des Expressions populaires en médecine*, 57.

juste ; car il est très vrai que, dans la jaunisse, qui est, par excellence, le symptôme populaire des maladies du foie, les matières fécales ont une odeur particulièrement fétide.

Médecine analogique.

Divers objets à l'usage de l'homme ont, depuis les temps les plus reculés, emprunté leur nom à certains organes du corps humain, soit à cause de l'action médicamenteuse de ces substances, soit par suite de certaines analogies de forme ou de couleur. Ainsi, chez les Grecs, la plante *hépatorium* était ainsi nommée, à cause de sa ressemblance extérieure avec le foie ; l'*hépatite*, présent précieux chez les Latins, devait son nom à sa couleur analogue à celle du foie. De même, le *foie de soufre*, le *foie d'antimoine*, etc., sont des médicaments se rapprochant par leur couleur de la glande hépatique.

Le foie blanc.

Pour SHAKESPEARE, le foie blanc est le foie d'un lâche.

MACBETH. — Va, pique-toi au visage et teints ta terreur en rouge, garçon au *foie blanc* comme lis.
(Macbeth, acte V, sc. III.)

TROÏLUS. — La raison et la prudence font des *foies blancs* et abattent la vaillance.
(Troïlus et Cressida, acte II, sc. II).

OSWALT. — Pour qui me connais-tu ?

KENT. — Pour un drôle, une canaille..... un drôle au

foie couleur de lis, un fils de p... qui assigne en justice quand on le rosse.

(Le Roi Lear, acte II, sc. II.)

GONERIL. — Homme au *foie blanc*, qui portes une joue pour les soufflets, une tête pour les outrages.

(Le roi Lear, acte IV, sc. II.)

Le foie et ses usages thérapeutiques.

On a employé le foie des animaux à divers usages thérapeutiques. Ce n'est pas sans fondement, nous dit CELSE, qu'on recommande contre l'asthme le foie du renard desséché, réduit en poudre et administré en potion. Et il ajoute : « Les personnes qui distinguent passablement les objets dans le jour, mais qui ne peuvent rien voir pendant la nuit, doivent faire rôtir un foie de bouc ou de chèvre, se faire des onctions sur les yeux avec le jus qui découle pendant la cuisson, et manger ensuite le foie lui-même. PLINE donne le même conseil, relativement au foie de chèvre, en le motivant par ce fait que les chèvres, dit-il, voient aussi clair la nuit que le jour.

Le foie de l'âne, mangé à jeun, d'après DIOSCORIDE, est convenable contre le *mal caduc* ; et le même auteur estime que le foie du chien enragé, mangé rôti par ceux qui sont mordus, préserve de l'hydrophobie.

Le foie, siège de courage.

Chez les Sousous, il n'y a pas de tradition d'anthropophagie, mais il y a des cas où les indigènes mangent, par superstition, certaines parties du corps d'un personnage réputé brave, ordinairement le cœur et le foie, afin de s'assimiler ses qualités. (GODEL, Ethnographie des Sousous, *Bulletin de la Société d'anthropologie de Paris*, mars 1892.)

Nous avons dit que les Chinois croient que, s'ils mangent le foie, le fiel, ou quelque autre partie du corps de leur ennemi, leur courage et leur ardeur de vengeance sont par là puissamment excités. Il en résulte qu'après le combat, ils enlèvent ces parties du corps de ceux qui ont succombé ; ils les font cuire et les mangent avec grand appétit. Nous verrons, pour le cœur, des faits analogues à celui-ci.

Les naturels des îles Tonga (Polynésie) considèrent aussi le foie comme le siège du courage. Ils prétendent avoir remarqué, en ouvrant des cadavres, que les foies les plus volumineux, non malades, appartiennent aux hommes les plus braves. Ils disent, aussi, avoir fait, sur ce même viscère, une autre observation : à savoir que, chez les hommes qui sont gauchers, le foie est situé plus à gauche qu'à droite ; et que, chez les ambidextres, il dépasse la ligne médiane également de l'un et de l'autre côté. L'auteur auquel nous empruntons ces détails ajoute que ces naturels connaissent parfaitement la situation de tous nos principaux viscères.

Les habitants de ces mêmes îles sont sujets aux tumeurs squirrheuses du foie, et le peuple croit fermement que cette lésion est le châtiment de tout sacrilège, de toute violation de ces interdictions religieuses désignées collectivement sous le nom de *tabou*. On ouvre donc très souvent les cadavres, pour voir si le défunt n'a pas commis, pendant sa vie, quelque faute de ce genre, et, pour prévenir cette punition, quand quelqu'un se sent coupable d'une de ces fautes, il prie l'un de ses chefs de lui appliquer la plante du pied sur le ventre, comme préservatif de la maladie en question (1).

Les propriétés curatives du fiel.

Le fiel lui-même, en dépit ou peut-être à cause de la répulsion qu'il inspirait, jouissait, aux yeux des anciens, de propriétés curatives : « Le fiel de l'hyène et la présure du phoque, animaux d'ailleurs très dangereux, ont des propriétés éprouvées pour certaines maladies », assure PLUTARQUE ; le fiel, confirme PLINE, passe pour être utile contre les affections des yeux : *ad oculorum medicamenta utilius habetur.*

Guidés par d'étranges conceptions théoriques, les Chinois ont fait un grand usage du fiel humain, fiel pris sur des suppliciés et, à défaut de ces derniers, sur des malheureux qu'on assassinait dans le but de se procurer leur vésicule biliaire.

Le Dr MATIGNON a rappelé, à ce sujet, des faits troublants (2).

En 1895, un criminel fut exécuté à Pékin. Le bourreau lui enleva la vésicule biliaire et la ven-

---

(1) F. ANDRY, *Le cœur et le foie,* 231 et s.

(2) *Opothérapie hépatique et survivance du cannibalisme en Chine.*

dit, au poids de l'or, à un pharmacien de la ville chinoise, qui fit savoir qu'il était le détenteur de la précieuse vésicule ; les clients s'écrasèrent chez lui, pour se procurer un peu du précieux spécifique du courage.

La bile du tigre, celle de l'ours, sont, dit-on, douées de pareilles vertus (1).

Le même auteur cite des exemples plus récents, qu'il a pu recueillir au cours d'un voyage au Tonkin et au Yunnam (janvier et février 1911).

En 1908, des réformistes révoltés furent exécutés à Hokéou, ville-frontière du Tonkin. Le bourreau enleva le foie de ses victimes et le vendit au détail. Les morceaux de foie étaient mangés tout crus, ou simplement mâchés, puis crachés par ceux qui les achetaient.

Il y a deux ans, des réguliers chinois envahirent notre territoire du côté de Lao-Kaï. Un de nos officiers de la légion étrangère, qui avait été envoyé pour arrêter cette bande, fut tué. Son corps fut retrouvé le ventre ouvert et le foie arraché. On sut plus tard qu'un officier chinois d'un poste-frontière s'était vanté, chez le sous-préfet de l'endroit, d'avoir, avec ses hommes, mangé le foie de notre compatriote.

A peu près à la même époque, un de nos nationaux, entrepreneur au chemin de fer du Yunnam, fut assassiné, dans la vallée du Nam Ty, par ses domestiques. Ses soldats d'escorte se saisirent des

____

(1) MATIGNON, *Superstitions, crimes et misère en Chine;* 4ᵉ édition, 1904, Maloine, Paris.

meurtriers, les fusillèrent et se partagèrent les foies pour les dévorer.

*
* *

La coutume barbare de recueillir le fiel humain paraît avoir sévi avec le plus de violence au Cambodge.

Les Tchames, dit AYMONIER, se répètent que, jadis, les chasseurs royaux de tigres et d'éléphants étaient redoutés du peuple. Plus craints encore étaient les *Djaoulech*, les preneurs de ce fiel humain qui servait à arroser les éléphants royaux.

Les Tchames ont la croyance que le fiiel humain, pris en breuvage, est un excitant souverain qui rend terrible à la guerre. On le prend vif sur les blessés ennemis ; mélangé à l'eau-de-vie, il produit un breuvage qui fait vibrer tout le corps, disent les Annamites (1).

La profession « d'arracheurs de fiel » a subsisté au Cambodge jusqu'à une époque assez rapprochée de nous. Dans un récit de voyage, fait au XIIIe siècle par le Chinois Tchéou Ta Kouan, il y est fait allusion. Voici la traduction qu'en donne PELLIOT :

Jadis, au huitième mois, on recueillait le fiel. C'est que, chaque année, le roi de Champa (*Cambodge*) exigeait une jarre de fiel humain en contenant des milliers. A la nuit, on postait des hommes en maints endroits, dans les villes et les villages. Quand ils rencontraient des gens dehors la nuit, ils leur couvraient la

(1) AYMONIER, *les Tchames et leur religion* (d'après MATIGNON, in *Chronique médicale*).

tête d'un capuchon, serré par une corde, et avec un petit
couteau enlevaient le fiel du côté droit. On attendait que
le nombre en fût suffisant pour l'offrir au roi. Mais ils
ne prennent pas le fiel des Chinois : une année, ils ont
pris un fiel de Chinois et l'ont mis avec les autres ; ensuite, tous les fiels de la jarre pourrirent, et on ne put les
utiliser. Récemment, cet usage a été aboli, mais il y a
encore le fonctionnaire de la récolte du fiel, qui habite
dans la ville, près de la porte du Nord.

L'*Histoire de la Dynastie des Mings* renferme des
renseignements analogues. Dans cet ouvrage, le
fiel chinois est représenté comme de qualité tout à
fait supérieure :

Les hommes de ce pays prennent le fiel, pour l'offrir
au roi. On en lave aussi les yeux des éléphants. On
attend que quelqu'un passe sur la route, on le tue à l'improviste, et le fiel est enlevé. Si la victime a un sursaut
d'effroi, le fiel se déchire à l'avance et on ne peut l'utiliser. Les fiels sont placés dans des vases.

D'après AYMONIER, cette singulière coutume n'aurait été abolie au Cambodge qu'au milieu du siècle
dernier : dans son *Voyage en Indo-Chine* (Paris,
1856), un missionnaire, M. BOUILLEVAUX, nous dit
que, lors de son arrivée dans la province de Battam-
bang, en décembre 1850, on racontait qu'il y avait
encore dans cette région des *Ioc Pomat* (preneurs de
fiel humain).

A mon arrivée, écrit-il, certains gens paraissaient se
défier de moi. On craignait que je ne fusse un *Ioc Pomat*. Les Cambodgiens se disaient à l'oreille, que le roi
faisait prendre le fiel humain, pour le donner aux éléphants de guerre. Selon d'autres, les moins bienveillants

pour moi, ils le vendaient aux Européens. Les Cambodgiens et les Laotiens, qui recueillent l'or dans les sables
du haut de la rivière pour le roi de Siam, n'osent plus
s'aventurer au milieu des forêts, par crainte de quelque
malheur. (1)

Aujourd'hui, grâce à la domination française,
cette coutume a totalement disparu de la presqu'île
indo-chinoise, et on ne trouve plus de vestiges de ce
passé de barbarie que chez les Chinois.

Nous n'avons pas d' « arracheurs de fiel » en
France, mais nous employons avec succès le fiel de
bœuf et même le foie cru des animaux.

Petite cause, grand effet !

L'auteur de *Figaro* vint à Versailles proposer un
gain illicite à M. de VAUDREUIL. Celui-ci lui dit froi-
dement : « Monsieur de BEAUMARCHAIS, vous ne
pouviez venir dans un instant plus favorable, car
j'ai passé une bonne nuit, *ma bile a parfaitement
coulé*, j'ai très bien digéré. Si vous m'aviez fait hier
une pareille proposition, je vous aurais fait jeter
par la fenêtre. »

-----

(1) Cité par MATIGNON, in *Chronique médicale.*

II

La Rate

Un organe utile, mais non nécessaire.

M. CHARLES RICHET a procédé naguère à des recherches expérimentales qui lui ont permis d'établir les deux faits suivants : 1° les chiens dératés consomment, pour maintenir leur poids normal, plus d'aliments que les animaux normaux ; 2° lorsqu'ils ne peuvent, pour une raison quelconque, manger plus que les chiens normaux, ils finissent par dépérir et mourir.

Reprenant cette étude récemment, le savant physiologiste l'a complétée de telle sorte, qu'il lui est aujourd'hui permis d'affirmer que c'est à tort que nous tendons, de façon générale, à considérer tous les organes du corps comme nécessaires. En réalité, il en est bien ainsi pour certains organes, tels que le foie, le pancréas, les capsules surrénales, les reins; mais il faut aussi reconnaître qu'à côté de ces organes, il en est d'autres, et la rate est de ceux-ci, qui ne sont pas nécessaires à l'organisme.

Mais n'être pas nécessaire ne veut pas dire n'être pas utile. En réalité, ainsi que le lui ont montré ses recherches expérimentales, M. RICHET estime que la rate est utile à la nutrition, probablement en réglant et, par conséquent, en diminuant la dénutrition (1).

(1) Académie des Sciences, séance du 16 avril 1923 (*Presse médicale* du 2 mai).

*
* *

Longtemps les médecins, les anatomistes n'ont pas été d'accord sur les fonctions de la rate dans l'organisme humain. Les anciens la regardaient comme la partie intérieure du corps la plus sensible, à cause de sa mollesse. Elle est, en effet, agitée par les émotions fortes : elle leur paraissait donc l'organe producteur de la tristesse et de la gaieté ; mais, le plus souvent, elle est l'organe de l'abattement et de l'ennui.

La découverte de M. Ch.Richet mettra-t-elle fin à l'indécision ? Il est permis de concevoir quelque doute.

La rate et la course. — L'ablation de la rate.

Dans le pays d'Alost, on a coutume de dire : « J'ai la rate », « la rate me pique ». (Je ne sais plus courir, j'ai un point de côté.) On croit, dans ces régions, que la rate empêche de courir vite ; on est persuadé qu'aux grands coureurs la rate a été enlevée dans leur jeunesse. Aussi, les athlètes grecs et romains cherchaient-ils à faire fondre leur rate au moyen de certains breuvages.

Pline conseillait, pour amener sa résorption, une plante appelée *equisetum*, du genre des prêles ; il fallait en prendre une décoction pendant trois jours, après s'être abstenu, pendant vingt-quatre heures, de tout aliment.

Le populaire croit toujours que l'extirpation de la

rate permet de fournir des courses plus rapides :
d'où l'expression *courir comme un dératé.*

Au xviie siècle, le Dr Godefroy MOEBIUS, prétendait
avoir vu un coureur auquel on avait détruit la rate,
en pratiquant une incision, puis en brûlant direc-
tement la glande avec un fer rouge. Le fait n'est
pas impossible, car on sait qu'on peut vivre sans
rate, mais il est improbable, étant donnée l'extrême
difficulté qu'on éprouve à enlever un organe aussi
éminemment vasculaire. Il s'agissait, vraisemblablement, d'un pseudo-dératé.

D'ailleurs, à cette époque, on s'imaginait faire
disparaître la rate avec une grande facilité. Certains médecins pratiquaient l'opération bizarre qu'on
peut appeler le martellement de la rate : ils
appuyaient la lame d'un couteau de bois sur la
région splénique et donnaient un fort coup de mar-
teau sur le dos de l'instrument. Ils prétendaient
ainsi diviser et détacher la rate, qu'ils faisaient ensuite évacuer au moyen de boissons laxatives et
diurétiques. Ce traitement est encore usité par les
sorciers de nos campagnes. G. VUILLIER a décrit (1)
une scène analogue de martellement de la rate, faite
par un forgeron sur un jeune paludéen du Limousin. Il y a un fond de vrai dans ce traitement,
l'émotion pouvant fort bien diminuer le volume de
la rate, au même titre que l'hydrothérapie.

*
* *

On a songé à pratiquer l'ablation de la rate dès

______

(1) Dans *le Tour du monde.*

le dix-septième siècle, mais il ne semble pas que l'opération ait été tentée autrement que sur des animaux. Voici en quels termes s'exprime un chirurgien de cette époque sur ces tentatives (1) :

Il y a environ trente ans qu'il s'élève une certaine secte de chirurgiens qui s'applaudissaient de s'être avisés les premiers d'une nouvelle opération qu'ils prétendaient mettre en pratique : elle consistait à ôter la *rate*, ce qu'ils appelaient *dérater*. Ils regardaient cette partie comme inutile et même nuisible, parce qu'ils n'en connaissaient peut-être pas les usages, et dans cet esprit ils voulaient qu'on fît une incision à l'hypochondre gauche, qu'on en retirât la rate, et qu'après avoir fait une ligature à ses vaisseaux, on la retranchât hardiment. Sur ce qu'ils l'avaient fait à quelques chiens qui n'en étaient pas morts sur-le-champ, ils s'efforçaient de publier les avantages que l'homme recevrait de cette opération. Mais tous les animaux à qui on la faisait étant morts peu de temps après, il ne s'est pas trouvé un seul homme qui en ait voulu subir l'épreuve. C'est donc avec juste raison qu'il n'est plus mention de ces cruelles opérations qui, n'ayant été conçues que par des cerveaux creux, ont trouvé leur sépulture dans ceux de leurs inventeurs.

La ligature de la rate, en l'an VII de la République.

Le cas suivant de la ligature d'une portion de la rate, suivie de la guérison du blessé, mérite d'être consigné ici.

Jean DENOT, fusilier de la 1ʳᵉ compagnie du 2ᵉ bataillon de la 23ᵉ demi-brigade de ligne, ayant reçu de-

(1) DIONIS, *Cours d'opérations de chirurgie*, 168 et s.

vant Winterthur, le 6 prairial an VII, un coup de sabre à l'hypocondre gauche, sous les fausses côtes, il sortit aussitôt par la plaie un corps noir ayant de la consistance, et qu'on prit pour un caillot concret et adhérent. Mais un examen plus attentif fit bientôt reconnaître que c'était la rate, et le chirurgien n'ayant pu, malgré un débridement assez considérable, la faire rentrer, en fit la ligature.

Le blessé arriva en cet état à Königsfeld, et allait très bien. Il se promenait et ne souffrait point. Le morceau sorti avait le volume d'un œuf et pesait, à sa chute, près d'un quart de livre. La couleur brune, le parenchyme particulier du séquestre, annonçaient évidemment que c'était la rate. Après la chute, il resta un tronçon rouge, granulé, de la forme et du volume d'une très grosse noix, lequel s'est peu à peu couvert d'une cicatrice, a contracté des adhérences autour de la plaie, et y est resté attaché. Le blessé n'a eu que de légères douleurs à l'estomac ; il fait particulièrement bien toutes ses fonctions.

Ce cas, fort curieux, ajouté à ceux déjà cités par PLANQUE, M. PORTAL et autres auteurs, prouve *qu'une portion de la rate peut être enlevée, sans nuire à l'ensemble des fonctions digestives et à la santé générale de l'individu* (1).

Les rates surnuméraires.

Divers exemples de rates multiples ont été publiés. Bien connus sont ceux de SAPPEY, qui en

(1) *Hist. de la vie et des ouvrages de P.-F. Percy*, par C. LAURENT, 327.

signale trois, et de CRUVEILHIER, qui en a observé quatre.

Plus singulier encore est le cas d'ALBRECHT, dans lequel le nombre des rates surnuméraires s'élevait *à plus de quatre cents*, avec un volume variant de la grosseur d'un grain de millet à celle d'une noix.

Le plus souvent, ces rates surnuméraires, qu'on rencontre dans le voisinage de l'organe principal (au niveau du hile, dans l'épiploon gastro-spléni-que, et dans le ligament pancréato-splénique) ne sont autre chose que de petits fragments de rate ; mais on les a vues aussi dans l'atmosphère grais-seuse du rein et jusque dans le grand épiploon. On en a même trouvé dans la tête (ROKITANSKY) et la queue (KOBB) du pancréas.

Une localisation, non encore observée jusqu'ici, a été récemment signalée par M. le Dr de TEYSSIEU à la Société anatomo-pathologique de Bordeaux : il s'agit d'une rate surnuméraire incluse dans le foie. C'est à l'autopsie d'une vieille aliénée, morte de broncho-pneumonie, que notre confrère bordelais en fit la découverte. La rate, de volume et d'aspect normal, était en situation habituelle.

Comme l'écrit M. de TEYSSIEU, cette situation páradoxale est difficilement explicable, car les ébau-ches primitives du foie et de la rate se développent, chez l'embryon, l'une dans le mésentère ventral, l'autre dans le mésentère dorsal (1).

---

(1) Publié par le *Courrier médical*.

III

Pancréas.

Les vertus ignorées du suc pancréatique.

Dans un petit livre assez rare, imprimé à Caen en 1683, chez MORIN YVON, et intitulé « Moyens faciles et éprouvez dont M. de LORME, premier médecin et ordinaire de trois de nos rois, et ambassadeur à Clèves pour le Duc de Nevers, s'est servi pour vivre près de cent ans, par Michel de SAINT-MARTIN », etc., etc., on trouve ce qui suit :

Il ouvrit le côté gauche d'un chien, il attacha une petite fiole de verre au pancréas, il fit coudre proprement l'endroit du côté où l'ouverture avait été faite, et quelque temps après, il le fit rouvrir, et il tira de cette fiole un suc admirable, qui a des qualités si particulières et si utiles.

APPAREIL RESPIRATOIRE

1

Le Larynx.

La Pomme d'Adam.

Le larynx proprement dit n'est désigné que par la saillie qu'il présente à la région antérieure du cou et qui s'appelle, indifféremment, la « *pomme d'Adam* », ou « *le morceau d'Adam* », ou « *la noix du gosier* », ou « *le nœud de la gorge* ».

La première de ces dénominations est une réminiscence biblique, embellie par la légende : ADAM aurait avalé de travers et la pomme se serait arrêtée en route (1).

D'après DIEMERBROECK, « cet avancement, d'autant qu'il est plus visible dans les hommes que dans les femmes, est appelé en eux *pomme d'Adam*, parce que le vulgaire s'est imaginé que le morceau de la pomme fatale qu'Adam voulut manger resta, par punition divine, en son gosier, ce qui fit détendre

(1) BRISSAUD, *op. cit.*, 61.

et avancer en dehors ce cartilage et que cet avancement ou protubérance est passé en ses descendants
comme par héritage. » DIEMERBROECK, t. II, 180.

*
* *

Voici quelle serait l'origine de la « pomme
d'Adam », d'après les nègres du Loango.

Un jour, NZAMBI, le créateur, vint sur terre voir
ce qu'y faisaient ses enfants, l'homme et la femme.
Le Dieu s'assit sur une pierre, en mâchonnant une
noix de kola, puis voyant que tout se passait bien,
il partit en laissant une noix sur le roc. L'homme,
qui était près de là, s'aperçut de l'oubli et pensant
qu'une chose laissée par NZAMBI devait être exquise,
s'en empara vivement. La femme, témoin de ce
manège, essaya de persuader à son compagnon que
ce qui était la nourriture de Dieu ne pouvait lui
convenir et elle voulut le détourner de sa gourmandise. Sans prendre garde à ses justes observations,
l'homme mit la noix dans sa bouche ; au même
instant NZAMBI parut et, fort irrité, réclama sa noix
de kola. L'homme, tremblant de frayeur, faisait
des efforts inouïs pour avaler l'objet de son larcin,
sans pouvoir y parvenir. Alors NZAMBI, lui appuyant
vigoureusement le pouce sur la partie antérieure du
cou, lui fit rendre la noix, et le condamna à porter
toujours cette protubérance peu esthétique que nous
appelons la « pomme d'Adam » (1).

(1) *Chron. méd.*, 1897, 757.

Les variations de la Voix.

Nous trouvons, dans les Bulletins de l'Académie de médecine de 1881, un curieux mémoire du Dʳ DELAUNAY, sur les diverses causes qui peuvent influencer la voix humaine.

La voix, dit-il, est plus aiguë chez les oiseaux que chez les mammifères, chez les petites espèces que sur les grosses.

Les peuples anciens devaient avoir la voix aiguë, car, pour eux, la pomme d'Adam, qui est d'autant plus prononcée que la voix est basse, passait pour une difformité. Les statues grecques et romaines sont dépourvues de pomme d'Adam.

A mesure que les races évoluent, le diamètre antéro-postérieur du larynx augmente, la pomme d'Adam se dessine de plus en plus, et la voix tend à s'abaisser complètement.

Les peuples primitifs de l'Europe devaient tous avoir une voix de ténor, leurs descendants actuels sont barytons ; plus tard, nos petits-fils auront une voix de basse-taille. En considérant les races actuelles, on remarque que les inférieures (nègre, mongole, etc.) ont la voix plus haute que les races blanches supérieures.

Avec les progrès de l'âge, les limites de la voix humaine continuent à se déplacer de l'aigu au grave. On est ténor à seize ans, baryton à vingt-cinq et basse à trente-cinq.

Les faibles et les petits ont la voix plus haute que les forts et les grands. On cite un nain de vingt et un ans qui avait la voix d'un enfant de cinq ans.

Les blonds ont la voix plus aiguë que les bruns : on connaît la voix flûtée des blondes. En général, les soprani et les ténors sont blonds, tandis que les contralti et les basses sont bruns. Les ténors sont minces et grêles ; les basses sont gros et ventrus.

La voix est grave chez les hommes sérieux et intelligents ; elle est flûtée chez les gens légers ou les imbéciles.

La voix est plus haute avant le repas qu'après : c'est pourquoi les ténors dînent de bonne heure, afin de conserver l'acuité de leur voix.

Les excitants, les liqueurs fortes, etc., provoquent une certaine congestion du larynx, qui fait baisser la voix. Aussi les ténors sont sobres et préfèrent, comme boisson, les sirops aux liqueurs alcooliques ; les basses, au contraire, peuvent user impunément du boire et du manger.

L'action de chanter détermine une congestion des organes de la phonation : un ténor qui exerce trop sa voix perd des notes et devient baryton.

Les chanteurs montent plus haut le matin que le soir ; aussi, la musique des *matines* est-elle plus élevée que celle des *vêpres*.

La voix est plus aiguë au Midi qu'au Nord. Le plus grand nombre des ténors français viennent des départements pyrénéens ou méditerranéens. Au contraire, la voix est plus grave dans le Nord, d'où viennent les basses. A l'église russe de Paris, on entend des basses qui donnent le *contre-ut* de poitrine.

La voix est un peu plus haute l'été que l'hiver ;

la gravité de la voix est donc soumise aux lois de
la température.

Utilité du bâillement.

Le bâillement constituerait un acte salutaire au
premier chef, qu'on ne saurait trop rechercher. Son
action bienfaisante sur la trompe d'Eustache le
rendrait nécessaire dans les affections du larynx.

C'est une forme toute naturelle d'exercice respiratoire, que l'on doit encourager en raison même
des effets normaux qu'il exerce sur l'appareil respiratoire de la poitrine ou de la gorge. Aussi faut-il
s'habituer à bâiller rationnellement, fût-ce même
par suggestion, plusieurs fois de suite le matin en
se levant, pour ventiler normalement ses poumons;
cette alternative d'absorption et de résorption de
l'air favorise le libre jeu de notre organisme interne.

Les affections du larynx et les organes sexuels.

Une très curieuse étude sur cette question, publiée
il y a quelques années (1), apporte sur cette matière
une contribution imprévue ; nous allons la résumer
dans ses lignes essentielles.

Les Orientaux ont, dès la plus haute antiquité,
soupçonné l'existence d'une corrélation entre l'appa-

____

(1) Le travail original est dû au Dr Seymour OPPENHEIMER,
de New-York, et a paru dans *la Voix parlée et chantée*, de
janvier 1900.

reil sexuel et l'organe de la voix chez l'homme, d'après le changement qu'ils ont observé dans le caractère de la voix de l'eunuque, leur domestique familier. Quand l'esprit humain se fut développé à travers les âges, au point que la musique devint pour lui un besoin autant qu'une source d'agrément, la voix harmonieuse de l'eunuque fut mise à contribution, et plus tard la castration de jeunes garçons devint un moyen d'assurer à ceux-ci un gagne-pain, comme chanteurs d'église.

Les soprani italiens châtrés ont longtemps joui d'une réputation universelle. F.-V. STEIN (1) parle d'une secte nombreuse et prospère, connue en Russie sous le nom de secte des *Skoptsi*, et dont la caractéristique était la castration imposée à tous les hommes qui en faisaient partie. Constitués en société secrète, les *Skoptsi* ne tardèrent pas à se signaler à l'attention publique par le changement survenu dans leur voix à la suite de l'opération.

Chez les animaux, l'influence exercée par les organes sexuels sur le mécanisme du larynx s'observe surtout chez le cerf, qui ne brâme qu'à l'époque du rut ; elle n'en est pas moins évidente chez les oiseaux, qui, au printemps, font des efforts vocaux plus considérables qu'en toute autre saison, et notamment chez les oiseaux chanteurs, dont le chant est plus beau, plus rythmé et plus abondant dans la période des amours qu'à tout autre moment de l'année.

On a observé quelques cas de chanteurs qui, dans

(1) F.-V. STEIN, *Zeitschr. f. Ethnologie*, 1875.

l'âge mûr, ont perdu leurs organes sexuels, soit par castration, soit par destruction consécutive à une maladie : chez tous, se produisent des altérations sensibles non seulement de la voix parlée, mais encore et surtout de la voix chantée.

Dans la période de puberté de la femme, il y a augmentation de la croissance du larynx, accompagnée de certaines modifications de la voix. L'affection la plus fréquente, qui résulte des modifications apportées aux organes de reproduction par leur développement rapide, c'est le spasme glottique (1), qui revêt une des formes protéiques de l'hystérie.

A l'époque en question, les jeunes filles sont particulièrement sujettes aux spasmes glottiques passagers. Dans cette période et souvent avant l'apparition du premier flux menstruel, surviennent aussi des congestions subites du larynx, qui ne sont que temporaires, et qui sont dues à l'état d'instabilité qui caractérise le système vaso-moteur dans cet âge critique de la jeune fille.

Les altérations du larynx de la femme, dans l'âge adulte, comprennent les états résultant d'affections utérines qui ne sont pas particulières à une époque spéciale, telle que la ménopause, la menstruation, etc. Plusieurs de ces affections laryngées ont été considérées comme étant d'origine hystérique ;

(1) Lennox Browne, *Diseases of the throat.*

cependant, il résulte de l'étude approfondie qu'on en a faite, qu'elles sont en majeure partie dues à diverses affections des organes génitaux.

La plupart des auteurs s'accordent à reconnaître que l'utérus est, bien plus souvent que les annexes, la cause déterminante de troubles laryngés.

Chez les chanteuses, les défectuosités de la voix sont bien plus fréquemment dues à l'affection utérine qu'à l'affection ovarienne, ce qui ne veut pas dire que, dans quelques cas d'aphonie et d'irritation de la muqueuse du larynx, l'affection des ovaires ne puisse jouer, comme facteur étiologique, un rôle prépondérant.

TRIFILETTI, de Naples (1), rapporte un cas d'aphonie hystérique, où il y avait une zone hystérogène s'étendant sur la région ovarienne gauche ; la pression exercée sur cette aire produisait invariablement un affaiblissement de la voix. Le larynx était cependant normal, comme dans la majorité de ces sortes de cas.

Les altérations de la voix chantée, et plus souvent de la voix parlée, déterminées par une affection des organes génitaux, sont relativement fréquentes, notamment chez les chanteuses de profession. Elles s'observent d'ordinaire pendant la période menstruelle, mais elles peuvent aussi survenir à n'importe quel moment, surtout à la suite d'efforts de la voix.

C.-H. LÉONARD (2) a rapporté le cas d'une chan-

(1) TRIFILETTI, *Archiv. d. Laringol.;* Turin, juillet 1895.
(2) C.-H. LEONARD, *Jour. American Med. Association*, 9 juillet 1892.

teuse de profession, qui présentait une antéflexion
de l'utérus, une sténose du canal utérin, et une endo-
métrite grave, sans aucune espèce d'altération du
larynx. Cependant, la pureté et la portée de la voix
n'étaient plus les mêmes qu'auparavant : la voix
chantée de *mezzo* était devenue une voix de *con-
tralto*. A la suite d'un traitement utérin approprié,
appliqué à l'exclusion de toute médication laryngée,
la patiente recouvra sa voix de *mezzo*, enrichie, en
outre, de deux notes entières.

Quand les organes sexuels sont le siège d'altérations pathologiques, les manifestations réflexes dans
le larynx ne se produisent, dans certains cas, que
dans la période menstruelle, et en cas d'aménor-
rhée, qu'à l'époque où le flux menstruel devrait
avoir lieu. Les demoiselles de magasin, qui sont
obligées de rester debout des heures entières, sont
sujettes à une toux laryngée nerveuse, qu'on trouve
invariablement associée à la dysménorrhée, et souvent aussi à un léger degré d'irritation ovarienne.

Il résulte de ces faits qu'une corrélation, d'une
nature quelconque, existe entre les organes de reproduction et le larynx, tout aussi bien chez l'homme
que chez la femme. On n'en a pas encore trouvé
l'explication strictement scientifique, mais on ne
saurait se refuser à en reconnaître l'existence.

Complétons l'étude précédente par un peu de
bibliographie ; si incomplète soit-elle, elle pourra
aiguiller un chercheur, et déterminer son orien-
tation.

MANDL (*Traité des maladies du larynx*, 1872, 419) indique l'influence attribuée aux fonctions sexuelles.

MORELL-MACKENZIE (*Hygiene of the vocal organs*, 1887) a fait des remarques sur la voix au moment de la puberté, formulé des conseils à propos de l'hygiène spéciale des chanteurs.

GARNAULT (*Physiologie, hygiène et thérapeutique de la voix*, 355) signale l'influence du sexe, de la menstruation, de la grossesse, etc.

CASTEX (*Maladies de la voix*, 1902, 149) note l'influence du sexe, de la menstruation, de la grossesse, des diverses affections de l'appareil génital ; les effets de l'ablation des ovaires sur la voix, etc.

A signaler encore : MOURE (*De l'influence de l'ovariectomie sur la voix de la femme*), avec discussion et remarques de CASTEX ; POYET (*Société française de laryngologie*, 1894), etc.

L'hygiène du chanteur.

Les troubles de la digestion sont souvent la cause d'altérations de la voix, soit parce que le gonflement et la distension de l'estomac par des gaz gêne le jeu du diaphragme, et par suite celui des poumons ; soit que des troubles de l'intestin amènent de la constipation ou de la diarrhée.

Les aliments d'une personne qui chante seront choisis très nutritifs et très digestibles, et on usera d'une alimentation mixte.

Parmi les boissons, la préférence sera donnée au vin et à la bière. L'alcool sera absolument mis à l'index. Cependant les spécialistes conseillent quelquefois à un chanteur, au cours d'une représentation fatigante, de s'humecter la gorge, voire même de prendre quelques gorgées d'eau fraîche, additionnée d'un peu de vieux cognac ou de vin de coca.

Jamais, au grand jamais, ne prendre, quand on vient de chanter, une boisson glacée.

*
* *

Les impressions morales vives, de joie ou de douleur, sont mauvaises pour la voix. Une grande peur peut en amener la perte passagère, mais instantanée : « *Vox faucibus hæsit.* » L'émotion de chanter en public, chacun sait cela, ôte beaucoup de leurs moyens à une quantité d'artistes.

Ce n'est que l'habitude, le raisonnement quelquefois, qui peuvent débarrasser les chanteurs de ce qu'ils appellent le *trac*.

Les personnes qui chantent et qui tiennent à conserver l'intégrité de leurs voix doivent s'abstenir de fumer. Ce n'est pas une raison parce que quelques chanteurs, FAURE, en particulier ont fait une brillante carrière malgré l'habitude invétérée du tabac, pour que cet exemple soit suivi.

Le tabac irrite le pharynx, rougit les cordes vocales, et peut déterminer des troubles cardiaques nuisibles au chant (1).

(1) Hygiène du chanteur, par le Dr POYET·(*Bulletin général de thérapeutique*, 23 mai 1908).

De l'influence génitale sur la voix.

A ce propos, évoquons un vieux souvenir. On se rappelle, du moins certains de nos lecteurs peuvent se rappeler le scandale qui éclata, certain soir, à l'Opéra-Comique ; cela se passait il y a, environ, une quarantaine d'années (1884).

On jouait la première du *Barbier de Séville*, importé sur les planches du théâtre de M. CARVALHO, quand, dès le commencement du deuxième acte, au moment où Rosine attaque son premier morceau, le public s'aperçut, à l'attitude de l'artiste, Mlle V. Z., et à certains hoquets qui ne figuraient pas dans la partition de ROSSINI, que l'exécutante était en proie à une émotion tout à fait étrangère à l'art dramatique. On prétendit, on imprima même, à cette époque, que la fauvette était grise... comme un merle ; qu'elle avait dû avoir recours à quelques excitants, absorbés en trop grande quantité : qu'elle faisait une consommation un peu exagérée de vin de Champagne, qu'elle croyait propre à développer ses facultés vocales, en surexcitant son système nerveux.

Le médecin qui lui donnait ses soins, le Dr Fred. LOWE, lui avait administré, disait-on, une potion de phosphore, et c'est ce qui expliquait le malaise qu'elle avait éprouvé. Quant à l'incriminée, elle mit tout sur le compte d'une indisposition génitale.

A un rédacteur du *Gaulois*, qui était allé l'interroger le lendemain de l'accident, voici ce qu'elle répondit, pour sa justification :

Je ne me sentais pas bien à l'aise hier ; j'avais d'abord

une grande appréhension de ce rôle de Rosine, qui, dans mon esprit, me devait porter malheur. C'est aux prières de M. CARVALHO que j'ai cédé, en l'acceptant. Je n'ai jamais voulu chanter un morceau du *Barbier*, même dans un concert. En arrivant au théâtre, j'étais déjà indisposée : toutes les femmes me comprendront. J'avais dit à ma mère : « Pourvu qu'il ne m'arrive pas ce soir ce qui s'est produit il y a un mois dans *Lakmé !* » J'ai voulu cependant aller au feu quand même. Les premières crises dont j'ai souffert arrivèrent au moment même, au premier acte, où je fais une courte apparition à la fenêtre. Si j'avais été ivre, je n'aurais jamais pu redescendre l'escalier en échelle de moulin, qui monte de la coulisse au balcon du décor, sans me casser la tête.

J'ai eu le tort de ne pas prévenir M. CARVALHO à ce moment. Le docteur LOWE, qui ne m'a pas quittée, peut dire ce qu'il sait. C'est lui qui m'a ordonné une potion de phosphore, que j'ai prise tous les jours.

Au second acte, j'ai essayé de lutter contre les crampes qui ne me laissaient pas de mer i. Un jour de première, toute la presse conviée, je ne pouvais pas déserter mon poste.

En entrant en scène, la chaleur de la rampe m'a suffoquée. Je n'y voyais plus, je me sentais tout à fait mal après le duo.....

De ces explications un peu embarrassées — et comme nous comprenons pareil embarras ! — il résulte que Mlle V..Z. crut devoir mettre son incartade sur le compte non pas seulement du *trac*, de la chaleur, du phosphore, mais encore d'une « indisposition », qui aurait eu une influence sur le timbre de sa voix. Le fait, après tout, est possible, puisqu'il a été constaté chez nombre d'artistes.

Les chanteurs sont-ils à l'abri de la tuberculose ?

M. MASSON, professeur au Conservatoire, où il a continué longtemps, avec la maîtrise que l'on sait, la méthode d'enseignement du célèbre FAURE, voulut bien, jadis, nous communiquer ses impressions sur ce sujet, dans la lettre suivante, qui équivaut à une véritable consultation d'un homme de l'art.

Le chant, travaillé rationnellement et modérément, convient aux gens faibles de la poitrine, mais avec l'*emploi exclusif* de la respiration diaphragmatique. Mon avis est qu'il conviendrait d'en généraliser l'étude, comme exercice hygiénique. Pour les emphysémateux, il donne des résultats remarquables. Au bout de quelque temps, le souffle s'allonge dans de grandes proportions, mais *surtout et toujours* en pratiquant la respiration diaphragmatique.

Les chanteurs sont certainement moins sujets que d'autres aux maladies de poitrine.

Quant aux gens vraiment tuberculeux, il est à interdire complètement, car c'est une souffrance véritable et pour celui qui chante et pour celui qui l'écoute. J'ai eu dans ma classe deux exemples bien pénibles de ce cas.

FAURE, le grand chanteur dont tout le monde a entendu parler, dans une entrevue qu'il eut la bonne grâce de nous accorder, nous dit être un partisan décidé de l'enseignement rationnel de la gymnastique respiratoire pour les chanteurs. Il s'élevait contre les méthodes actuellement en usage, et suivant lesquelles le chanteur semble toujours faire un violent effort pour chanter, au lieu de laisser sortir sa voix naturellement.

Notre éminent interlocuteur nous disait à ce propos :

Avez-vous jamais vu, dans la rue, deux hommes du peuple se disant..... des gentillesses ? Eh bien ! remarquez-les : ils n'élèvent jamais le ton ; ils ne reprennent pas haleine après chaque mot ; ils disent tout posément les injures les plus grossières..... Il faut chanter comme on parle, et on ne se fatiguera pas..... Voilà mon sentiment.

Nous sommes heureux d'avoir pris cette petite leçon, pour en faire profiter ceux qu'elle pourrait intéresser.

L'homme sans larynx, et le chanteur à deux voix.

Une aventure incroyable est celle du sellier TADEO PEREDA, d'Almanza, près de Carthagène.

Atteint d'un cancer au larynx, le malade avait subi, depuis quelques mois, l'ablation totale de l'organe. Son désespoir fu tel, que l'on craignit pour sa raison. Mais il voulait parler à tout prix, il finit par y réussir.

Il inventa, construisit, et mit lui-même en place un appareil très ingénieux, dans lequel des tubes de caoutchouc tenaient lieu de cordes vocales.

Présenté par le docteur TARPIA à l'Académie royale de médecine, PEREDA aurait, devant la docte assemblée, chanté toute une « zarzuela ». Bien mieux, il ne pouvait plus faire une fausse note !

Un autre sujet, offrant une particularité physiologique analogue, a été naguère présenté à la Société laryngologique de Berlin. Il chantait, à lui seul, un duo, autant de duos qu'il lui plaisait ; c'est-à-dire que, simultanément, il émettait deux notes différentes.

C'était un baryton, mais il s'accompagnait lui-même en ténor, et, en même temps qu'il donnait une note de son registre naturel, il pouvait en donner une autre plus haute, appartenant au ténor. C'est un cas de *diplophonie*.

Pour bien faire, le sujet commençait en chantant d'une seule voix, en baryton. Après quoi, il reprenait en deux voix.

On l'examina de près pour se rendre compte de sa manière de faire. On vit seulement que ses cordes vocales rougissaient durant la diplophonie. Mais quand le laryngologiste pouvait bien voir ce qui se passait, le sujet était gêné et avait de la peine à manifester sa particularité. Les experts doutaient qu'il chantât avec ses cordes vocales seules.

Pour eux, il y avait participation ou bien de l'épiglotte, ou bien de la partie molle du palais ; mais rien n'était certain, et la diplophonie resta inexpliquée.

Un moyen simple d'arrêter la toux laryngée.

Combien de fois avez-vous maudit *in petto* l'infortuné pris subitement d'une toux incoërcible, obsédante pour lui-même et pour ses voisins, qui pestent après le gêneur, l'empêcheur d'écouter en rond. Que ce soit à l'église, que ce soit au théâtre,

mais surtout dans ce dernier lieu, où l'on va pour
se distraire, c'est le même concert de malédictions.

Y a-t-il un moyen d'empêcher les gens de « graillonner » ? Oui, assurent des laryngologistes américains, qui ont discuté ce « grave » problème.

La toux des fidèles et des spectateurs a un caractère
tout à fait spécial et ne ressemble en rien à la toux que
produit le rhume. Elle a pour origine l'étroite relation
qui existe entre la gorge et l'oreille : quand l'oreille est
affectée, la gorge l'est aussi, et la personne qui écoute
avec attention tousse, sans que ses organes respiratoires
soient lésés pour cela : elle tousse nerveusement.

De cette affirmation, une conséquence curieuse dérive : c'est que toutes les fois que l'acoustique est bonne
et permet d'entendre distinctement et sans fatigue la
voix de l'orateur, du chanteur ou du prédicateur, personne ne doit tousser. (1)

Il suffirait donc, à entendre nos confrères d'outremer, de recommander aux architectes de bien veiller à l'acoustique des salles qu'ils construisent, pour
que les tousseurs renoncent à leur tic.

Il y a quelque cinquante ans (2), Brown-Séquard
avait indiqué un autre procédé pour arrêter la toux,
à laquelle il attribuait une cause plus physiologique : nous le rappelons en quelques mots.

Les phénomènes morbides de la respiration peuvent toujours être arrêtés par une compression. La

(1) *L'Eclair*, 5 décembre 1909.
(2) *Union médicale*, 14 mai 1874.

toux, par exemple, peut être arrêtée par la compression des nerfs de la lèvre près du nez. Une pression exercée sur ce point arrête une toux qui commence. On sait généralement que l'éternuement peut être aussi arrêté de cette manière ; mais ce qui paraîtra nouveau à beaucoup, c'est qu'on puisse arrêter de même la toux.

Brown-Séquard, dont l'autorité scientifique est universellement reconnue, l'affirmait. Il ajoutait qu'une pression près et en face de l'oreille empêche la toux. On arrêterait par un moyen analogue le hoquet, mais moins sûrement que l'éternuement et la toux.

On suspend encore la toux, en pressant très fortement dans l'intérieur de la bouche, au sommet du palais. Pour montrer que la volonté exerce en cette circonstance une grande influence, Brown-Séquard rappelait ce mot d'une garde-malade française : « Le premier malade qui toussera sera mis à la diète. » Il était rare qu'un malade toussât après cet avertissement.

Le moyen indiqué par Brown-Séquard, pour prévenir ou pour arrêter la toux, était-il absolument nouveau ? Il semble que le docteur Diday (de Lyon), eût pu revendiquer la priorité de cette indication, ou d'une indication semblable, celle de chatouiller l'aile du nez gauche du nez du côté de la bronche où l'on sent qu'on tousse ou qu'on va tousser.

Quoiqu'il en soit, le procédé de Diday (ou de Brown-Séquard) est facile à suivre même en voyage. Il n'en coûtera guère de l'essayer.

II

Poumons.

Peut-on vivre avec un demi-poumon ? La science répond : « On peut vivre avec un sixième de poumon. » Cela résulte d'expériences entreprises par MM. Le Play, Mantoux et Charles Bernard, qui ont constaté que les animaux, et par conséquent l'homme, n'avaient besoin, pour vivre, que d'un sixième de leur masse pulmonaire.

Ces recherches dérivent de celles d'un savant italien, le docteur Forlanini, qui imagina, pour traiter les tuberculoses peu avancées, la méthode du pneumothorax artificiel. En injectant dans la cavité pulmonaire un gaz inerte, non absorbable par la plèvre, comme l'azote, le poumon se rétracte; il ne se contracte plus, il cesse de fonctionner.

Cette « piézithérapie » peut avoir des conséquences salutaires dans un grand nombre de cas. Les affections hémorragiques cessent. Les cavernes peuvent se modifier. Mais le docteur Forlanini n'avait procédé que par tâtonnements. Les trois savants français ont cherché à déterminer quelle est la masse pulmonaire nécessaire à l'animal ou à l'homme pour continuer de vivre.

MM. Le Play, Mantoux et Charles Bernard ont constaté qu'après immobilisation complète d'un poumon, un animal pouvait vivre avec la sixième partie seulement du poumon qui lui restait. Les cinq sixièmse du poumon restant, conclut M. Dastre, ne servent qu'à une consommation de luxe.

III

Diaphragme.

« On attribue au diaphragme, dit Pline, la subtilité de l'entendement : voilà pourquoi il est presque sans chair, mais nerveux et mince. Il est aussi le siège principal de la gaîté..... Aussi, dans les batailles et dans les combats de gladiateurs, a-t-r vu mourir des hommes dont le diaphragme avait été traversé. »

Roy, qui fut l'un des premiers à battre en brèche la théorie du *rire diaphragmatique*, pouvait encore écrire en 1814 :

C'est une opinion presque universellement reçue, que le *rire sardonique* accompagne, toujours et nécessairement les blessures du diaphragme..... On répète comme un écho cette doctrine, qui est devenue une sorte d'axiome chirurgical, dont à peine on oserait douter sans quelque scrupule. Pourquoi donc, de toutes les altérations physiques de cet organe, les plaies ont-elles seules été signalées comme cause ordinaire du rire sardonique ? Je l'ignore, mais ce que je sais très bien, c'est que ce même rire sardonique n'est point le symptôme inséparable de ces plaies ; on n'a qu'à consulter l'observation exacte. La remarque touchant les gladiateurs, de Pline, est peut-être moins le résultat d'une enquête rigoureuse, qu'une conséquence de l'hypothèse qui faisait de ce muscle, chez les anciens, le siège du rire et de la joie.....

Dans le supplice affreux de l'empalement, les malheureux condamnés à périr ainsi présentent, dit-on, des crises de rire sardonique, lorsque le piquet profondément enfoncé vient percer, de sa pointe aiguë, la cloison diaphragmatique : cela se conçoit sans peine, mais on se doute bien aussi, que pour que cet accident ait lieu, il n'est pas indispensable que le diaphragme lui-même soit déchiré.

AMBROISE PARÉ, qui rapporte deux cas de plaie du diaphragme, ne dit pas un mot du rire sardonique ; cependant, dans l'un de ces cas, devenu mortel au troisième jour, la blessure du centre aponévrotique laissait l'estomac faire hernie dans le thorax. « Je crois donc, concluait-il, que c'est là une proposition hasardée ne reposant pas sur des faits bien précis. »

Déjà, sans doute, était-ce d'après ce préjugé que LE TASSE faisait mourir, en riant, un de ses valeureux chevaliers, blessé par la main du farouche ALTAMORE.

Cette origine diaphragmatique du rire a été soutenue par de très grands cliniciens assurément : ADELON, ROBIN et d'autres y ont particulièrement insisté. « C'est l'action convulsive de ce muscle qui a la plus grande part à la production du phénomène ; aussi succède-t-il souvent à une plaie de son tissu. » (1)

Le Hoquet.

Dans diverses localités du département de Saône-et-Loire, on a pu observer et recueillir plusieurs particularités, à propos de ce mouvement convulsif du diaphragme, connu sous le nom de *hoquet*.

Voici quelques-uns des moyens couramment employés pour le guérir :

1° D'abord, le couplet enfantin que les mamans ne manquent pas de faire dire à leurs « petiots », certaines que ces mots traditionnels vont conjurer et faire cesser la désagréable convulsion :

(1) Dr J.-M. RAULIN, *Le Rire et les Exhilarants*, 64-67.

> J'ai l'loquet (le hoquet)
> Dieu m'la fait.
> Vive Jésus,
> Je n'l'ai pus.....

La naïve formulette est efficace ou non, mais elle n'en reste pas moins en pleine faveur parmi la classe des mères, qui toutes y ont une aveugle confiance.

2° Ensuite, une expérience un peu moins béni gne, et à laquelle on a, dit-on, reconnu maintes fois une véritable influence. La voici.

On prend, de la main droite, un verre aux trois-quarts rempli d'eau. De la main gauche, on saisit un couteau, dont on plonge la lame jusqu'au fond du verre, en tournant le coupant du côté des lè- vres : on le tient par le manche, et l'on boit. C'est une position difficile, la tête se penchant forcément en arrière, afin de tenir les lèvres aussi éloignées que possible du fil du couteau. Le résultat de cette posture serait de faire cesser le désagréable hoquet.

3° Enfin, il y a le coup de la peur. Si l'on parvient à se glisser mystérieusement derrière la personne ennuyée de la secousse trop longtemps répétée, et que, par un cri subit ou un brusque contact sur l'épaule, on réussisse à l'effrayer, il a été souvent constaté que cette frayeur faisait immédiatement cesser l'intolérable réflexe.

*
* *

Les habitants de Madrid ont plusieurs usages, qui sont au rebours des nôtres et du sens commun. Par exemple, les jeux de paume sont blancs et les balles sont noires. Les Madrilènes portent au marché les noix dans des corbeilles, et les figues dans des sacs ; leur premier plat est la salade, et le dernier, la soupe. Les clefs de la ville de Madrid se trouvent dans une petite maison au-dehors de la porte, et toutes les nuits le portier renferme les habitants. Les propos galants, les soupirs et agaceries amoureuses sont exprimés, en Espagne, dans la classe inférieure des petits-maîtres et des dulcinées de ce pays, par de petits hoquets artificiels, que l'estomac profère ordinairement, formant entre eux un duo singulier, qui doit apparemment imiter le roucoulement de deux tourterelles, mais qui ressemble à quelque chose de fort indécent (1).

*
* *

Le 1er avril 1785, l'abbé LE NOBLE, chanoine de la collégiale de Vernon-sur-Seine, ayant demandé à la Société royale de médecine de s'occuper de ses *armatures magnétiques*, ANDRY et THOURET signèrent un rapport favorable, dans lequel nous recueillons ce passage : -

Après avoir fait de nombreux essais des pièces aimantées dans les maux de dents, les névralgies, le rhumatisme, le hoquet convulsif, les crampes, les palpitations, etc., etc., nous avons vu, dans le plus grand nombre des cas, les accidents dont les malades étaient attaqués s'affaiblir d'une manière plus ou moins marquée, ou se dissiper complètement. Parmi ces accidents, les

(1) *Souvenirs du Baron de Gleichen*, 14-15.

affections nerveuses nous ont paru seules céder d'une manière constante pendant l'usage de l'aimant. (1)

*
* *

Le *Monde illustré*, dans son n° du 22 septembre 1860, publiait l'information suivante :

Dernièrement, un prince allemand était en voyage. Il arrive dans une ville où un bal lui est offert. Le gouverneur doit en faire les honneurs. L'heure sonne, le bal s'emplit de toutes les personnes notables de la ville ; on annonce la voiture du prince, suivi de ses officiers ; le gouverneur va jusqu'au péristyle pour le recevoir et lui adresser un petit discours.....

Soudain (ô vulgarité ! l'histoire le veut, poursuivons), soudain..... le haut fonctionnaire est pris d'un terrible hoquet. Parler à Son Altesse avec ces soubresauts de la glotte, ces spasmes interrupteurs, qui ponctuent si bizarrement l'éloquence ! O désastre ! « Que faire ! hélas ! » (*Robert le Diable*, acte III, duo de Robert et Bertram.)

Soudain, un monsieur qui se trouvait là, un médecin sans doute, voyant la navrante situation du gouverneur harangueur, s'approche et lui dit :

« Levez les deux bras par-dessus votre tête, retenez fortement votre respiration, et dans deux minutes ce sera passé ! »

Le gouverneur, tout bouleversé, ne comprend pas d'abord ; on entend un grand brouhaha dans l'escalier, la musique part avec fureur, et entonne l'air national de *Royal voyageur* ; c'est lui, il arrive, et le hoquet du pauvre gouverneur est plus violent que jamais !

« Vite, vite, les bras sur la tête, vous avez le temps... et tout est sauvé ! » s'écrie le médecin, un Bavarois

(1) *Union médicale*, n° 7 (1869).

barbu. Et sans s'arrêter à la grande familiarité de l'élan, il passe derrière l'Excellence, lui saisit brusquement les deux bras, et les lui campe par-dessus la tête, où il les maintient comme dans un étau :

— « Retenez votre respiration ! dit-il... une minute encore et vous parlerez, sinon comme DÉMOSTHÈNE, qui était bègue, du moins comme CICÉRON ! »

Le gouverneur ahuri, éperdu, se laisse machinalement faire ; mais soudain, la porte s'ouvre... et, en présence de toutes les autorités de la ville en grand uniforme et empressées à recevoir l'Altesse, entourant la première autorité du pays, s'avance majestueusement le prince, suivi d'un brillant état-major. L'Altesse cherche du premier coup d'œil le gouverneur, et le voit, rouge comme une pivoine, un coq, ce que vous voudrez de très rouge, les deux bras maintenus par-dessus la tête par un homme barbu, qui s'écrie, pendant que l'autre étouffe presque à retenir sa respiration :

« Une minute, une seule minute, Altesse Royale, et ça va être passé ! »

Le prince, à ce spectacle imprévu, avait instinctivement reculé d'un pas. L'affaire de GUSTAVE III, assassiné en plein bal, lui passa peut-être brusquement par l'esprit, et ne saisissant pas du premier regard la portée de ce geste insolite des deux hommes, il put penser à un attentat. Mais les éclats de rire, difficilement contenus, le rassurent, et il s'arrête pour attendre la fin de cette scène bizarre, à laquelle, assurément, il ne comprend rien.

Un « ah ! » formidable s'échappa de la poitrine du gouverneur, auquel le médecin venait de rendre l'usage de ses bras et de son éloquence. Il commença incontinent la série de ses saluts, de l'air le plus gracieux du monde, et s'étant mis en position de barrer le passage à l'Altesse, il s'écria :

— Monseigneur..... lorsque votre auguste ancêtre, le vainqueur de SCHWARTZBOURG-SONDERHAUSEN...

— Pardon, mon cher gouverneur, avant de nous occuper de mon ancêtre, parlons un peu de vous..... Que faisiez-vous donc là, tout à l'heure, les deux bras pardessus la tête, et comme suffoqué ?.....

— Altesse Royale..... l'émotion de votre présence.....

— Et le hoquet, monseigneur, ajouta le médecin barbu ; c'est moi qui ai enseigné à Son Excellence le moyen infaillible de le faire passer. Si jamais Votre Altesse Royale.....

— Arrière, monsieur, de pareils détails à monseigneur ! s'écria le gouverneur, qui reprit aussitôt : « Prince ! lorsque votre auguste ancêtre, l'héroïque vainqueur de SCHWARTZBOURG-SONDERHAUSEN.....

— Pardon, mon cher gouverneur, j'aurai beaucoup de plaisir à lire votre discours, si vous avez la bonté de me le remettre..... Mais votre bal me paraît charmant, et j'ai hâte d'en jouir, au milieu de ces MM..... de ces charmantes personnes..... »

Et s'avançant résolûment sur ces mots, le prince mit fin à une scène, dont le grotesque, mêlé à la grave étiquette, devait prêter aux plaisanteries, s'il n'y mettait fin sur-le-champ.

Le parti-pris du prince de couper court à la harangue, abrégea donc le ridicule de la situation, mais n'empêcha point le bal, et le lendemain toute la ville, et quelques jours après toute l'Allemagne, de s'amuser du grotesque incident.

Nous avons cru devoir en recueillir le récit, ne fût-ce qu'à cause du triomphal remède qu'il indique à une petite infirmité assurément fort passagère, mais ridicule et parfois gênante au possible.

APPAREIL CIRCULATOIRE

I

Sang.

La symbolique du Sang.

Sang, ou *jour de Sang*, on appelait ainsi certaines fêtes de Cybèle ou de Bellone, dans lesquelles leurs prêtres furieux se couvraient de sang, en se faisant des incisions par tout le corps.

Dans une élégie de Tibulle, on voit la prêtresse de Bellone asiatique se hachant le bras, pour asperger de son sang la statue de la déesse.

Apulée rapporte que les prêtres de la mère des dieux répandaient leur sang sur les fidèles pressés autour d'eux.

Juvénal nous montre une matrone, sur l'ordre d'une prêtresse, se mettant les genoux en sang dans une longue marche pénitente.

Lucien fait dire à Caton : « Puisse mon sang racheter les peuples ! Puisse ma mort payer tout ce que la corruption humaine a mérité d'expiation ! »

Toute l'antiquité païenne est pleine de dévots qui se mutilent pour fléchir les dieux et en obtenir des faveurs.

Les adeptes de Cybèle se meurtrissaient, dans l'espoir de gagner le ciel ; ceux du culte de Bel-

LONE, pour obtenir la guérison de certaines maladies (1).

*
* *

Lorsque, à Sumatra, le sang qui s'écoule d'une blessure ne peut être arrêté, on attribue cet échec à l'influence d'un esprit démoniaque (Polasiëq), qui suce la plaie et la rend incurable (2).

*
* *

Le saignement de nez chez les enfants est considéré, à Nias, comme la punition du père pour avoir tué un cochon pendant la grossesse de sa femme. Comme remède, il est indispensable de faire un sacrifice à la divinité (3).

*
* *

Chez les Egyptiens, les mèches des lampes portaient, tracée avec du sang, une figure de chacal.

Les expériences modernes ont démontré que du sang frais se dégage une force vitale, dont les effluves sont susceptibles d'impressionner les plaques photographiques.

L'investiture royale dans l'Inde.

Le héros déifié, Rama, père de la race solaire, ainsi qu'il est dit dans le *Ramsayana*, eut deux

---

(1) *Science et Religion*, par MALVERT, 71.
(2) BARTELS, *Die Medizin der Naturvölker*, 1893, 20.
(3) E. METCHNIKOFF, *Etudes sur la nature humaine*, 266.

fils, dont l'un fonda Lahore. Les arrière-descendants du second, vers le milieu du IIe siècle, étendirent leur domination sur les peuples radjpoutes ; cependant, lors du grand sac des barbares du Nord, en 524, tous les princes de cette famille furent massacrés, excepté la reine, qui accomplissait un pélerinage : elle était enceinte et se cacha dans une caverne, où elle mourut en donnant le jour à un fils.

De pieux brahmes recueillirent l'enfant ; mais il fut difficile à garder, car son sang royal le poussait aux exercices sauvages des Bhils de la montagne ; ceux-ci bientôt le choisirent pour chef, et l'un de leurs guerriers, se coupant un doigt, *le marqua au front avec son sang, en signe de royauté.*

L'an 723 enfin, les descendants de ce fils de la caverne s'établirent ici même comme souverains, leur lignée n'a cessé d'y régner depuis cette époque, et aujourd'hui encore, après treize siècles, l'usage s'est conservé à Odeypoure de *faire marquer de sang au front chaque nouveau roi,* par la main farouche d'un Bhil, en mémoire de cette rude origine (1).

Au pays de la vendetta.

Tout le monde sait ce que, en Corse, ce mot signifie. Cela commence, suivant l'usage séculaire, par une cérémonie solennelle, et qui est comme la déclaration de guerre.

(1) P. Loti, *L'Inde sans les Anglais,* 292.

La famille de l'homme qui vient d'être assassiné relève le cadavre et l'emporte dans sa maison. Tout le clan, aussitôt convoqué, accourt en larmes avec les enfants et les femmes. Alors, le cadavre étant couché sur une table tendue d'un drap, une des femmes se lève et commence le « vocero », sorte de hurlement funèbre, qui se déclame sur une mélopée lugubre, en vers à moitié improvisés, à moitié empruntés à un répertoire courant de douleur, de vengeance et de haine.

Excités par ce chant sanguinaire, les hommes du clan élisent entre eux un vengeur, choisi parmi les plus proches et les moins chargés de famille et d'enfants : on lui remet la chemise du mort, ou *un mouchoir trempé dans son sang*. Dès lors, entre le meurtrier et le vengeur, il y a « vendetta », c'est-à-dire duel farouche, furieux, sans merci, sans règle; duel étrange en ceci qu'il n'a pas de terrain convenu, pas d'heure arrêtée, qu'il admet la surprise, l'embuscade, le coup frappé par derrière. Après quoi, le vainqueur gagne le maquis, où il nargue les gendarmes, en attendant les vingt ans de prescription. Il est « bandit ».

Encore aujourd'hui, est répandue dans le monde des escarpes l'idée que, pour conserver une main habile, il faut qu'elle soit de temps en temps arrosée du sang d'un innocent. On dit que, jadis, les voleurs assassinaient des enfants, pour se livrer à cette pratique. Actuellement, sous l'influence de cette même superstition, des voleurs, assistant à une rixe sanglante, cherchent à faire tomber sur leurs mains des gouttes de sang (ce n'est plus du sang innocent, cependant).

On a la singulière coutume, en Sologne, de *piquer le marié et la mariée jusqu'au sang*, pendant la célébration de la messe, pour s'assurer, d'après le plus ou moins de sensibilité qu'ils témoignent en cette circonstance, quel sera des deux le plus jaloux.

Dans les ateliers de couture, à Paris, lorsqu'une ouvrière se pique avec une aiguille ou une épingle, et que de sa piqûre sort une goutte de sang, elle met parfois un peu de ce sang sur l'extrémité d'un doigt et en trace une raie sur la main d'une camarade, en lui disant : « Désormais, tu seras ma cousine (1). » C'est ce qu'on appelle la *fraternisation par le sang*.

Le sang est encore l'emblème de la parenté : *frère de demi-sang*, frère utérin.

Le sang est un symbole réel dans les serments d'amitié, d'alliance, dans la fraternité d'armes, où l'amitié, l'alliance étaient consacrées, chez les anciens Scandinaves, chez les Arabes, chez les Scythes,

____

(1) *Revue des Traditions populaires*, mai 1908, 163.

en mêlant ensemble le sang des contractants, qu'ils buvaient réciproquement.

Ce symbole se lie à celui de la parenté. En buvant le sang l'un de l'autre, on devient frère, parent du même sang (1).

Et non seulement la personne avec laquelle on a fraternisé, mais le village, le clan, la tribu entière sont vôtres. En effet, l'adoption se pratique par l'échange du sang ; un guerrier ennemi, tombé prisonnier, change ainsi brusquement de nationalité et devient tout dévoué à ses ennemis de la veille, qui le regardent désormais comme des leurs (Peaux-Rouges). Cette coutume est fort répandue en Australie, en Malaisie, en Afrique, en Amérique.

Les procédés varient suivant les pays. Généralement, on se borne à inciser les bras des deux frères, puis ils se frottent les plaies saignantes, ou sucent leur sang. On incise encore la joue et le front (Balonda du Congo), la poitrine (Vouassousi, peuplade de Bantou), la jambe (peuple Mirambo, de STANLEY), etc., etc.

On accompagne la cérémonie d'exécrations contre celui qui violera son serment (Kilema du Kihmandjaro, Vouassousi, peuplade Bantou), etc.

On pratique en même temps des libations de vin de palme ; parfois on mêle le sang dans la bière que chacun boit (Balonda du Congo, Bonjo de l'Ou-

(1) *Essai sur la Symbolique du Droit*, par CHASSAN, 129-130.

banghi) ; on mange ensemble de la chèvre et on échange des anneaux de sa peau (Kilema).

*
* *

Chez les Kilema, après le sacrifice d'une chèvre, dont on conserve la potirine à moitié rôtie. l'opérateur prononce des formules de malédiction contre celui des contractants qui violera son pacte ; puis, il fait une incision dans l'avant-bras des futurs frères de sang. Chacun frotte tour à tour, avec le sang qui en découle, un morceau de la poitrine de la chèvre et, à trois reprises, le fait avaler à son contractant. La cérémonie se termine par l'échange d'un anneau, taillé dans la peau de la chèvre.

*
* *

D'après le rapport de Witsen, dans le *Nord en Oost Tartarye*, les Papous du Nord-Ouest de la Nouvelle-Guinée, dans les endroits fréquentés par les gens de Ceram, font, avec un bambou effilé, des entailles à leurs bras et à ceux de leurs visiteurs. La succion réciproque de ces blessures constitue leur serment et implique l'engagement de ne se causer aucun dommage (1).

*
* *

Signalons un autre usage, pratiqué à l'occasion de la signature des traités avec les chefs de

(1) Major, *Early voyages to Terra Australia ;* Londres, 1859, in-8, 92.

certaines tribus africaines : nous voulons parler de *l'échange de sang.*

Un fonctionnaire au Congo français, M. DUNOD, a raconté comment cet échange accompagne d'ordinaire les pactes d'amitié conclus entre la France et les chefs sauvages qui acceptent notre protectorat.

Le cérémonial qui accompagne la signature du traité et la remise du pavillon varie suivant la peuplade. En ce qui me concerne, dit M. DUNOD, voici la manière dont les choses se sont passées, sur la rivière Djondo, affluent de droite de l'Oubanghi.

A mon entrée dans le village, le chef m'offre un siège ; il s'assied en face de moi, et l'on dispose devant nous, sur le sol, une large feuille de bananier, sur laquelle sont placés un morceau d'ocre rouge, du sel et une gousse cueillie sur un arbre fétiche ; il ne reste plus qu'à procéder à l'échange du sang. Le personnage qui remplit les fonctions d'opérateur s'arme d'un couteau, râcle la gousse fétiche et en mélange la poudre au sel déposé sur la feuille de bananier. Pendant ce temps, mon bras droit est mis à nu jusqu'au-dessus de l'épaule, et le chef, avec le morceau d'ocre, y trace vivement une large raie rouge. L'opérateur me saisit l'avant-bras, pince les chairs entre le pouce et l'index de la main gauche et, avec son couteau, pratique une entaille sur la partie qui fait saillie entre ses doigts. Comme le sang coule, les visages s'épanouissent ; s'il n'était pas sorti en quantité suffisante, on eût fait une nouvelle piqûre. A son tour, le chef subit une incision semblable. Ce n'est pas tout ! *Chacun des contractants boit le sang de son allié,* après que la plaie a été saupoudrée de sel. En appliquant blessure contre blessure, on se frotte respectivement le bras en prononçant le mot *Zin,* qui veut dire ami.

M. Dunod, le long de la rivière Djonda, conclut ainsi des traités de protectorat avec seize peuplades différentes ; et pour chacun, il lui fallut faire l'échange du sang avec les chefs, au grand préjudice de son bras, autant de fois tailladé et fortement enflé.

*
* *

Relatant un épisode de son voyage au Congo, le jeune duc d'Uzès écrivait :

Le chef du village voulait faire échange de sang avec nous ; mais mon compagnon, Julien, s'est contenté de se frotter vigoureusement le bras contre celui du chef. Cet incident m'amène à parler de cet échange, très en honneur chez les populations oubanghiennes. Si deux personnes veulent s'unir par les liens d'une amitié fraternelle, elles se placent côte à côte : un féticheur, à la fois prêtre, médecin et chirurgien, s'avance au milieu de la foule assemblée, et fait une petite incision, avec un canif, à l'avant-bras de chaque contractant. Tous deux mettent alors en présence les lèvres de leurs plaies, de façon que le frottement opère le mélange du sang..... Le chef du village portait environ cent-dix cicatrices de ce genre (1).

La fraternisation nous explique plusieurs passages de l'histoire. Ainsi, on voit les conjurés fraterniser, en buvant entre eux leur sang avant de frapper le tyran : les meurtriers de Sarioster, fils d'un roi d'Arménie, agirent ainsi, d'après Valère Maxime.

(1) Fernand Nicolay, *Histoire des croyances*, t. II, 391-393.

Plus près de nous, Bertrand Du Guesclin et Olivier de Clisson se firent saigner ensemble et mêlèrent leur sang, quand ils conclurent un pacte de fraternité d'armes, à Pontorson (24 octobre 1370) (1).

*
* *

Au lieu d'échanger leur sang, les sauvages se bornent parfois à échanger leur nom. Pour eux, le nom fait partie de l'individu, au même titre que le sang.

Les Européens ont encore simplifié la cérémonie.

En Ukraine, ils s'embrassent devant les icônes, ou encore ils boivent dans le même verre, en entrelaçant les bras, comme faisaient leurs ancêtres, les Scythes. VOLKOW cite une image provenant de cette époque et qui montre cette cérémonie.

Nous autres, Français, nous nous contentons tout simplement de choquer nos verres, en vidant ensemble la coupe de l'amitié (2).

Dictons sur le sang.

Le physiologiste BORELLI affirme que, dans un paroxysme de colère, la température du sang est aussi élevée que dans un accès de fièvre : *s'échauffer le sang* est donc une expression tout à fait juste, sous le double rapport physique et moral. Il est certain

(1) *Mélusine*, t. VII-VIII, 134.
(2) Félix REGNAULT. in *Correspondant médical;* MICHELET, *Origines du Droit*, 194 et s. ; *Chronique médicale*, 1911, 733 ; 1913, 177 ; *Revue des traditions populaires*, 1892, 561 ; 1895, 197 ; 1896, 465 ; 1900, 617, 619 ; 1902, 59, etc.

que, quand un homme est d'un caractère habituellement calme, posé, réfléchi ; quand il est de sang
froid, ce fluide circule non seulement avec régula-
rité, avec une égale répartition, mais sa substance
semble plus homogène, plus nutritive. Le contraire
s'observe quand le caractère est vif et emporté :
alors le sang bouillonne, il s'altère et prédispose
singulièrement aux inflammations. On peut donc,
jusqu'à un certain point, connaître par le pouls le
caractère d'un individu, le principe de ses actions.

La langue populaire a même adopté certaines
expressions caractéristiques comme : « *Tout mon
sang n'a fait qu'un tour* », pour exprimer l'impé-
tuosité du torrent circulatoire, en cas d'une vive
émotion (1).

Hémophilie et Sueurs sanguinolentes.

Mésapariti, dans les *Transactions philosophiques*
(1705), dit avoir vu une jeune fille, qui eut successivement, et à plusieurs reprises, des épistaxis,
des vomissements de sang, des écoulements de ce
liquide par les oreilles, par les extrémités des doigts,
des mains et des pieds, par l'ombilic, par les pores
de la peau, le milieu de la poitrine, le creux et le
dos des deux mains ; par le menton pendant deux
jours, et le bout de la langue durant une nuit.

(1) E. Brissaud, *Hist. des expressions populaires en médecine*, 75.

Le docteur BEAUDE, qui reproduit ces faits (1863), affirme avoir vu une dame d'une cinquantaine d'années, chez laquelle se manifesta un phénomène analogue. PLANQUE, MAURICE, HOFFMANN et nombre d'auteurs citent des faits de ce genre (1).

*
* *

M. ILG a observé, chez un jeune employé de commerce de Biberach, un cas bien net de *sueur de sang*. Le dos de la main droite était constellé de gouttelettes de sang, ayant la forme de gouttes de sueur, mais ne se réunissant pas les unes aux autres. Ce jeune homme rapportait que le même phénomène se produisait chez lui de temps en temps, depuis l'âge de douze ans, en tout douze à quinze fois, soit au niveau de l'aisselle droite, soit au niveau du dos de la main droite.

Antérieurement, il saignait beaucoup 'du nez, mais les épistaxis ont disparu depuis que se montrent les sueurs de sang. Quand il allait à l'école, toutes les fois qu'il s'appliquait, pendant la classe de chant, il perdait connaissance. Ce malade présentait encore, comme anomalies psychiques, des périodes de mélancolie durant plusieurs semaines, suivies d'un impérieux besoin de marcher sans but déterminé.

M. ILG explique ces sueurs sanglantes par une maladie du centre vaso-moteur du bulbe.

(1) *Interméd.*, 1869, 551 ; cf. *Mémoires d'un voyageur qui se repose*, t. III (*Dutensiana*, 180 et s.)

Les Buveurs de sang.

Vous avez peut-être lu ce tragique fait-divers : un fermier espagnol souffrait, depuis longtemps, d'une maladie de poitrine. Il avait perdu tout espoir de guérir, quand la mégère qui le soignait lui persuada qu'il n'en réchapperait qu'en buvant le sang chaud d'un enfant, et en appliquant la chair pantelante du petit être sur sa poitrine ; moyennant 750 pesetas, elle s'engageait à fournir le remède. Nous passons sur les détails de l'opération (1).

Quelques mois plus tard, une Arabe tuait une fillette indigène, afin de faire boire son sang à son fils malade, dont elle espérait par ce moyen obtenir la guérison (2).

Il existe une peuplade, les *Tasaï*, qui se nourrit encore d'une façon absolument barbare. Ces hommes boivent du sang chaud. Ils font une incision sur la nuque d'un mouton et sucent le sang. Quand ils veulent s'accorder un régal plus raffiné, ils mélangent à ce sang un verre de lait (3).

On raconte qu'au Dahomey, certaines sectes de féticheurs, afin de se rendre plus clairvoyants et

(1) *Petit Parisien*, 7 décembre 1911.
(2) *Le Matin*, 24 juin 1912.
(3) *Chron. méd.*, 1909, 17.

de deviner l'avenir, recherchent avidement l'occasion de boire du sang humain. Dans ce but, le féticheur, muni d'une calebasse, assiste aux exécutions ; et dès qu'une tête tombe, il *remplit de sang humain son récipient et le vide à longs traits*, persuadé du pouvoir que lui procure ce breuvage horrible.

*
* *

Chez les Grecs, Diodore rapporte, sans citer ses autorités, qu'un certain Apollodore, qui paraît avoir vécu au IIIe siècle avant J.-C., aspirant à la tyrannie et voulant s'assurer du dévouement de ses complices, invita à son sacrifice un jeune homme de ses amis ; puis il l'égorgea, fit manger de ses entrailles aux conjurés et leur donna à boire son sang mêlé à du vin. On sait que Lucrèce perdit la raison, pour avoir avalé un philtre que sa femme lui fit prendre, dans l'intention de s'en faire aimer.

Ouvrez l'*Histoire naturelle* de Pline, et vous y lirez que « les épileptiques boivent le sang des gladiateurs, comme si ceux-ci étaient des coupes vivantes..... Ils considèrent, comme le moyen le plus efficace, de humer le sang encore chaud, encore bouillant, de l'homme lui-même, et de boire ainsi à l'orifice de la plaie le souffle même de la vie. »

De quelque partie du corps qu'il se soit écoulé,

le sang humain, au dire d'Archélaüs, est souverain contre les inflammations de la gorge.

L'Eglise chrétienne a fréquemment renouvelé aux fidèles l'interdiction de boire du sang, preuve suffisante que la coutume existait. Et, de fait, il y a de nombreux textes pour en confirmer l'existence.

L'abbesse du couvent de Rupperstberg, près de Bingen, morte en 1179, dans son livre qui est le plus ancien ouvrage de médecine monacale paru en Allemagne, n'hésite pas à recommander contre la goutte les bains de sang féminin. Le même sang, appliqué contre la morsure d'un chien enragé, la guérit, « aussi bien que la *lèpre noueuse* et la *psore noire* », à ce que prétend un savant arabe.

Les taches blanches sur la pupille, les envies, les taches de rousseur, les verrues, disparaîtraient comme par enchantement, par un procédé semblable. On retrouve pareille opinion dans la *Chirurgie* de Guy de Chauliac, qui exerçait à Paris vers l'an 1306, et dont la parole faisait alors autorité.

*
* *

C'est surtout contre la lèpre que le sang humain passait pour spécifique. C'est ainsi que se seraient traités le roi Richard d'Angleterre et notre roi Louis XI.

Nous avons conté ailleurs cette histoire, d'après les chroniques contemporaines, dont nous avons cité le texte, savoureux dans sa naïveté :

Tous les jours de plus en plus estoyt Loys mallade et ne luy proffitoient les médecines prises en merveilleuses manières. Car véhémentement espéroit acquérir santé par le *sang humain* qu'il beut et huma de quelques enfants.

On choisissait pour cette opération, qui devait se faire de préférence au mois de mai, « des jeunes hommes bien sains et dont les cheveux ne fussent pas roux » ; mais, faute de jeunes gens, on prenait des adultes.

Ce n'était pas encore la panacée souveraine, puisqu'on voit, au même moment, Louis XI faire rechercher, en tous lieux, des élans, « dont l'ongle du pied sert à guérir la maladie d'Hercule » (épilepsie), et de la raclure de crâne humain, qu'il suffisait d'aspirer dans le nez ou d'appliquer sur les tempes pour voir les attaques cesser.

Comme, malgré tout, le royal malade ne guérissait pas, bien qu'il eût recours aux médications les plus extravagantes qu'on venait lui proposer, il finit par prier et supplier le roi de Naples de lui envoyer un saint homme qui passait pour réaliser des miracles.

Saint François de Paule arrive à la Cour, reproche au roi de boire du sang humain et exhorte le grand pécheur à songer, avant tout, au salut de son âme, plutôt qu'à la conservation de son misérable corps. Mais Louis XI s'inquiétait beaucoup plus de sa guenille que du reste, et un jour qu'on récitait, à son intention, une prière à Saint Eutrope, dans laquelle on recommandait à la fois l'âme et le corps, il ordonna qu'on rayât le mot *âme*, disant qu'il ne fallait pas demander au saint trop de choses à la fois, si l'on voulait être exaucé.

*
**

Cette conception que le sang d'enfant peut ressusciter des moribonds, était encore vivace au xvie siècle, et dans un livre sur *Catherine de Médicis et ses pratiques occultes*, M. Eugène DEFRANCE assure que la reine-mère, voyant que l'état de son fils CHARLES IX empirait de jour en jour, eut, en dernière ressource, recours à la *céphalomantie*, ou divination par une tête humaine, récemment tranchée, dans des conditions stipulées par les rituels de haute magie ; mais l'auteur a la prudence de faire quelques réserves sur l'authenticité de ce crime de sorcellerie royale, dont le récit nous semble des plus suspects.

*
**

Chaque fois qu'un grand de la terre était menacé de consomption, les mères se mettaient à trembler, car le bruit se répandait qu'on enlevait les enfants, pour les saigner à blanc. C'est ce qui arriva, par exemple, sous HENRI II, qui, pour rendre la santé à son fils, le DUC D'ALENÇON, fut accusé d'avoir recouru à cette médecine tant redoutée.

Cette accusation se renouvela sous le règne de LOUIS XV, à qui l'on reprochait, dans des pamphlets reconnus calomnieux, de galvaniser, par ce moyen, un corps épuisé par la débauche. Mais la duchesse d'Orléans, phtisique, cachectique et qui achevait de mourir, à peine âgée de vingt-quatre ans, n'avait pas hésité à s'en servir.

Le lieutenant de police BERRYER, homme de confiance de la POMPADOUR, avait, disait-on, fait procéder à des enlèvements de jeunes mendiants, qui devaient servir de sujets pour les opérations. « Les femmes, dépouillées de leurs enfants, narre un historien, remplirent les places publiques de cris de désespoir. La populace fit la guerre aux exempts. Elle cerna BERRYER dans son hôtel. Le rassemblement fut dispersé, L'émeute dura trois jours. » LOUIS XV en fut si impressionné, qu'il donna l'ordre aussitôt de construire une route de Boulogne à Saint-Ouen, qui lui permît d'aller de Versailles à Compiègne, en évitant la capitale : c'est la voie qui porte, aujourd'hui encore, le nom significatif de *Route de la Révolte*.

*
* *

D'où vient cette superstition du sang, que l'on retrouve dans maints pays et qui, à travers les âges, s'est perpétué sans modifications ?

« Evidemment, écrit H.-L. STRACK, l'imagination populaire est hantée par l'idée mystique du sang ; c'est une véritable obsession. » Ces superstitions relèvent, en réalité, d'un préjugé bien plus général, suivant lequel le corps des hommes et des animaux, ainsi que leurs sécrétions, passent pour rendre la vigueur et la santé à ceux qui les ont perdues, ou pour conférer certaines immunités chimériques.

On voit déjà figurer le sang de divers animaux, à titre de drogue curative, dans un traité de matière médicale égyptien du xvie siècle avant J.-C.

La transfusion a, fort heureusement, remplacé les bains et les potions de sang ; il n'en est pas moins vrai que la pratique empirique dont nous venons d'établir l'historique, a préparé la voie à la méthode scientifique de l'opothérapie, qui rachète par ses services les tristes conséquences d'une superstition séculaire.

Les donneurs de sang.

Ce n'est pas le titre d'un roman de FENIMORE COOPER, c'est l'indication d'une profession nouvelle, qui fleurit en Amérique et s'installera bientôt sans doute quelque jour chez nous.

La clinique MAYO dispose d'un millier de donneurs, dont 200, inscrits sur une liste active, peuvent être mis à contribution sans délai ; l'un de ces professionnels a donné son sang 35 fois en une seule année ! Ne croyez pas que les donneurs de sang pâtisse de ces saignées ; la plupart engraissent : les hommes de 8 kg. 600, les femmes de 7 kg. 300, en moyenne, et ils manifestent, en général, une sensation de mieux-être après chaque prise de sang.

Larmes de sang.

« Pleurer des larmes de sang. »... Les dramaturges et les poètes élégiaques, tous les évocateurs qui s'évertuent à peindre avec des mots et à remuer les entrailles des bonnes gens, ont-ils assez usé et abusé de la saisissante image !

Mais une question se pose : l'expression est-elle rigoureusement exacte, à la façon de tant d'autres expressions instinctivement empruntées par l'intuition populaire à la physiologie, — telles, par exemple, que : « J'ai le cœur gros », ou « Mon sang n'a fait qu'un tour » ; ou bien ne s'agit-il que d'une métaphore, d'une manière de parler ?

« Eh bien ! n'en déplaise aux sceptiques, écrit RAOUL LUCET (notre confrère en chronique EMILE GAUTIER), le phénomène, pour être rare, n'en est pas moins naturel. L'*épistaxis oculaire* peut se produire, en d'autres termes, au même titre que l'*épistaxis nasale*, et l'on peut saigner du larmier, comme on saigne du nez.

Il est tout d'abord un animal, un « frère inférieur », pour lequel ce flux singulier est devenu quasiment une manie habituelle, en même temps qu'un original moyen de défense. Cet animal, c'est une sorte de lézard — ou plutôt de caméléon — extrêmement laid, cuirassé d'écailles cornées, qu'on nomme le « phrynosome », et qui habite le Mexique. D'après Sir John RUSSELL WALLACE, le « phrynosome » serait doué de la bizarre faculté de faire jaillir à volonté du sang de ses yeux :

Dans certains circonstances, dit Sir WALLACE, et dans un but évident de défense, le « phrynosome » fait jaillir d'un de ses yeux un jet de liquide d'un rouge éclatant, qui ressemble à s'y méprendre à du sang .

Un autre observateur, M. HAY (de Washington),

ayant eu l'occasion de se procurer un « phrynosome », le trouve un jour en train de muer, c'est-
à-dire de changer de peau. Croyant activer l'opération, il plongea la bête dans l'eau et ne fut pas
peu étonné de voir l'eau se ponctuer d'un grand
nombre de taches rutilantes et qui se montrèrent
comme étant du sang authentique. Il sortit l'animal
du bain et se mit à le « turlupiner » : aussitôt, un
jet de sang jaillit de l'œil droit et vint ruisseler sur
sa main, dont la peau fut légèrement irritée...
Bref, le « phrynosome » agit un peu comme ces
voleurs qui, serrés de trop près, lancent au visage
des gendarmes une poignée de poivre ou de tabac. Il pleure — littéralement — du sang, non
point de douleur, mais de peur ou de colère... Ceci
ne serait pas grand'chose en soi et ne rimerait quasiment à rien, si, sur ce point, il n'était établi que
nombre d'hommes sont « phrynosomes ».

*
* *

Savourez cette petite communication que le docteur MALBEC fit, naguère, à la *Société de biologie* :

Une dame, âgée de cinquante-deux ans, fut prise soudain d'une hémorragie abondante, ayant son point de
départ sur la cloison de la narine gauche. Après le tamponnement de cette narine gauche, voici que le sang
se met à couler à profusion par la narine droite... On
pratique alors le tamponnement complet des deux
fosses nasales. Le sang flue alors, tout d'abord, par
l'arrière-gorge; puis, sous l'action des efforts provoqués
par les nausées, il vient à sourdre au niveau des points
lacrymaux. Les yeux s'injectent peu à peu, et enfin le

sang s'épanche franchement, en forme de larmes, le long des joues..... Le même fait s'est reproduit le lendemain.

Cet émouvant phénomène, qu'il faut évidemment attribuer ici à l'insuffisance ou à l'altération accidentelle des voies lacrymales, ne pourrait-il pas se rééditer, à la faveur d'une congestion passagère, sous l'influence d'une de ces secousses morales qui peuvent aller jusqu'à la paralysie foudroyante ? Auquel cas, le patient verserait effectivement des larmes de sang ; ce qui, même pour les plus fanatiques de réalisme et d'objectivité, doit suffire à justifier l'audacieuse tournure de style.

*
* *

Ne nous hâtons pas trop de railler les poètes, même dans leurs tropes les plus outrés, ou leurs plus aventurées licences de plume. Ce n'est pas pour rien que l'antiquité latine donnait au poète le nom de *vates*, qui signifie « devin ». Voici un exemple de plus, attestant qu'il arrive plus souvent qu'à son tour au poète, dont la mission consiste à recueillir les voix mystérieuses issues de l'âme des foules et à traduire leurs divinations, de pressentir et de formuler, consciemment ou non, par avance, les vérités latentes et les réalités futures. (1)

(1) Sur cette question des « larmes de sang », on pourra consulter le *Journal de Physique* de l'abbé Rozier, juillet 1773, 297 ; l'*Intermédiaire des Chercheurs et Curieux*, t. IX, col. 229 ; les *Archives d'ophtalmologie*, 1882 (article Damalix), etc.

Le mortier humain.

Chez les Grecs, lorsqu'on posait les fondements d'un édifice, les ouvriers, après avoir reçu la bénédiction du prêtre, selon l'usage du pays, tuaient un coq et un mouton, dont ils enterraient le sang sous la première pierre qu'ils posaient. On ne doutait pas qu'on attirait ainsi la prospérité sur cette maison (1).

Au Dahomey, les grandes cérémonies s'appelaient les « coutumes ». Les années, dit Bouche (*L'Explorateur*, 1876, t. III, 627), où elles se célèbrent avec pompe, on construit une case funéraire en l'honneur des rois décédés ; or, le mortier qui sert à bâtir cette case doit être pétri avec du sang humain et de l'eau-de-vie, et pas une goutte d'eau ne peut y entrer (2).

On admet généralement, en Ecosse, que les Pictes, auxquels la tradition du pays attribue des constructions remontant aux âges préhistoriques, arrosaient de sang humain les pierres des fondations.

La légende raconte aussi que Saint Colomban crut devoir enterrer vif Saint Oran sous les fondations de son monastère, pour apaiser les esprits de la

(1) *Curiosités théologiques*, 62.
(2) Corre, *Ethnologie criminelle*, 86.

terre, qui renversaient la nuit ce qu'il bâtissait le jour.

*
* *

Un fait plus étrange est celui-ci : en 1843, alors qu'on construisait un nouveau pont à Halle, en Allemagne, le bruit se répandit dans le peuple qu'on cherchait un enfant pour l'enfermer sous les premières assises. Non seulement ces histoires d'églises, de murs, de ponts, qui ont eu besoin de boire du sang humain, ou d'emprisonner sous leurs fondations une victime pour demeurer inébranlables, sont très répandues en Europe, mais chaque province, en particulier, les trouve données comme faits authentiques par ses chroniques et ses traditions historiques. Quand la digue de Nogent se rompit en 1463, et qu'il fallut la rétablir, les paysans, dit-on, avertis d'y jeter un homme vivant, enivrèrent un mendiant et l'y enfouirent.

*
* *

On vous raconte, en Thuringe, que, pour rendre solide et imprenable le château de Liebenstein, on acheta de sa mère, moyennant une forte somme, un enfant qu'on ensevelit sous les blocs dont le rempart était construit. Et, poursuit le conteur, l'enfant mangeait un gâteau pendant que les maçons travaillaient et, de sa voix douce, criait : « Mère, je te vois encore » ; puis après : « Mère, je te vois encore un peu » ; puis, quand on posa la dernière pierre : « Mère, maintenant je ne te vois plus ! »

Le rempart de Copenhague, aussitôt bâti, s'écroula ; l'on prit alors une innocente petite fille, on l'assit sur une chaise devant une table chargée de jouets et de friandises, et tandis qu'elle s'amusait et mangeait, douze maîtres maçons fermaient sur elle la voûte. Alors, au bruit des instruments de musique, s'éleva la muraille qui depuis est restée inébranlable.

En Italie, c'est le pont d'Arta qui tombait sans cesse, jusqu'au jour où l'on emmura la femme du maître constructeur ; mais, en mourant, elle lança cette malédiction, que le pont tremblerait dorénavant comme la tige d'une fleur.

En fondant Detinez, les chefs slavons, sacrifiant à une vieille coutume païenne, envoyèrent des hommes qui devraient prendre et jeter dans les fondations le premier enfant qu'ils rencontreraient.

La légende serbe raconte comment trois frères s'étaient associés pour bâtir la forteresse de Skadra (Scutari). Mais les années passaient, et le démon (*vila*) rasait de nuit ce qu'avaient érigé de jour trois cents maçons. Il fallait, pour apaiser le Mauvais, un sacrifice humain : la première des trois

femmes qui viendraient porter leur nourriture aux
ouvriers. Chacun des trois frères avait juré de garder pour soi le terrible secret, mais les deux plus
âgés trahirent leur serment et avertirent leurs femmes. Ce fut celle du plus jeune qui vint sans dé-
fiance. Ils l'enterrèrent. L'infortunée les supplia de
laisser une ouverture, qui lui permît d'allaiter son
nouveau-né, et, durant douze mois, on le lui apporta. Jusqu'à ce jour, les femmes serbes n'ont
cessé de visiter le tombeau de la bonne mère, qui
se reconnaît encore à un filet d'eau, coulant au
pied de la forteresse comme un pâle ruisseau de
lait.

*
* *

En Angleterre, enfin, c'est VORTIGERN qui ne put
finir sa tour, avant d'avoir répandu sur la pierre
angulaire le sang d'un enfant conçu sans père :
nous rencontrons ici ces substitutions de victimes,
si fréquentes dans l'histoire des sacrifices.

Ainsi, en Allemagne, on enferme parfois dans le
mur un cercueil vide ; en Danemark, c'est un
agneau emmuré sous l'autel, qui donne à l'église
sa solidité ; pareillement, c'est en enterrant d'abord
un cheval vivant que l'on inaugure le cimetière.

Un vestige manifeste de cette idée survit dans
une superstition des Grecs modernes. La première
pierre une fois posée, disent-ils, le premier qui pas-
sera mourra dans l'année. Aussi, pour acquitter
la dette, les maçons ont-ils soin de tuer sur cette
pierre un agneau ou un coq noir.

La même idée a suggéré en Allemagne la légende
du diable, qui venait de bâtir un pont et que l'on
frustra de son salaire, une âme à lui promise, en
faisait traverser à un coq le pont le premier ; aussi,
la tradition allemande veut-elle que l'on fasse entrer
dans une maison nouvellement construite un chat
ou un chien.

*
* *

Une relation du xviie siècle mentionne, au Ja-
pon, la croyance qu'un mur élevé sur une victime
humaine volontaire est à l'abri de tout accident.
S'agissait-il de construire quelque grande muraille,
l'on voyait s'offrir à cette fin quelque pauvre esclave,
qui se couchait au fond de la tranchée et expirait
sous le poids des lourdes pierres que l'on y roulait
alors.

*
* *

Dans le district de Ténassérim, quand fut posée,
il y a vingt ans environ, la porte de la ville nouvelle de Tavoy, un témoin oculaire assura à Mason
que, dans chacun des trous destinés à recevoir les
montants, un criminel avait été placé, pour en
devenir le démon protecteur.

Il semble donc que ces histoires de victimes en-
terrées sous les portes de Mandalay, de la reine
qui fut noyée, en Birmanie, dans un réservoir,
pour en sauvegarder les levées, du héros dont le
corps coupé en morceaux fut enseveli sous la forteresse de Thatong, pour la rendre imprenable, rela-

tent simplement, sous une forme historique ou mythique, une coutume existant dans le pays.

*
* *

Dans les possessions anglaises, quand le rajah Sala Byne construisit le fort de Sialkot, au Pendjab, les fondations du bastion sud-est cédèrent à tant de reprises, qu'il dût, pour en savoir la cause, recourir à un devin, lequel lui assura que jamais le bastion ne resterait debout, tant qu'il n'aurait pas répandu sur son emplacement le sang d'un fils unique ; aussi, y égorgea-t-on le fils unique d'une veuve.

Il est donc manifeste que ces rites effroyables, dont l'Europe ne garde guère qu'un vague souvenir, subsistent, sans avoir rien perdu de leur signification, en Afrique, en Polynésie et en Asie, chez les races qui représentent, par le degré qu'elles occupent, sinon par leur place chronologique, les premiers étages de la civilisation (1).

(1) Edward B. Tylor, *La Civilisation primitive*, t. II, 122, 491 et *passim*.

II

Le Cœur.

Cœur double.

Bien que la nouvelle vienne d'Amérique, enregistrons-la, néanmoins, mais sous toutes réserves. Voici le phénomène qu'a constaté un médecin américain, chez quatre membres d'une même famille d'Easton (Pensylvanie).

Ces quatre personnes : Mrs BERTON PERKINS et ses trois enfants, âgés de treize, onze et quatre ans respectivement, sont dotées de deux cœurs chacune. Le docteur MORGENSTERN, appelé pour soigner la petite Doris — celle de quatre ans — atteinte de la petite vérole, découvrit avec stupéfaction qu'un cœur battait à droite et un autre à gauche de la poitrine.

Fortement intéressé par la prodigalité de la nature à l'égard de cette fillette, il examina sa mère, puis ses frères et sœur et put constater que tous les trois possédaient également deux cœurs.

Il réunit alors plusieurs de ses confrères, qui vérifièrent le fait et émirent unanimement l'avis que chacun des deux cœurs remplissait ses fonctions comme s'il eût été seul. Leur théorie est que les parties constituantes de l'organe ne se sont pas unies. Le ventricule et l'oreillette droits auraient crû du côté droit de la poitrine, tandis que l'oreillette et le ventricule gauches croissaient du côté gauche.

La mère et les enfants jouissent habituellement, d'ailleurs, d'une excellente santé et sont parfaitement normaux, en dehors de leur dualité cardiaque (1).

Ce n'est pas la première fois, au surplus, qu'on trouve deux cœurs chez le même individu. En 1798, un médecin de Lyon, COLLOMB, constatait l'existence de deux cœurs chez un fœtus humain atteint, d'ailleurs, d'autres monstruosités.

MECKEL, LITTRE, PANUM, et quelques autres auteurs, ont signalé des cas semblables chez des oiseaux. Is. GEOFFROY SAINT-HILAIRE a constaté l'exactitude de ces observations ; DARESTE, dans ses admirables recherches de tératogénie, a démontré l'existence de cette monstruosité sur des embryons de poule (2).

*
* *

On raconte qu'un jeune homme de vingt-cinq ans, désireux de servir comme soldat, demanda à s'engager dans un régiment d'infanterie, à Paterson (*New-Jersey*). Il se soumit à la visite médicale, qui permit de constater, au grand étonnement du médecin et du jeune homme lui-même, que celui-ci possédait un double cœur ! Il ne s'en était jamais

____

(1) Cette *duplicité du cœur*, disons-le en passant, les anciens naturalistes l'admettaient chez certains animaux : ainsi les perdrix de la Paphlagonie ; comme d'autres admettaient la duplicité du foie chez certains lièvres (a).

(a) Voy. AULU-GELLE, I, 16, ch. 15.

(2) *Les anomalies chez l'homme et les mammifères*, par L. BLANC, 105-106.

aperçu. Ce cas n'ayant pas été signalé comme vice rédhibitoire, ce phénomène fut déclaré bon pour le service (1).

Nous lisons, d'autre part, dans la *Médecine pratique* : « Le problème de la valeur marchande du cœur a été soulevé par une annonce parue dans un journal de New-York, ainsi conçue :

« Je consens à vendre mes deux cœurs, l'acheteur en devenant le possesseur après ma mort. » La personne qui a le privilège de posséder deux cœurs est un M. A. DURR, de New-Hollande, Etat de New-York. Il est charpentier de son état ; on lui donne l'âge de 35 ans et il jouit d'une bonne santé. Il travaille tous les jours et mène une vie régulière. Il y a deux ans, un médecin découvrit qu'il était affecté d'une curieuse anomalie, dont il chercha dès lors à tirer profit. On assure qu'un spécialiste éminent a offert à DURR 5o.ooo francs, pour avoir l'autorisation d'enlever un de ses cœurs, mais l'offre fut sagement déclinée.

L'Amérique n'est pas le seul pays où la nature a prodigué cette anomalie. Par une curieuse coïncidence, le *Journal des Débats* a annoncé, d'après *La Stampa*, qu'il existe à Bâle un nommé Joseph DE MAI, qui jouit de cette faveur. Il désire aussi battre monnaie de sa malformation.

Un procès qui eut lieu à Naples, il y a peu d'années, révélait pareille bizarrerie chez un des prévenus, qui avait l'avantage, si c'en est un, de posséder deux cœurs, un normalement constitué, l'autre de dimensions plus petites. Ayant donné la plus grande publicité à son cas, il avait réussi à se faire prêter une forte somme par un de ses amis, en lui persuadant que le musée anatomique

(1) *Chron. méd.*, 15 déc. 1903.

de Madrid lui avait acheté son cadavre, moyennant soixante-dix mille francs, qui allaient lui être incessamment versés ; mais, plus heureux que son confrère d'outre-mer, il a déjà trouvé un acquéreur.

L'Académie de médecine de Londres a acheté son corps pour la somme de 75.000 francs. Il est peut-être hasardé pour l'acheteur d'aventurer une somme pareille, pour se procurer le corps d'un homme vivant sur lequel on n'a aucun contrôle. En France, nous appelons cela : *vendre la peau de l'ours avant de l'avoir tué*.

Les cœurs velus.

Que dites-vous des *poils du cœur* ?. Dans les écrits des anciens, qui nous en parlent assez souvent, c'est là plutôt une anomalie de bon augure, qu'une lésion pathologique.

Les Athéniens et les Lacédémoniens, suivant Pline, devenus enfin maîtres d'Aristomène, le Messénien, avaient demandé à son cœur le secret du courage et de l'habileté dont il avait fourni de nombreuses preuves. Ce secret, ils crurent l'avoir trouvé dans ce fait, que le cœur d'Aristomène était hérissé de poils, *hirsutum*.

Même cœur poilu chez Léonidas, à qui Xerxès avait fait arracher le cœur, si nous en croyons Aristide, dans son premier livre de l'*Histoire de Perse*.

Même cœur, d'après Suidas, chez Hermogène, rhéteur grec qui s'était fait remarquer par la précocité de son éloquence.

L'histoire moderne, bien entendu, devait avoir ses analogues à cet égard, et on peut voir dans Schenckius, professeur à Iéna au XVIIe siècle, la citation de plusieurs brigands célèbres, chez qui le cœur fut aussi trouvé plus ou moins velu.

Pour peu qu'on ait quelque habitude des autopsies du cœur, on voit tout de suite que ces faits ne sont autre chose que des exemples de ces péricardites où, comme dit HALLER, *liquor pericardii in fila laminasque abit, et cordi adhœrescit, ut omnino pilosum videntur* (1).

On ne lira pas sans intérêt l'appréciation de l'illustre cardiologue CORVISART, sur les *cœurs poilus :*

> Ce fait et beaucoup d'autres extraordinaires, écrit-il, que quelques auteurs ont pris la peine de rassembler, ne méritent pas plus de fixer l'attention, que l'histoire des cœurs couverts de poils qui, de l'avis de LANCISI et d'HALLER, n'étaient que des filaments lymphatiques, attachés à la surface du cœur ou du péricarde. SENAC, aussi incrédule sur ce point, paraît de même éloigné de croire à l'existence des cœurs poilus dans les grands hommes et les voleurs, quoique ARISTOMÈNE, HERMOGÈNE, LÉONIDAS et LYSANDRE aient paru, dans leur temps, des hommes aussi rares par le poil qu'on a trouvé dans leur cœur, que par les talents et les belles actions qui les ont rendus si célèbres (2).

Cœur gros égale-t-il courage ?

Le célèbre anatomiste RIOLAN s'étonnait de trouver un cœur volumineux chez des hommes qui

---

(1) HALLER, I, 4, sect. I, § 22 ; cf. *Recherches sur le Cœur et le Foie,* par le Dr F. ANDRY, 65-66.
(2) *Extrait des Maladies du cœur,* par CORVISART, 37.

avaient une réputation méritée de pusillanimité. Le cœur de Turenne, au dire de Percy, avait si peu de volume, que les chirurgiens de l'armée qui l'embaumèrent ne pouvaient revenir de leur surprise.

Le cœur de La Tour d'Auvergne, que l'on porta si longtemps à la tête du 46ᵉ régiment d'infanterie, était également très petit (1).

Pline répète que « hardis et courageux sont les animaux qui ont le cœur petit ; timides et craintifs, ceux qui l'ont très gros. ». Nos anatomistes de la Renaissance adoptèrent en général cette théorie.

Riolan (2) cite, à l'appui, l'exemple d'un audacieux brigand, dont le cœur était très petit et dur comme un cartilage ; il aurait pu, par contre-partie de cette preuve, en rapprocher Philippe II, roi d'Espagne, le plus lâche des tyrans, qui, de même que son cruel duc d'Albe, avait le cœur énorme, selon la remarque de ceux qui furent chargés de les embaumer.

Cependant, ces prétendues observations devaient trouver des contradicteurs. Ainsi Bartholin, pour démontrer qu'un cœur volumineux n'est pas toujours l'attribut de la timidité, allégua le fait d'un

---

(1) Dr Foissac, *De l'Influence des climats sur l'homme*, t. I, 158.

(2) Riolan rapporte qu'il a trouvé des cœurs qui pesaient jusqu'à deux ou trois livres, entr'autres celui de la reine Marie de Médicis, qui était environ de ce poids. « Peut-être, ajoute-t-il, que les chagrins et les afflictions de cette malheureuse princesse n'avaient pas peu contribué à lui grossir le cœur ; au moins, est-ce le proverbe qui n'est pas fondé sur rien : que *les gens outragez ont le cœur gros.*

homme très hardi, et dont le cœur était des plus développés, *cor vastum*.....

On comprend, au reste, que le rapport direct entre les proportions du cœur et celles du courage dût être plus volontiers et plus généralement accueilli que le rapport inverse.

Un grand cœur est encore aujourd'hui, chez nous, comme chez les Américains du Nord, synonyme d'un grand courage, plutôt que d'une grande lâcheté. On a cité un physiologiste moderne, M. Richerand, comme ayant prétendu donner à ce dicton populaire une sorte de consécration scientifique. Et ce préjugé, répandu ainsi en dépit de la science d'autrefois, date de loin, apparemment.

Brantôme raconte que, dans les vieux romans, on appelait le frère de M. de La Palice, « le petit lyon rempli d'un grand cœur » ; encore ajoute-t-il que « les anatomistes et médecins disent que le petit cœur en un homme est meilleur que le grand : aussi le lyon l'a très petit et non si grand que les autres animaux (1). »

Le cœur suspendu.

Nous relevons dans un vieil auteur :

Il est né à Grenoble un fœtus monstrueux mort, mais que sa mère avoit senti remuer quelque tems avant sa naissance, portant son cœur en dehors, pendu au cou comme une médaille, de sorte qu'il pouvoit se prome-

(1) F. Andry, *Recherches sur le cœur et le foie*, loc. cit.

ner sur la poitrine. Ce cœur étoit sans péricarde, attaché à ses gros vaisseaux, qui lui tenoient lieu de cordon : ils avoient un passage du dedans au dehors par la partie antérieure du cou.

Ce fait-là a été attesté par plusieurs médecins et chirurgiens de Grenoble.

La femme au cœur de pierre.

Un cas pathologique des plus rares a été constaté à l'hôpital de la Charité, à Berlin.

Un jour, une servante, âgée de 19 ans, se présentait à la visite. Elle se plaignait de violentes douleurs dans les membres. Le médecin de service constata que la malade avait la fièvre et que les articulations des membres étaient enflées. Il conclut à un rhumatisme articulaire et signa l'admission.

Le lendemain, un examen plus attentif de la malade révéla son air abattu ; les muscles de la face semblaient paralysés ; puis, des vomissements se manifestèrent, tous symptômes sans aucune corrélation pathologique et qui excluaient tout diagnostic sérieux.

Un matin, on trouva la malade morte dans son lit et l'autopsie seule permit de voir clair dans cette étrange maladie. Dans la tête, on constata la présence d'une tumeur maligne, un sarcome, qui avait fini par ronger toute la boîte crânienne. L'examen du cœur révéla une particularité plus curieuse encore : le muscle était en partie pétrifié par le dépôt d'une épaisse couche calcaire. Le foie, le poumon et l'estomac présentaient également des dépôts de chaux.

L'explication du cas devenait dès lors facile. Le sarcome avait détruit la voûte crânienne, dissocié les os, et mis les sels calcaires en liberté. La chaux, entraînée par la circulation du sang, avait été déposée dans les principaux organes. Le cœur, peu à peu pétrifié, n'avait plus suffi à sa fonction naturelle et la mort devait fatalement se produire (1).

Comme quoi on peut avoir le cœur à droite.

Ce nous est toujours un sujet d'étonnement, que les bizarreries auxquelles parfois la nature se complaît. Le savant se penche sur ces singularités, les étudie, les analyse et, le plus souvent, tente une explication, qui n'explique rien ; car il est, tout de même, un certain nombre de mystères que nôtre raison, si orgueilleuse soit-elle, est impuissante à pénétrer, Ainsi en est-il de l'inversion des viscères.

Le premier cas que nous ayons relevé dans les annales médicales remonte au dix-septième siècle.

A cette époque lointaine, en dehors des anatomies publiques, le Doyen de la Faculté de Médecine autorisait certains docteurs à faire des dissections privées en faveur de leurs élèves. C'est ainsi que, sous le décanat de GUI PATIN (2), Pierre RENIER, fai-

(1) *Indépendance belge*, 27 mai 1906.
(2) Voici en quels termes l'épisode est relaté dans l'*Esprit de Guy Patin*, p. 71 : « On exécuta le 15 de ce mois deux voleurs de grand chemin, dont l'un, a été décapité et l'autre

sant une anatomie privée, constata, dans le corps d'un supplicié, une interversion complète des organes. L'affaire fit grand bruit, on fit constater le fait par RIOLAN, le pontife de l'anatomie, qui le relate dans un de ses ouvrages (1).

Trente ans plus tard environ, les *Mémoires de l'Académie des Sciences* (t. X, p. 731) relataient un cas de transposition des viscères, que CHÉREAU a résumé de la façon suivante, dans l'une de ses *Ephémérides* de l'*Union médicale* :

Le 24 décembre 1688, MÉRY fait, aux Invalides, l'autopsie d'un soldat, mort à 72 ans. Il y avait là une transposition remarquable des viscères de la poitrine et du ventre : le cœur était transversalement dans le thorax, sa base tournée à gauche, sa pointe à droite ; des deux ventricules, le droit était à gauche et le gauche à droite ; le foie était à gauche, la rate dans l'hypochondre droit, etc., etc. (2).

On en glosa beaucoup à l'époque, dans le monde

pendu ; le corps de celui-ci a été demandé pour faire anatomie. Un de nos docteurs, nommé RENIER, ayant obtenu en vertu de requête que je lui avais signée comme Doyen, le corps d'un de ceux qui furent roués il y a trois semaines, pour faire des opérations de chirurgie en sa maison, on y a remarqué une chose fort extraordinaire, savoir le foie du côté gauche et la rate du côté droit. Tout le monde a été voir cette particularité ; M. Renier en fait un petit discours, qui sera imprimé, à ce qu'il m'a dit. »

(1) *Opuscula anatomica et nova*, anno 1652, part. II, 117 ; voir également les *Commentaires de la Faculté*, t. XIII, f° 448, r°.

(2) La *Gazette obstétricale de Paris* (1878, p. 274), a publié l'observation d'*inversion des viscères* qui avait été donnée, en résumé, dans les *Nouvelles Découvertes*, de Nicolas de BLÉGNY, le premier journal de médecine français.

scientifique et, bien que la presse n'eût pas les moyens d'information dont elle dispose aujourd'hui, la nouvelle s'en répandit bientôt en tous lieux.

Ce fut le thème de mille plaisanteries, plus ou moins spirituelles, dans le goût de ce méchant quatrain :

> La nature peu sage, et sans doute en débauche,
> Place le foie au côté gauche ;
> Et de même, *vice-versa*,
> Le cœur à la droite plaça.

Molière, qui était alors en train de composer le *Médecin malgré lui*, ne pouvait manquer d'exploiter une veine aussi féconde. Lorsque Sganarelle, improvisé médecin, se trouve pris en flagrant délit d'ignorance, pour avoir placé le cœur à droite, il sort d'embarras, en lançant la réplique bien connue : « Oui, cela était ainsi autrefois ; mais nous avons changé et faisons maintenant la médecine d'une méthode nouvelle. »

Depuis le temps où vivait Molière, les cas de transposition des viscères se sont multipliés ; nous ne citerons que les plus démonstratifs.

Dans ses *Mémoires de chirurgie militaire* (1), D. Larrey a rapporté qu'à l'ouverture du cadavre d'un galérien, il trouva tous les viscères transposés dans la poitrine : le cœur se dirigeait à droite ; dans le bas-ventre, le foie était à gauche, la rate à droite ; la petite extrémité de l'estomac était aussi à gauche ; et les intestins avaient éprouvé une trans-

____

(1) T. I (Campagne d'Amérique), 6-7.

position relative ». LARREY ajoute : « Plusieurs auteurs, et notamment l'immortel BICHAT, rapportent de pareils exemples. »

Il nous faut arriver à l'année 1826, pour découvrir un nouveau cas. Au mois de mars de cette année, un élève des hôpitaux, M. MARTIN, présentait à la *Société anatomique* le corps d'un jeune enfant, âgé d'un mois à peine, qui avait succombé à des vomissements, accompagnés de convulsions. La grande courbure de l'estomac était dirigée vers la droite. Le cœur, d'un volume considérable, avait été renversé, de manière que le tronc pulmonaire, qu'on aurait dû voir à la partie antéro-latérale droite, se trouvait placé à la partie postérieure et latérale gauche. L'anomalie portait donc sur la situation du cœur, sur sa configuration, et aussi sur les vaisseaux qui partent du cœur, ou qui s'y rendent.

En 1829, une femme, âgée de 84 ans, mourait à la Salpêtrière et on trouvait, à l'autopsie, la disposition que nous avons plusieurs fois signalée au cours de ce chapitre. Le fait est au long relaté dans le *Bulletin de la Société anatomique*, où les médecins désireux d'approfondir ce sujet pourront aisément le retrouver.

En 1847, M. PIGNÉ, en montrant sur le tronc d'une femme une transposition complète des viscères, rappelait qu'il existait plusieurs pièces analogues au Musée Dupuytren (1).

Le petit monstre que le Dr BOUTEILLER (de Rouen) eut occasion d'observer en 1853 ne vécut que pen-

(1) *Journal de la Santé*, 22 janvier 1893 (art. personnel).

dant quelques semaines. La transposition viscérale était complète, mais seulement au-dessus du diaphragme. Le grand cul-de-sac de l'estomac et la rate étaient à droite ; le foie et le pylore étaient à gauche ; mais là s'arrêtait l'inversion.

Dans les cas de GRISOLLE (1834 et 1863), la transposition n'avait également eu lieu qu'au-dessus de l'ombilic.

En 1861, GACHET publiait un cas, dans lequel il note que le cœur bat à droite : à l'auscultation, on entend les bruits du cœur plus intenses de ce côté ; on les entend aussi à gauche, mais plus sourds. La pointe bat entre la quatrième et la cinquième côte droites. Il n'y a pas eu d'autopsie. Les autres organes n'étaient pas inversés.

Le 6 mai 1862, le Dr GODARD (1) revoyait, à Port-Saïd, la femme BAMBA, Renée, qu'il avait déjà examinée dans la soirée du 4. Cette jeune femme, *âgée de douze ans*, était mariée *depuis deux années*. Peu après les noces, le mari remarqua que le cœur de sa femme battait à droite, au lieu de battre à gauche. Il crut d'abord le fait impossible ; il en parla à M. CHAMBARD, qui pria le Dr GODARD d'examiner le cas.

Cette jeune femme, je pourrais presque dire cette enfant, écrit l'auteur de l'observation, paraît bien formée ; elle a de petits seins fort jolis, de jolies mains et elle est bien faite.

En palpant la moitié gauche et antérieure de la poitrine, on ne peut sentir battre le cœur en aucun point.

(1) GODARD, *Egypte et Palestine*, 360.

Si on l'ausculte, les battements du cœur sont perçus, mais ils paraissent éloignés.

Si on palpe la moitié droite et antérieure de la poitrine, on sent le cœur battre avec force, car la jeune femme a de l'émotion.

En examinant avec attention, je sens que la pointe du cœur bat dans l'intervalle de la quatrième et de la cinquième côtes (je le crois, du moins, car je n'ai pu me livrer à cet examen avec autant de facilité que je l'aurais voulu), à la partie inférieure du sein droit, à droite du sternum, et à trois ou quatre centimètres de la ligne qui passe par le milieu du sternum, et à un centimètre environ du bord droit du sternum. Dans ce point, les battements étaient visibles à l'œil, car on voyait le point que j'ai indiqué, soulevé à chaque impulsion du cœur. Le cœur est sain, de dimensions normales ; aucun bruit anormal aux deux orifices. Je percute la région droite, au-dessous du cœur : je rencontre l'estomac, qui résonne d'une façon spéciale et qui paraît contenir beaucoup de gaz. A gauche, en percutant de haut en bas, au-dessous du poumon, je trouve le foie, qui est mat à la percussion, mais dont les dimensions sont normales.

La malade étant couchée sur le côté gauche, je percute le côté droit, et je découvre la rate au-dessous du poumon droit. En résumé : cœur à droite, rate à droite, foie à gauche. La mère et le frère de cette femme n'offrent rien de semblable, je les vois moi-même pour m'en assurer. Le mari de BAMBA, Renée, me dit que, dans sa famille, il n'y a que sa femme qui ait une pareille anomalie.

Parmi les cinq observations de transposition rapportées, en 1881, par VALLIENNE, dans sa thèse, trois ont trait à des faits de transposition seule du cœur.

Ce sont : la 2ᵉ, cœur à droite, les autres viscères occupant leur position normale ; la 3ᵉ, cœur à droite, tous les autres viscères placés normalement; la 4ᵉ, cœur sur la ligne médiane, pas de transposition des autres viscères.

L'inversion totale des organes a été, cependant, notée plusieurs fois.

Le Dʳ MARCHAND, chirurgien de l'hôpital Saint-Louis, nous a conté l'avoir observée sur un sujet, pendant qu'il était prosecteur à Clamart.

Un de nos amis, le Dʳ DUFOUR, a été témoin d'un cas semblable, pendant son externat à l'hôpital Laënnec. Ce n'est donc pas, à vrai dire, très rare, et cela ne s'est pas seulement vu en Allemagne, comme on l'a prétendu.

Chez un enfant, observé par S. POZZI, alors simple aide d'anatomie, devenu plus tard chirurgien des hôpitaux et professeur à la Faculté, ce gynécologue relevait cette particularité, que l'estomac et le foie étaient complètement retournés, et que le cœur était porté vers la droite. L'enfant était mort en venant au monde.

En 1897, notre vénéré maître, le Dʳ BUCQUOY, nous écrivait qu'il avait eu l'occasion d'observer deux exemples de transposition du cœur : le premier, à l'Hôtel-Dieu, dans le service de LEGROUX, en 1856, chez un malade qui devait succomber à une infection purulente, dont le point de départ avait été un simple panaris du pouce; le second, chez une dame de Picardie, parente d'un de ses élèves, qui l'avait consulté au début d'un cancer du sein.

Dans les deux cas, le diagnostic, confirmé pour l'un d'eux *post mortem*, avait été fait pendant la vie.

L'année suivante (1898), MM. Capitan et Croisier publiaient l'observation d'un malade atteint d'inversion totale des viscères. Cette inversion avait été diagnostiquée par la phonendoscopie (méthode de Bianchi), pratiquée par MM. Capitan et Verdin. L'emploi de cet appareil permit de relever la position et la forme exacte de chacun des principaux organes. Jusqu'ici, ce n'était que par l'autopsie que l'on avait pu diagnostiquer exactement les inversions des viscères.

Ces observateurs ont présenté le tracé obtenu en calquant la projection des organes sur la paroi, marquée sur la peau au moyen du crayon gras, en suivant les indications fournies par l'appareil.

Par l'emploi de la phonendoscopie, MM. Capitan et Croisier ont pu voir la situation et la forme du cœur qui était totalement transposé, et dont la pointe venait battre au-dessous du mamelon droit, dans le sixième espace intercostal.

Le foie, normal quant à sa forme, était situé totalement dans l'hypocondre gauche. La rate était unique, située dans l'hypocondre droit ; elle n'était pas formée de petites rates voisines les unes des autres, comme dans les cas rapportés précédemment. L'estomac était complètement transposé. Le cardia était situé à droite, à quatre centimètres environ de la ligne prolongeant le bord droit du sternum. Le pylore était situé à gauche ; le cœcum, dans la fosse iliaque gauche.

Grâce à l'emploi du stéthoscope pour la percussion auscultée, la situation de ces organes put être nettement décelée sur le vivant.

Le professeur Viaud-Grand-Marais, de l'Ecole de médecine de Nantes, nous signalait, de son côté, deux cas d'inversion des viscères : l'un était présenté par M. Labbé, Vincent, mort plus tard d'endocardite aiguë. On ne s'en aperçut que par hasard en l'auscultant.

L'autre était une fille appelée Elise, morte il y a environ quarante ans à l'hôpital de Nantes. La pièce fut préparée et fit longtemps partie du musée de l'Ecole. Un jour, elle disparut. On apprit qu'elle avait été vendue à un forain par le garçon d'amphithéâtre et on la fit rentrer au Musée. Mais on la vola une seconde fois, elle n'a pu être retrouvée depuis.

Le 15 mai 1912, un matelot, chauffeur breveté, se présentait à la visite du médecin du bord, auquel il déclarait souffrir de palpitations ; et, joignant le geste à la parole, il montrait au major le côté droit de la poitrine.

Vérification faite, on constatait, non sans surprise, que le brave marin avait tous ses organes impairs : cœur, rate, foie, estomac, invertis, c'est-à-dire qu'ils avaient exactement la situation inverse de celle qu'ils auraient dû occuper ; tous ceux qui sont ordinairement à gauche étaient situés à droite, de telle sorte, suivant l'expression d'un illustre naturaliste, que « leur ensemble était précisément ce que serait, dans une glace, l'image de tous les organes thoraciques et abdominaux d'un individu normal ; réciproquement, l'image de l'ensemble des organes transposés représenterait fidèlement l'état normal du thorax et de l'abdomen. »

Depuis, on a mentionné une Bretonne, de 34 ans, habitant la ville de Landivisiau (*Finistère*), offrant la même anomalie. Cette femme, nommée Mme Le Roux, fut examinée par plusieurs médecins de Brest ; l'un d'eux lui avait demandé de venir se soumettre aux rayons X, mais Mme Le Roux s'y refusa.

Ajoutons un détail intéressant : Mme Le Roux, est mère de six enfants normalement constitués. Elle travaille durement chaque jour, pour nourrir sa nombreuse famille.

Le Dr Cassaet, médecin des hôpitaux, a présenté un cas d' « homme à l'envers » à la *Société de médecine et de chirurgie de Bordeaux*, qui en a publié l'observation dans ses Bulletins.

La science donne-t-elle de ce phénomène une explication satisfaisante ? Nous n'oserions le prétendre. Les uns y voient l'action de causes mécaniques ; alors que d'autres, Andral, par exemple, disent, en parlant de ces déviations organiques, qu'il est peut-être possible de concevoir comment certains viscères s'inclinent d'un côté ou de l'autre, en se rappelant « que, dans les premiers temps de la vie intra-utérine, plusieurs viscères qui, plus tard, s'inclineront à droite ou à gauche, commencent par occuper sur la ligne médiane une position perpendiculaire. » Nous ne sommes pas plus avancés sur la cause probable de ces bizarreries.

En réalité, c'est un de ces « jeux de la nature » qui, du moins dans l'état actuel de nos connaissances, restent un mystère troublant, une énigme indéchiffrée.

Le vagabondage du cœur. — Le cœur vibrant.

Ce qui s'observe avec une fréquence relative, par rapport à ce que nous venons d'exposer, c'est le cœur placé dans une région où les anatomistes n'ont pas coutume de le loger.

Il n'y a pas longtemps, un médecin de l'hôpital de Colmar traitait une femme chez laquelle le cœur se trouvait dans la région épigastrique : à travers les parois de l'abdomen, on percevait nettement les contractions de l'organe. Chez un autre malade, on découvrit le cœur dans l'abdomen même ! C'était un ancien militaire qui offrait cette anomalie ; en voilà un qui pouvait dire, sans métaphore, qu'il avait « du cœur au ventre ».

Peut-être a-t-on gardé le souvenir de cette jeune Autrichienne qui, à l'âge de huit ans, s'apercevait qu'un son harmonieux et perçant s'élevait de sa poitrine, lorsqu'elle respirait ; à mesure que la fillette grandit, le son devint de plus en plus aigu, jusqu'à ressembler au chant d'une voix humaine ; on ne nous a malheureusement pas informés de ce qu'était devenue cette femme au « cœur vibrant », si toutefois il fut bien démontré que ces vibrations étaient attribuables au muscle cardiaque.

Singularités physiologiques, relatives au cœur.

Divers auteurs, HALLER entre autres, ont cité quelques exemples d'individus qui commandaient en quelque sorte aux battements de leur cœur ; le plus remarquable est celui du colonel TOWNSHEND, rapporté par CHEYNE.

Le colonel, malade depuis longtemps, fit appeler les docteurs CHEYNE et BAYNARD, ainsi que SHVINÉ, son pharmacien, pour les rendre témoins d'une expérience singulière, celle de mourir et de renaître en leur présence. Ils vinrent, le malade se coucha sur le dos, et resta dans une immobilité pareille à celle de la mort. CHEYNE tâta l'artère radiale ; BAYNARD plaça la main sur la région du cœur ; SHVINE présenta un miroir devant la bouche. On ne sentit ni pulsation dans l'artère, ni battement au cœur ! la glace ne fut point ternie par l'air expiré.

Une demi-heure s'écoula : même apparence de mort et les trois témoins pensaient à se retirer, jugeant que le malade avait été victime de son essai. Alors, celui-ci fit un mouvement, la respiration revint, on sentit les battements du cœur et du pouls, le malade était ressuscité. CHEYNE et ses amis se retirèrent, le colonel fit venir son notaire, ajouta un codicille à son testament, et mourut paisiblement et réellement huit heures après l'expérience.

*
* *

Le géomètre LAGRANGE, qui porta l'analyse au plus haut point de perfection, tout en étant passionné pour les arts, avait habituellement le pouls accéléré et un peu fébrile. Mais que d'exemples opposés !

Une dame, dont le pouls filiforme s'élève rarement au-dessus de cinquante-six pulsations, a toujours montré une exquise sensibilité, un esprit vif et un caractère capable de tous les sacrifices et de toutes les résolutions énergiques.

Richerand rapporte l'exemple d'un vieillard de quatre-vingt-sept ans, dont le cœur ne battait que vingt-neuf fois par minute ; cet individu était cependant remarquable par une extrême vivacité, que son âge avancé n'avait point amortie. Il en état de même d'une dame dont parlent Graves et Stockes : elle ne présenta jamais plus de trente-huit pulsations par minute. Enfin, un seul exemple entre mille, celui de Napoléon, suffirait pour prouver qu'il n'existe aucun rapport entre l'accélération du pouls et la fierté du courage. Dans son état de santé et de force, au milieu des émotions les plus diverses, de ses colères vraies ou simulées, son pouls ne battait que quarante-deux ou quarante-quatre fois par minute ; au delà de cinquante, c'était pour lui la fièvre et la maladie.

Il nous paraît donc démontré que la vitesse du pouls n'a aucun rapport avec la vivacité des impressions, ni le volume du cœur avec le courage et les passions (1).

Le signe de Musset.

En 1900, A. Delpeuch (2) attirait l'attention sur

(1) Dr Foissac, *op. cit.*, 152, 158-9.
(2) A. Delpeuch, *Secousses rythmiques de la tête chez les aortiques* (Presse médicale, 16 mai 1900).

un signe caractérisé par des oscillations rythmiques
de la tête, et qu'on observe facilement chez des aortiques. Il l'appelait *signe de Musset,* parce qu'il existait chez ce poète, qui était atteint d'une affection
aortique.

Un de nos confrères a eu la curiosité d'étudier
ce symptôme, non seulement chez des malades, mais
encore chez des personnes en apparence saines (1),
et il a été frappé tout d'abord de constater qu'à une
inspection attentive, on peut trouver, chez des sujets qui paraissent indemnes de toute affection de
l'appareil circulatoire, de très légères oscillations
rythmiques de la tête, absolument identiques au
signe de Musset. D'ailleurs, si l'on veut observer
non pas l'extrémité céphalique, mais l'extrémité po-
dale d'un sujet assis les jambes croisées, on retrouvera les mêmes oscillations beaucoup plus fréquemment.

Ce qui n'est qu'un cas plutôt rare, ou même
exceptionnel à l'examen clinique direct, devient
immédiatement la règle, si l'on applique des méthodes d'observation perfectionnées, et en particulier la méthode graphique.

Enregistré par la méthode graphique, le signe de
Musset se compose d'une oscillation céphalique
principale et d'une ou de plusieurs oscillations
céphaliques secondaires. L'oscillation principale
commence avec le début de la systole cardiaque et

---

(1) FRENKEL, le signe de Musset dans la pleurésie gauche à
gros épanchement (*Presse médicale,* 14 nov. 1900); ID., *Revue
de médecine,* 10 juillet 1902 ; cf. Paul LAURENS, *Le signe de
Musset,* thèse de Lyon, décembre 1902.

finit avant la fin ou avec la fin de cette systole. Les oscillations secondaires, dues sans doute à l'inertie de la tête, sont de nombre variable.

Ce qui rend le signe de Musset visible chez les aortiques et chez certains sujets sains, ce n'est pas telle ou telle affection cardio-vasculaire, mais l'énergie de l'impulsion cardiaque, particulièrement prononcée dans les cas avec hypertension artérielle, et surtout quand il y a hypertrophie du ventricule gauche. Mais ni l'hypertrophie gauche, ni même l'hypertrophie artérielle, ne sont absolument nécessaires, ainsi qu'on le constate à l'aide de la méthode graphique, et même à l'œil nu.

Plaies et Blessures du cœur.

RICHERAND rapporte que, disséquant le cadavre d'un individu qui avait reçu anciennement un coup d'épée dans l'hypochondre gauche, il trouva le péricarde adhérant au cœur par une cicatrice des parois du ventricule gauche.

On lit, dans AMBROISE PARÉ, qu'un gentilhomme de Turin, ayant reçu en duel un coup d'épée sous la mamelle gauche, cessa dès lors le combat, et put faire encore deux cents pas avant de succomber ; le cœur offrait une plaie qui pouvait recevoir le bout du doigt.

D'après Th. BARTHOLIN, un jeune homme dont le ventricule droit avait été ouvert par une blessure, put regagner sa maison éloignée d'une lieue de l'endroit où il s'était battu, et vivre cinq jours encore.

Saviard cite l'exemple d'un malheureux dont le cœur avait été complètement transpercé, et qui survécut quatre jours à cette terrible blessure (1).

Une des opinions les plus anciennes, les plus répandues et le plus généralement acceptées est, sans contredit, celle qui professe que la plus petite lésion au cœur entraîne fatalement la mort. Or, des expériences récentes ont démontré que le cœur pouvait, sinon tout à fait sans danger, du moins sans causer la mort, être piqué par une aiguille extrêmement fine. Nous avons assisté à des expériences de cette nature faites sur plusieurs animaux ; un gros chien n'a paru éprouver aucune douleur, quoiqu'une de ces aiguilles, enfoncée dans son cœur, y portât en outre du fluide électrique.

Mais voici bien autre chose : dans le *Bolletino delle scienze mediche*, qui s'imprime à Bologne, le professeur Brugnoli raconte qu'un cordonnier de Bologne fut atteint, le 23 août 1835, d'un de ces coups de poignard dont on se montre assez prodigue en Italie. Le poignard frappa au-dessus du mamelon gauche, à peu de distance du sternum, et pénétra jusqu'au cœur.

Transporté à l'hôpital, le blessé en sortit guéri après soixante-dix-huit jours de traitement, et vécut encore *dix-neuf ans*, puisqu'il ne mourut que le 12 avril 1855.

Le docteur Brugnoli constata, à l'autopsie, que la lame du poignard, dont le cordonnier avait été

(1) Foissac, *op. cit.*, t. I, 150.

frappé, lui avait percé le cœur *presque d'outre en outre et de haut en bas.*

Nous laissons, toutefois, la responsabilité de ce fait au docteur BRUGNOLI, au *Bolletino delle scienze mediche,* et à l'*Union médicale* à qui nous l'empruntons.

Le fait suivant, qui semble présenter plus de garantie, nous est révélé par le physiologiste italien A. Mosso (1).

Au mois d'août 1879, BIFFI présenta à l'Institut Lombard le cœur d'un jeune homme appartenant à une famille distinguée, dans lequel il avait trouvé, à l'autopsie, une aiguille enfoncée dans la paroi gauche. C'était un malheureux qui, atteint du délire lypémaniaque, avait tué son père, puis avait cherché à plusieurs reprises à se suicider et, finalement, était mort fou à l'hôpital.

Quand il était encore dans sa famille, environ deux ans avant sa mort, il avait dit qu'il s'était percé le cœur avec une aiguille pour se donner la mort, mais personne n'avait ajouté foi à ses paroles. Pendant toute la durée de son séjour à l'établissement, les mouvements de son cœur furent toujours calmes et réguliers, son pouls normal, sa respiration très libre, son sommeil paisible ; il pouvait se coucher dans toutes les positions et ne s'était jamais plaint d'aucune douleur dans la région précordiale. A sa mort, on trouva effectivement dans son cœur une aiguille, avec une partie de la tête rouillée et enveloppée d'une gaîne qui s'était formée tout autour; la pointe, brillante et aiguë, se voyait dans la cavité. L'irritation produite par la piqûre avait déterminé la

(1) *La Peur,* 74-75.

formation d'une excroissance charnue vers la pointe où le cœur était constamment égratigné.

Cet exemple est très propre à démontrer l'*insensibilité du cœur*, ce qui n'empêche pas les poètes et la voix populaire de continuer à regarder le cœur comme le centre de la passion et des sentiments, parce que, dans la peur et dans les circonstances les plus émouvantes de la vie, nous sentons résonner ses coups contre le thorax, comme ceux d'une machine cachée dans la poitrine. Ses battements retentissent dans les oreilles et dans la tête, en nous causant une oppression extraordinaire, que nous croyons produite uniquement par cet organe rebelle qui se déchaîne.

Le cœur n'est autre chose qu'une pompe placée au centre des vaisseaux sanguins et qui, par le jeu de ses valvules et la contraction de ses muscles, détermine la circulation du sang des artères aux veines, et lance ainsi, dans toutes les parties du corps, le sang indispensable à l'entretien de la vie.

Cœur bandelé.

Cette expression offre la plus grande analogie avec le terme vosgien d'enfants *cousus*.

Dans la montagne vosgienne, nous apprend un des correspondants de la *Chronique médicale*, un enfant est *cousu* ; dans le nord du département de Meurthe-et-Moselle, un enfant a le *cœur bandelé*, quand on ne peut insinuer le doigt sous les fausses côtes et en particulier du côté gauche, ceci par suite de la distension de l'abdomen, ainsi que cela se passe chez les athrepsiques surtout. La déclaration, par les parents ou les voisins de l'intéressé, de cette affection non cataloguée, équivaut, dans leur esprit, à l'énoncé d'un pronostic excessivement sombre, pour ne pas dire fatal. Cela va de soi. Ce qui n'empêche que le médecin soit obligé, à chaque instant, de lutter contre ce préjugé de l'inutilité d'une thérapeutique contre le *cœur bandelé*, ou la *couture*.

Le cœur, vu par les littérateurs.

Notre regretté confrère et ami, Félix Brémond, publia jadis cette « fantaisie de littérature médicale », que nous insérons dans notre recueil, où elle sera plus aisée à retrouver que dans la feuille éphémère où elle avait reçu asile.

La rhétorique, qui est l'art de bien dire, a fait de nombreux emprunts à l'art de guérir. Aux médecins qui ne nourrissent pas exclusivement leur esprit d'ordonnances selon la formule, il paraîtra peut-être intéressant de les délasser un instant, entre deux corvées professionnelles, à la revue des figures littéraires écloses au jardin médical.

Le cœur, ce muscle creux des anatomistes, cette pompe foulante des physiologistes, ce téléphone avertisseur des thérapeutes, est, pour les rhétoriciens, une source d'éloquence :

> Les grandes pensées viennent du cœur.
>
> Vauvenargues.

un grand réservoir :

> Le cœur de l'homme vierge est un vase profond :
> Lorsque la première eau qu'on y verse est impure,
> La mer y passerait sans laver la souillure,
> Car l'abîme est immense et la tache est au fond.
>
> A. de Musset.

un moteur de moralité et de modestie :

> L'homme...
> S'il fait avec mystère
> Quelque bonne action.
> Qui le porte à le faire ?
> C'est le cœur.

Jules VERNET.

un véhicule affectueux :

> Je porte mes amis dans mon cœur.

F. RADO.

une fondation sans solidité :

> Bâtir sur les cœurs est chose sotte.

BAUDELAIRE.

une propriété indivise :

> Deux étions
> Et n'avions qu'un cœur.

un objet d'échange :

> Je suis père, Seigneur, et faible comme un autre :
> Mon cœur se met sans peine en la place du vôtre.

RACINE.

un petit cadeau :

> Mon âme à Dieu,
> Mon cœur à toi.

LA REINE HORTENSE.

un foyer d'amour divin :

> Esprit saint, descendez en nous,
> Embrasez notre cœur de vos feux (*bis*) les plus doux.

SAINT AUGUSTIN.

un jardin :

> Il faut cultiver le cœur de l'enfant.

FLEURY.

une victime de l'intempérance :

> Joséphine elle est malade.
> Ah ! plaignez ma pauvre sœur,
> Elle a bu trop de limonade :
> Et ça lui fait mal (*ter*) au cœur.

GAVROCHE.

Il y a des personnes qui n'ont de cœur que pour
y avoir mal lorsqu'elles ont trop mangé.

MURGER.

un miroir naturel :

> Qu'elle est belle cette fontaine d'un cœur pur !
> Dieu se plaît à s'y voir lui-même comme dans un
> miroir.

BOSSUET.

un outil d'opticien :

> Foyers brûlants de lumière,
> Nos cœurs, de la nature entière
> Doivent concentrer les rayons.

LAMARTINE.

un hygromètre :

> Il est certaines professions qui sèchent le cœur.

MIRABEAU.

un refuge royal :

> Si la bonne foi était bannie du reste de la terre,
> elle devrait se retrouver dans le cœur des rois.

LE ROI JEAN.

un petit bateau :

> Je ne sais guère
> En bon rameur,
> Te guider, nef légère
> Mon cœur !

LARMANDIE.

F. BRÉMOND a commis quelques oublis ; essayons de combler ces lacunes, sans prétendre être complet sur un pareil sujet.

TERTULLIEN reproche à MARCION d'avoir un *melon* à la place du cœur, *peponem loco cordis habere*. Notre expression *avoir un cœur de citrouille* ne viendrait-elle pas de là ?

RABELAIS voyait dans le cœur une *officine*, qui affinait le sang, déjà élaboré par le foie, et purifié par les reins et la rate.

RIOLAN comparait le cœur humain au *Paradis terrestre* de la Genèse.

On se souvient des vers de la *Chanson de Musette* :

> Non, ma jeunesse n'est pas morte,
> Il n'est pas mort, ton souvenir ;
> Et si tu frappais à ma porte,
> *Mon cœur, Musette, irait t'ouvrir.*

Voilà le cœur passé à l'état de portier !

On trouverait facilement dans nos poètes, et non des moindres, des vers où le cœur joue un rôle bizarre. Lisez la dernière scène de *Ruy-Blas*, vous y verrez :

> Permettez, ô mon Dieu, justice souveraine,
> Que ce pauvre laquais bénisse cette reine,
> Car elle a consolé mon *cœur crucifié.*
> Vivant par son amour, mourant par sa pitié.....

Concierge chez MÜRGER, voilà le cœur devenu Christ chez HUGO !

Nous allons maintenant voir le cœur sous le costume militaire :

> Le cœur, pourquoi, je l'ignore,
> Aime à changer de garnison,

a dit NADAUD.

La langue française emploie, comme on voit, des métaphores hardies.

Reprenons maintenant le texte de BRÉMOND.

« La rhétorique a encore créé : Le *cœur tendre*, qui fait songer à la dégénérescence et au ramollissement cardiaques ; le *cœur dur*, le *cœur de pierre*, le *cœur de roc*, qui rappellent l'induration et les ossifications ; le *grand cœur*, frère de l'hypertrophie ; le *petit cœur*, cousin de l'atrophie ; le *cœur brisé*, fils de la rupture musculaire ; le *cœur ulcéré*, proche parent de l'endocardite ; le *cœur bouillant*, filleul de la pléthore ; le *cœur serré*, né de l'angine de poitrine. Sans oublier les *cœurs soulevés, gonflés, sanglants, chauds, froids, clairvoyants, aveugles*... J'en passe et des meilleurs, pour ne point allonger la liste déjà plus longue qu'un jour sans pain.

« L'idée dominante de toutes ces locutions imagées, la pensée créatrice de toutes ces épithètes, dérivent de la science, RUFUS D'ÉPHÈSE ayant dit :

> Le cœur est le siège de la vie ;

LUCRÈCE ayant écrit :

Le jugement habite au centre de la poitrine : c'est là, en effet, que palpitent la crainte et la terreur, là que tressaille le plaisir : c'est donc là le siège de la sensibilité.

Le cœur dans les Proverbes.

Le cœur est la source de la sensibilité ; toutes les littératures affirment ce symbole à qui mieux mieux. De là, une infinité de proverbes ou d'aphorismes sur le cœur, dont le moins mauvais est celui-ci :

A mauvais cœur bon estomac (1), ce qui signifie : chez les personnes trop sensibles, la moindre émotion coupe l'appétit.

L'observation est vraie, bien que la règle comporte, comme toutes les règles, pas mal d'exceptions.

On peut, évidemment, être plein de bonté, pétri d'affection pour ses semblables, et avoir faim quand même à l'heure accoutumée du dîner, malgré la nouvelle d'un malheur advenu à un être cher, ami ou parent ; cependant, en général, les repas pris dans ces conditions douloureuses ne sont ni copieux, ni bien assimilés.

Tandis que le brutal estomac travaille de son métier vulgaire, le cœur — le cœur tendre — le cœur poète — doit rester en repos, ou gare aux tempêtes gastro-intestinales !

Tous les traités de pathologie parlent d'indigestions violentes, causées uniquement par une émotion morale vive ; seuls, les gens dénués de bonté sont à l'abri de ces accidents. On peut donc appli-

---

(1) On dit aussi :

Pour posséder le bonheur,

Aie bon estomac, mauvais cœur.

quer à la table (après l'avoir appliquée à un meuble
plus intime) cette pensée du doux FLORIAN :

> Toujours les cœurs sensibles
> Sont nés pour être malheureux.

Comme à toute étude il faut une conclusion, en
voici une qui se chante sur un air de LULLI :

> La haine est affreuse et barbare,
> L'amour contraint les cœurs dont il s'empare
> A souffrir des maux rigoureux.
> Si votre sort est en votre puissance,
> Faites choix de l'indifférence ;
> Elle assure un repos heureux.

Qui voit ses veines, voit ses peines.

Si les sentiments énergiques augmentent l'action
circulatoire, le chagrin prolongé donne au système
veineux une prédominance marquée sur le système
artériel. LIEUTAUD dit avoir trouvé la veine cave
monstrueusement dilatée chez un homme qui avait
eu beaucoup de chagrin (*Hist. anat. méd.*, t. I, 135).

D'ailleurs, on connaît l'ancien proverbe : *Qui voit
ses veines, voit ses peines ;* de pareils phénomènes
s'expliquent aisément par la diminution de la con-
tractilité du cœur, et les stases de sang qui en sont
la conséquence.

C'est un crève-cœur !

Si les battements d'un cœur satisfait moralement
donnent à l'existence du charme et de la force,

qu'on juge de ce qui doit arriver sous l'influence d'un sentiment douloureux et exalté ; les palpitations, les oppressions, bien plus encore les ulcérations, les hypertrophies, les rétrécissements, les dégénérescences de l'organe en sont les suites presque inévitables.

Il n'y a peut-être pas d'anévrisme au cœur qui n'ait une cause morale pour principe ; et quand le vulgaire dit qu'*un violent chagrin est un crève-cœur*, c'est une vérité qu'il faut entendre au physique comme au moral.

Le célèbre FOURCROY, auteur de la loi qui régit encore les médecins, en fut un insigne exemple. NAPOLÉON l'avait flatté de la promesse de le nommer grand-maître de l'Université, mais il donna la place promise à M. de FONTANES. FOURCROY en éprouva un chagrin si violent, qu'il sentit redoubler aussitôt les douleurs qu'il éprouvait au cœur ; saisi d'une atteinte subite, au moment où il signait quelques dépêches, il s'écria : « Je suis mort ! » En effet, il tomba dans les bras de son neveu, qui était présent, et quelques instants après il n'était plus (16 décembre 1809).

*Avoir mal au cœur, le cœur barbouillé,
le cœur sur les lèvres, etc.*

Au XVIᵉ siècle, les médecins désignaient les nausées par le nom de *cardialgie*, qui est conforme à la première signification du mot *cardia*. Aujourd'hui, nous retrouvons la traduction de *cardialgie* dans des expressions telles que « cœur barbouillé »,

« cœur soulevé », « cœur sur les lèvres », « écœurant », « à contre-cœur », « rancœur », etc. (1).

Le cœur, en effet, désigne, en français comme en latin, aussi bien le ventricule gastrique, que l'organe central de la circulation. Il s'appliquait même, jadis, à l'ensemble des viscères, quand on disait : « toute la corée », dans le cas où nous disons familièrement : « tripes et boyaux ».

La formule « avoir mal au cœur » s'explique donc par l'ancien emploi de ce mot, dont A. PARÉ a fourni une justification encore plus péremptoire : « Le ventricule a deux orifices : à sçavoir un supérieur, nommé l'estomach et vulgairement cœur ; et l'autre, inférieur, nommé pylorus. »

Les expressions « à cœur jeun », « avoir du cœur au ventre », ne font que confirmer le premier sens de ce mot (2).

Le siège du Cœur.

Il est amusant de rechercher où les profanes ont placé le siège du cœur.

Pour MONTAIGNE, le cœur n'est autre chose que... les intestins ! « La peur extrême, dit MONTAIGNE, et

(1) Dans le Berry, « donner un contre-cœur », c'est faire effort de vomissement. L'expression « tirer au cœur » est générale. Nous avons entendu une mère dire à son enfant : « Lève ton cœur », pour voir sa gorge, en lui faisant ouvrir largement la bouche. On sait que ce mouvement provoque quelquefois des hoquets involontaires.

(2) Ed. BRISSAUD, *Hist. des expressions populaires en médecine*, 53, 164.

l'extrême ardeur de courage troublent également le cœur et le lâchent. » (I, 54.)

Dans ce passage des *Mémoires d'Olivier de La Marche*, le cœur semble désigner la poitrine :

« Henry le Quint fut malade d'*alopisie* (1), qui est ladrerie au cœur et à la teste (2). »

Pour d'autres, le cœur logerait la mémoire : les mots *recordare* et *recordatio*, empruntés aux Latins, ont donné naissance, dans notre langue, à l'expression : *apprendre par cœur ;* et cette expression, tout erronée qu'elle soit, n'a pas cessé d'être en usage, quoique, au point de vue de la justesse, elle eût pu être avantageusement remplacée par *apprendre de mémoire* (3).

Labouïsse-Rochefort (*Trente ans de ma vie*, VIII, 37), raconte que le sourd-muet Massieu, ayant à répondre à cette question : « Qu'est-ce que la reconnaissance ? », écrivit aussitôt sur le tableau noir : « *La reconnaissance est la mémoire du cœur* », réponse que Mérard de Saint-Just traduisit par ce vers :

La mémoire du cœur est la reconnaissance.

C'est une paraphrase de la même locution qui est attribuée à l'actrice Contat.

Marie-Antoinette, ayant fait savoir qu'elle vou-

(1) Alopécie.
(2) *Mém. d'Ol. de la Marche*, Ici, le cœur désigne certainement la poitrine (note d'E. B.).
(3) *Intermédiaire des chercheurs et curieux*, 1878, col. 562.

lait aller à la Comédie-Française et qu'elle désirait que Mlle Contat remplît un rôle qui n'était pas le sien, la jeune actrice s'y mit avec zèle, et apprit 700 vers en 24 heures. Quelqu'un lui en ayant fait compliment : « J'ignorais jusqu'ici, dit-elle, où était le siège de la mémoire ; je sais à présent qu'il est dans le cœur. » (1)

L'Italien dit : par cœur, ou de mémoire, *a memoria*.

L'Espagnol dit de même : par cœur, *de memoria* ; ou de mémoire, *memoria*.

Ce qu'il y a de curieux, c'est que le mot italien « memoria » a pour synonymes : *ricordo, ricordenza* ; le mot espagnol « memoria » a pour synonymes : « *recuerdo, recordation* » ; et ces quatre mots ont pour racine commune le mot latin : *Cor*, cœur (2).

Pour certaines peuplades sauvages, le cœur c'est l'âme.

Les Caraïbes regardaient les pulsations comme des esprits, et plaçaient dans le cœur l'âme principale, âme destinée à une vie future dans le ciel : aussi n'employaient-ils qu'un mot, *iouanni*, pour dire indifféremment *âme, vie* et *cœur*.

Aux îles Tonga, on croit que l'âme est répandue dans tout le corps, mais qu'elle réside spécialement dans le cœur. Un jour, les naturels déclarèrent à un Européen, qu'un homme enterré depuis plusieurs mois n'en vivait pas moins toujours. Et

(1) *Intermédiaire*, 1878, col. 525.
(2) *Interméd.*, loc. cit.

l'un d'eux, s'efforçant de lui faire comprendre ce qu'ils entendaient par là, lui prit la main et la pressant lui dit : « Ceci mourra, mais la vie qui est en vous ne mourra pas » ; et de sa main libre, il indiquait le cœur.

Les Bassoutos disent d'une personne qui vient d'expirer : *son cœur est sorti ;* et d'un malade qui a été sur le point de mourir et qui se rétablit : *son cœur revient.*

Ces idées ne correspondent-elles pas exactement aux opinions du vieux monde, pour qui le cœur est le moteur initial de la vie, de la pensée, de la passion ? (1) »

*
* *

Passons aux hypothèses fantaisistes et aux bévues littéraires.

On ne peut douter que MOLIÈRE ait eu l'intention de rendre Mascarille ridicule, en lui faisant dire que son cœur est *écorché depuis la tête jusqu'aux pieds.* Certes, voilà qui est parfait dans la bouche du personnage ; mais que dire de ces deux vers prononcés par Alceste, dans la dernière scène du *Misanthrope :*

> Pourvu que votre cœur veuille donner les mains
> Au dessein que j'ai fait de fuit tous les humains (2).

Un cœur qui a des mains, voilà, en vérité, qui n'est pas banal !

---

(1) Edward B. TYLOR, *La Civilisation primitive,* t. I, 499-500.
(2) *Intermédiaire,* 1879, col. 304.

Mais voici mieux, ou pire.

Armand de PONTMARTIN n'était pas toujours tendre ; il s'était acquis la réputation d'un grand éreinteur. Lorsqu'on trouvait une naïveté dans un de ses feuilletons, il était de bonne guerre de la souligner. A. de PONTMARTIN, analysant le roman de Henri de PÈNE, *Née Michon*, écrivait :

Voilà donc Laure Michon, armée de toutes pièces. Quel sera le défaut de cette cuirasse, durcie au feu de l'enfer ? Achille enfant, plongé dans le Stix par sa mère, n'avait que le talon de vulnérable ; que sera le talon de cette belle jeune fille ? *Le cœur.*

Ainsi, cette infortunée jeune fille a un cœur qui est un talon, et un talon qui est un cœur.

A. de PONTMARTIN avait publié, la semaine précédente, dans la *Gazette de France*, son millième feuilleton. Ce journal lui avait offert, à cette occasion, un encrier d'or. C'est de cet encrier qu'est sortie la phrase mémorable que nous venons de citer. D'un encrier d'or, il ne saurait sortir qu'une perle, et elle est de poids !

Pourquoi l'on se fait du mauvais sang.

Oyez l'explication qu'en donne le poète chatnoiresque, J. GOUDEZKI ; cela s'appelle : *Tourments d'amour.*

Mon cœur est un viscère avec deux ventricules :
Une oreillette droite, une oreillette gauche,
   Comme qui dirait quatre poches,
  Qui tiendraient dans un ridicule ;

Mon cœur est un viscère avec deux ventricules,
  Et quand je me fais du mauvais sang,
    Voici pourquoi, tout simplement :
C'est que le sang noir, qui vient des veines caves,
    Tel du vin du couloir d'une cave,
Arrive à l'oreillette droite et puis tout droit
    Au ventricule droit,
Qui l'envoie aux poumons échanger contre l'oxygène
    L'acide carbonique qui le gêne,
Il en prend tellement qu'il en rougit, le traître !
    Puis, grâce aux pulmonaires veines,
        Sans peine
    Il revient à la gauche oreillette,
Et de là dans le ventricule gauche, qui lui dit :
    « Il ne faut pas stationner ici ; »
    Et lui montrant du doigt l'aorte :
    « Plus vite que ça, que l'on sorte ! »
Et sur le seuil de l'orifice auriculo-ventriculaire,
    Il ajoute : « Tâchez voir à circuler -e ! »
    Or, si je me fais du mauvais sang,
    Cela provient tout simplement
    D'un petit encombrement
    Que nous appelons la pléthore,
Et non de vos beaux yeux, que cependant j'adore...

Cœurs mangés.

Vers la fin d'avril 1617, Concini, maréchal d'Ancre, se présentait à la porte Bucy avec une escorte de gentilshommes. Le factionnaire croisa sa pique devant le favori de la reine-mère, et sur son refus d'échanger le mot d'ordre, lui barra le passage.

Le maréchal, sans daigner répondre au manant, le renversa et le foula aux pieds de son cheval. Le savetier se releva, cria aux armes, et la garde bourgeoise, accourue à son appel, contraignit le Concini à rebrousser chemin.

Huit jours après cette aventure, le pauvre cordonnier fut bâtonné par une demi-douzaine d'estafiers et laissé pour mort sur le pavé du roi.

Après le meurtre du favori, Jean PICARD (le savetier) ameuta la populace et, armée d'un couteau de boucher, ouvrit la poitrine du Florentin, en arracha le cœur, qu'il fit rôtir sur des charbons ardents, puis il en coupa un morceau, *qu'il dévora*, et, dépeçant le reste, le jeta à la foule atterrée :

« Voilà, vociféra-t-il, comme Jean Picard, le savetier de la porte Bucy, sait venger ses injures. »

Rappelons, à ce propos, que les nègres de l'Achiantis mangent le cœur de leurs prisonniers, croyant s'assimiler ainsi leur courage et leurs vertus guerrières (1).

L'Opothérapie du Cœur.

L'art de guérir a cru trouver, dans le cœur de certains animaux, un médicament propre à remplir plusieurs de ses indications. Au premier rang, sous ce rapport, nous citerons le cœur du cerf.

PLINE avait dit que le cœur de ce mammifère n'était point sujet aux maladies fébriles, et que même il en préserve : de là, sans doute, l'emploi de ce cœur en thérapeutique, qui se prolongea jusque dans le courant du siècle dernier.

(1) MALVERT, *Science et Religion*, 89-90.

Marie de France, cette Anglo-normande du XIIIᵉ siècle qui nous a laissé des fables charmantes, nous raconte, dans l'une d'elles, que le lion, étant tombé malade, fit venir ses médecins, et que ceux-ci lui prescrivirent de manger un *cuer de chierf*. « L'os qui se trouve dans le cœur d'un cerf, lisons-nous dans une ancienne traduction de Dioscoride, est cordialissime, et vaut à tous venins mortifères, et l'on le met utilement dans les remèdes qui se font pour la peste (1). »

Pline, Marcellus Empiricus, etc., nous ont laissé une série de recettes, où entrent différents cœurs d'animaux.

Les cœurs du lion, du crocodile, du caméléon étaient jadis employés contre la fièvre quarte ; celui de l'hyène, contre les spasmes ; celui de l'âne, contre l'épilepsie ; celui du lézard, contre la scrofule ; celui de la grenouille, contre la dysenterie, etc.

Certains magiciens, au dire de Pline (2), font attacher aux mains le cœur d'un lièvre, comme préservatif de la fièvre quarte.

Dans un ouvrage de pharmacie, imprimé à Cologne en 1703 (3), on trouve plusieurs formules d'eau cordiale, préparée avec le cœur d'un cerf récemment tué.

L'auteur d'un traité publié à Francfort au XVIᵉ siè-

(1) Andry, *Recherches*, etc., 80-81.
(2) L. 28, ch. XIX.
(3) Jacobi Mangeti, *Bibliotheca Pharmaceutico-Medica*.

cle (1) recommande une mixture, composée de cœurs de cerfs, à défaut d'un cœur de bœuf ou de porc, auxquels on ajoute des cœurs d'oiseaux, surtout de perdrix ; du citron, du santal, de l'aloès, etc.

*
* *

Le cœur était un tel objet de vénération chez les Anciens, qu'ils interdisaient de faire servir le muscle cardiaque des animaux aux usages comestibles.

Le biographe de PYTHAGORE, ELIEN, nous assure que ce philosophe interdisait de manger le cœur des animaux. JAMBLIQUE ajoute que PYTHAGORE défendait également la cervelle.

Le Cœur dans la magie.

Le cœur des animaux tenait une grande place chez les Romains, dans les sacrifices et les augures. C'était, nous dit PLINE, un heureux présage, quand une certaine quantité de graisse enveloppait la pointe du cœur.

Suivant le scoliaste de MARCIEN CAPELLA, cité par MONTFAUCON, dans le *Supplément à l'Antiquité expliquée*, les aruspices observaient sept organes avant de prononcer leur sentence : la langue, le foie, la rate, les poumons, les reins et le cœur. Si ces organes étaient pâles et livides, c'était mauvais signe ; s'ils étaient frais et vermeils, le présage était heureux.

Le cœur, siège du BA, de l'AB et du HATI (c'est-

(1) Arnold WEICKARD, *Thesaurus pharmaceuticus galeno-chimicus.*

à-dire de la vie, de la volonté et du mouvement), était particulièrement interrogé dans les sacrifices sanglants d'hommes et d'animaux. Son dernier battement, qui correspondait à la mort (ou au départ du Ka), était très soigneusement recueilli (1).

Vitruve nous dit qu'un usage des anciens temps était, avant de s'établir dans une localité, d'examiner le foie des animaux qui l'habitaient. Si l'on trouvait ce foie malade, on en concluait que la localité était malsaine, et on allait ailleurs. Cette idée de voir dans le foie comme l'aboutissant des principes toxiques ou malfaisants absorbés par l'économie, on l'eut aussi pour le cœur.

On assure, nous dit Pline, que le cœur de cuex qui ont succombé à la maladie cardiaque *ne peut se brûler* ; même assertion pour ceux qui sont morts par le poison. Toujours est-il que nous avons un discours de Vitellius, où il accuse Pison d'empoisonnement, en s'appuyant sur cet argument ; et il attesta publiquement que le cœur de Germanicus ne put être consumé par le feu, à cause du poison. La nature de la maladie fut alléguée pour la défense de Pison.

Les modernes devaient accueillir cette étrange assertion. Riolan, qui la répète, en l'étayant d'un fait analogue, rapporté par de Thou, se demande si c'est par une vertu occulte, ou parce que, dans le cas d'empoisonnement ou de maladie cardiaque, le cœur est rempli d'un sang épaissi et coagulé. « Le cœur, ajoute-t-il, résiste au feu, parce qu'il est plus humide, mais pourtant il finit par brûler,

(1) *Egyptologie*, 296-297.

comme tout ce qui est charnu. » Quant au fait rapporté par de Thou, ce n'est point un fait d'empoisonnement : il s'agit du fameux Zwingle, pris en combattant, le 11 octobre 1531, et condamné à être brûlé vif. Les flammes, dit notre historien, ne purent agir sur son cœur ; ce que ceux de Zurich et leurs alliés regardèrent comme une marque visible de la protection du ciel sur l'auteur de leur secte (1). »

*
* *

Le chancelier Bacon nous dit avoir vu, en Angleterre, où le supplice des traîtres consistait à leur arracher les entrailles, un cœur arraché ainsi, et jeté au feu, sauter à plusieurs reprises, et cela pendant sept à huit minutes.

Il cite un autre coupable dont le cœur était déjà dans la main du bourreau, quand on l'entendit prononcer encore quelques mots de prière.

Bartholin parle d'un criminel qui, en pareille circonstance, lança des regards farouches sur les assistants, et des regards tout autres sur son propre cœur, gisant devant lui.

Haller rapporte ces faits et d'autres du même genre, pour démontrer que l'âme ne réside pas dans le cœur (2).

*
* *

Quand les Esquimaux sont malades, leurs sorciers, pour tout remède, leur prescrivent ou leur

---

(1) F. Andry, *Recherches sur le cœur et le foie*, etc., 78 et s.
(2) *Le Cœur et le Foie*, par F. Andry, 92.

interdisent telle ou telle portion de l'un des animaux dont ils se nourrissent, et c'est spécialement le cœur ou le foie qui leur sont ainsi ordonnés ou défendus.

*
* *

Puisque nous voilà sur la pente de la magie, pénétrons hardiment dans son domaine mystérieux.

Quiconque mangeait le cœur d'une taupe, tout frais et palpitant, possédait le don de divination.

Le cœur d'un chat-huant, appliqué sur le sein gauche d'une femme endormie, lui faisait révéler tous ses secrets.

La sorcellerie a souvent fait usage du cœur, notamment dans ce qu'on a nommé l'envoûtement.

L'envoûtement ou *envoussure* que, d'après FERDINAND DENIS, on a retrouvé jusque chez les sauvages de l'Amérique du Nord, remonte à l'antiquité la plus reculée.

L'envoûtement consiste à reproduire en cire la figure de la personne à qui l'on veut du mal, et de piquer cette effigie soit au crâne, soit dans les membres, le plus souvent dans la région du cœur.

Un exemple d'envoûtement fameux est celui du roi LOUIS X, ou LOUIS LE HUTIN, qui aurait été, dit-on, envoûté par la femme d'ENGUERRAND DE MARIGNY, laquelle vivait au commencement du XIVe siècle.

Même accusation, en 1461, à propos du comte de CHAROLAIS et de LOUIS XI ; puis, en 1574, contre l'astrologue RUGGIERI, condamné aux galères avec La Mole et Coconas, pour avoir tenté d'envoûter le roi Charles IX.

Nous avons vu renaître les mêmes pratiques de nos jours. En 1850, un cœur de mouton, traversé d'un poignard, servait aux conjurations d'une nécromancienne du faubourg Saint-Martin.

Deux ans plus tard, on ramassait dans un cimetière parisien un cœur tout hérissé de longues épingles noires, disposées dans un certain ordre.

On sait que le maréchal de Rais (Gilles de Laval) s'était donné au diable corps et âme, pour refaire sa fortune, et lui avait offert, en guise de sacrifice, la main, les yeux, le sang et le cœur d'un enfant égorgé.

Dans les théories des astrologues, le cœur était placé, comme le foie, sous l'influence de Mars, probablement à cause de la similitude de couleur de ces viscères avec la coloration de la planète elle-même.

La Symbolique du Cœur.

La forme du cœur, ou plutôt l'idée qu'on s'en est faite, et quelquefois même sa couleur, ont donné lieu à des applications nombreuses et souvent peu justes. Pline nous parle d'une pierre nommée *encardie*, parce qu'on y remarquait l'effigie d'un cœur; et d'une autre, très estimée des Perses, chez qui elle se trouve, *télécardie*, et qui est de la couleur du cœur.

Les conchyliologistes nous citent, parmi les bivalves, le *cœur de bœuf*, le *cœur de Vénus*, coquilles de mer qui rappellent, tant bien que mal, la forme d'un cœur ; et les *cordimanes* sont des mollusques dont le nom est dû à ce que leurs pattes sont en cœur.

Par la même assimilation, les botanistes affectent, à certaines pétales et à certaines feuilles, l'épithète de cordiformes ; *semence de cœur* (heart-seed) désigne, chez les Anglais, la fleur que nous nommons la *pensée ;* et le *cœur de bœuf* est un arbuste de nos colonies, dont le fruit, très recherché par les nègres, présente à peu de chose près la conformation et le volume du cœur de bœuf.

Nous-mêmes, pour caractériser un individu qui pince ses lèvres d'une façon mignarde et affectée, ne disons-nous pas familièrement : qu'il fait la *bouche en cœur ?*

Enfin, nos astronomes, par des raisons, il est vrai, plutôt empruntées à la situation du cœur qu'à sa configuration, n'ont-ils pas différencié, au sein des milliers d'étoiles dont ils ont créé les noms, le *cœur de Charles,* le *cœur de l'hydre,* le *cœur du lion,* le *cœur du scorpion* (1) ?

*
* *

Dans la Chersonèse de Thrace, existait une ville qui devait, nous dit-on, son nom de *Cardia,* à ce qu'elle était bâtie en forme de cœur (2).

Quelques-unes de nos villes de France ont fait

(1) ANDRY, *op. cit.,* 29-30.
(2) ID., *ibid.,* 132.

figurer le cœur dans leurs armoiries. Nous nommerons par exemple, Slez, en Normandie ; Vertus, en Champagne ; Conflans, en Lorraine ; et Corbeil, près de Paris, ce Corbeil dont le nom a été dérivé, entre autres étymologies, de *cœur-bel*, cœur loyal et rempli d'une fleur de lys d'or, et la devise : *cor bello paceque fidum* (1).

Au moment où HARVEY venait de découvrir la circulation du sang (1619), l'éclat de cette découverte ne manqua pas d'avoir sa répercussion dans les allégories, plastiques ou figuratives.

En feuilletant les iconologies, on retrouve le cœur à tout propos, mais l'intervention du cœur dans l'art religieux remonte encore plus haut : on voit des cœurs figurés au-dessous d'images du Christ, sur des piliers d'églises, sur des chapiteaux, dès le xve siècle.

Aujourd'hui, on ne retrouve plus guère le cœur sous forme symbolique, que sur les plastrons des maîtres d'armes.

Si l'on parcourt les recueils d'armoiries des anciens souverains, on trouve, offrant des cœurs, avec les armes de Danemark, celles de Saxe-Meiningen, de Saxe-Cobourg-Gotha, de Saxe-Altenbourg.

Le cœur figurait dans les armes du célèbre réformateur religieux LUTHER.

(1) ID., *ibid.*, 159.

A partir du xvᵉ siècle, et surtout du xviᵉ, de nombreuses familles ont un cœur dans leurs armes. Citons, notamment, JACQUES CŒUR, anobli par CHARLES VII, et qui avait pour devise : *A cœur vaillant, rien d'impossible* ; les AMELOT, famille de magistrats ; les CŒURET, etc.

*
* *

A quelle époque le cœur a-t-il figuré sur les cartes à jouer ? Vraisemblablement pas avant les dernières années du xivᵉ siècle. Une opinion, entre beaucoup d'autres, attribue à JACQUES CŒUR l'origine du cœur sur les cartes à jouer ; parce que, dit-on, Jacques Cœur, qui était en relations commerciales avec l'Orient, aurait importé le jeu de cartes de ces régions lointaines. On sait que, dans l'hôtel de Jacques Cœur, construit à Bourges vers le milieu du xvᵉ siècle, le cœur avait été si peu ménagé qu'on en voyait partout. Pas une serrure, pas une sculpture, pas une tête de clou, où ne figurassent les emblèmes du maître de céans : une coquille, ou un cœur. Il en était de même, dans l'hôtel de Luynes, appelé encore *Palais d'amour*, que FRANÇOIS Iᵉʳ se fit bâtir tout auprès de l'hôtel de la duchesse d'Etampes, entre la rue *Git-le-Cœur* et la rue de l'*Hirondelle*.

« De toutes les devises, je n'ai pu, dit SAUVAL, me ressouvenir que de celle-ci : « c'était un cœur enflammé, placé entre un alpha et un oméga. »

Un mot encore, pour en finir avec le symbolisme du cœur dans les cartes : dans la cartomancie, le cœur est un signe d'amour ou d'amitié, de victoire, de bonne nouvelle, enfin d'un bonheur quelconque (1).

*
* *

Nous venons de parler de la rue Gît-le-Cœur ; elle ne s'appela pas toujours ainsi : à la fin du xive siècle, c'était la rue *Gui-le-Comte* ; elle devint *Gilles-Queux*, c'est-à-dire le cuisinier (ce qui, chez le roi, constituait une des premières charges) ; ce fut par erreur des copistes qu'elle devint la rue *Gist-le-Cœur*, ou *Gilles-cœur* ; mais cette erreur n'est-elle pas une nouvelle preuve de l'habitude où l'on était alors de retrouver le cœur partout ?

Une autre rue, actuellement nommée *Grégoire-de-Tours*, et que nous avons vu s'appeler rue du *Cœur-Volant*, avait dû ce dernier nom à une enseigne représentant un cœur ailé ; mais cette dénomination, comme sa cause, fut postérieure au xve siècle ; car, jusque-là, c'était la ruelle de la *Voirie*, de la *Boucherie*, ou de la *Tuerie*, ou des *Morguilliers* ; et, en 1746, de la *Blanche oye*, suivant Sauval.

*
* *

Au xvie siècle, le cœur figure non seulement dans les enseignes, mais encore au frontispice des livres, comme marque d'impression ou de librairie, et quelquefois sous forme de rébus. Ainsi, Gilles Corrozet, libraire fameux du xvie siècle, distingue le

(1) F. Andry, 163.

frontispice de ses livres par une rose épanouie dans un cœur.

On retrouve, à la même époque, la forme du cœur sur des cachets, des joyaux, des bijoux, sur les plats de faïence, sur certaines monnaies. Bien plus, le cœur joue un tel rôle dans le symbolisme du temps, que les jeunes amoureux ont coutume, pour se faire part de leurs sentiments, de s'envoyer des pêches traversées d'une flèche, parce que, nous apprend PIERIUS VALÉRIANUS, ce fruit est semblable à un cœur, et qu'en le traversant d'une flèche, on exprimait la blessure dont on avait été frappé au cœur.

Les médecins n'appliquaient-ils pas, d'ailleurs, en ce temps-là, la pêche au traitement des maladies du cœur, « parce que la nature, en donnant à la pêche cette configuration, avait indiqué ainsi l'organe lui-même auquel elle convenait ? »

*
* *

Des cœurs percés de flèches, et alternant avec des écus fleurdelysés, ornaient les poutres transversales de l'église des Petits-Augustins, construite à Paris en 1617. Pourquoi ces cœurs, symboles probables de douleur ? Ne serait-ce pas en mémoire de la malheureuse MARGUERITE DE FRANCE qui, répudiée par HENRI IV, et revenue à Paris après une longue absence, avait fondé ce couvent, où elle avait désiré que son cœur reposât ? En parsemant cette église de cœurs percés de flèches, on fit peut-être ainsi, pour cette reine infortunée, ce qu'avait fait pour

elle-même une autre Marguerite, non moins malheureuse, Marguerite d'Autriche, qui fonda, en
1505, l'église de Brou, et en chargea les murailles
de la devise adopté par elle : *Fortune infortune
fort une,* c'est-à-dire : *Fortune accable fort une
femme.*

*
* *

Dès le xve siècle, le cœur figure ou comme déco-
ration de nos monuments chrétiens, ou comme
attribut emblématique des saints que nous véné-
rons. Dans la chapelle du charnier des Innocents,
à Paris, au-dessous de l'image en pied de Jésus-
Christ (travail du xve siècle), on voyait un cœur
entouré d'une couronne, sur un écusson tenu par
deux petits anges.

A l'église de Dol (Ille-et-Vilaine), on remarque
des cœurs sur un des piliers extérieurs du porche
latéral du midi (xve siècle). Dans un rétable, appartenant à un amateur de Bourg, et publié dans le
Journal d'Agriculture, etc., *de la Société d'ému-
lation de l'Ain,* M. Julien Durand a noté plusieurs
chapiteaux ornés de cœurs. Ce rétable est non pas
du xiiie siècle, comme suppose à tort l'auteur de
la notice que je viens de citer, mais bien du
xvie siècle.

On voit aussi des cœurs sculptés sur les stalles de
Saint-Martin-aux-Bois, en Picardie. Sur l'un des
panneaux du portail nord de la cathédrale de Beauvais (xvie siècle), Saint Augustin est représenté tenant un cœur, et l'on peut dire que cet attribut est

le plus usité et le plus ancien peut-être de ceux qu'on lui affecte (1).

Ce que deviennent les Cœurs des Rois et autres personnages notoires.

Un usage existe, dont nous démontrerons bientôt l'ancienneté, et dont il n'est peut-être pas, au préalable, sans intérêt de rechercher les causes avant les origines.

Cet usage a plusieurs aspects : tantôt, c'est un mourant qui, lui-même, lègue son cœur ; tantôt, c'est une coutume de famille, comme dans les maisons royales ; tantôt, ce sont des parents, des amis qui réclament une partie de la dépouille d'un mort qui a péri loin des siens, sur une terre étrangère ; quelquefois, plus rarement, c'est une population qui veut conserver quelque chose d'un personnage illustre : toutes ces nuances ou variétés existent.

On a essayé de donner les raisons de cette coutume, qui sont d'ordre psychologique.

Par cette volonté de ne pas mourir qui est un de nos instincts, a-t-on dit (2), on essaye de prolonger la vie par un artifice. On donne quelque chose de soi, la partie que l'on estime le plus : le cœur. Et ce don d'une part de soi, outre qu'il est instinctif, prend aussi sa source dans notre nature morale. C'est un souvenir d'affection et de tendresse que l'on transmet, comme un objet visi-

(1) F. ANDRY, *op. cit.*, 178-179.

(2) Dr DEBROU. De l'usage de léguer et de conserver le cœur après la mort (*Correspondant*, 10 avril 1882).

ble sans doute, car, en nous, il y a toujours un peu mélange de ce qui est visible et de ce qui ne l'est pas ; et cet objet matériel représente la personne absente, ses qualités, son amour et vous console et vous soutient. Et cet organe mort, que l'on conserve, permet de croire que l'on n'a pas tout perdu. Il fait plus : par un travail mental, spontané dans l'homme, il entretient la pensée que l'on se reverra un jour, qu'on se retrouvera. Il est un trait d'union qui conduit à la persistance, à l'immortalité.

Un autre point d'interrogation se pose : pourquoi le cœur a-t-il été choisi, de préférence, par exemple, au cerveau ou à tout autre organe du corps ? Ne serait-ce pas qu'on aura reconnu que le cœur est un organe nécessaire, essentiel à la vie ; en second lieu, son petit volume, la facilité qu'on a de le retirer du corps, et de le conserver, n'ont-ils pas contribué à dicter ce choix ?

L'homme a varié ses désirs et ses coutumes d'après la mort. Il a voulu être brûlé, et l'on a conservé ses cendres, les exposant dans des urnes sur la voie publique hors des villes, tantôt pour la vanité du mort, tantôt pour la reconnaissance intéressée des héritiers. Le christianisme a établi la coutume respectueuse de déposer dans la terre un corps qui doit revivre entier un jour (1). Et ce n'est que dans des cas rares que l'on a ôté le cœur, pour le conserver séparément.

Ce dernier usage était suivi généralement dans les mai-

(1) Aux derniers temps de l'État romain et à l'époque gallo-romaine, sur le corps mis en terre et sur la pierre qui le couvrait, on inscrivait cette épigraphe :

CA. DA. VER.

caro data vermibus, d'où on a fait *cadaver*, cadavre, qui veut dire : chair donnée aux vers.

sons royales, dans celle de France. On faisait toujours l'embaumement des personnes de la cour, et l'on embaumait le cœur à part. Aujourd'hui, on se borne souvent à retirer le cœur, pour le déposer dans un vase de porcelaine, de cristal ou d'argent, rempli d'alcool.

Il ne faut pas se faire illusion. Le liquide s'évapore, quoique le vase ait été fermé et luté avec soin et l'air qui s'introduit à sa place altère la substance du cœur. Pour que la conservation fût très prolongée, il faudrait que l'alcool fût renouvelé autant que de besoin, et un sentiment de piété s'y oppose.

On s'étonne, dès lors, qu'on n'ait pas préféré au cœur soit le cerveau, « réel centre des sensations et instrument vrai de la pensée », et qu'il est aisé de durcir par des procédés appropriés ; soit même les os, dont la composition brave l'injure du temps et qu'on retrouve, après plusieurs siècles d'inhumation, dans leur à peu près parfaite intégrité, avec leurs formes et leurs dimensions.

Ils sont les vrais restes (*reliquiæ*) de notre vie; et même la conformation du crâne révèlerait des caractères de race et des indices d'intelligence ; mais on n'a pas pu avoir l'idée de conserver ces objets, qui, même durant la vie, sont à peine vivants. Seule, la piété religieuse a pu les rechercher et les recueillir pour les honorer comme des reliques, après que la légende de sainteté avait eu le temps de s'établir. Allez au fond de la pensée de celui qui fait un don de lui-même, dans le désir de ceux qui espèrent avoir une part de leur ami mort. Ce que tous veulent transmettre ou recevoir, ce n'est pas un objet qui ressemble à une pierre, à du bois, mais quelque chose qui a remué, qui a battu de joie ou de peine, qui a participé ou semble avoir participé au bien, au mal, aux sacrifices, à l'amour. Puisque, pour l'humanité entière, le cerveau semble être neutre ou inconnu, comment ne pas s'adresser au cœur avec lequel la vie commence, avec lequel elle finit : *primum movens, ultimum moriens*.

Un troisième motif a pu faire choisir le cœur, de préférence aux autres organes, c'est qu'entre les témoins de nos douleurs, de nos joies, de nos plus secrètes pensées, le cœur est le plus fidèle. Il palpite, tressaille dans toutes les émotions fortes ; il est la partie, sentante et aimante, de notre âme ; c'est pour cela, surtout, que l'homme, en mourant, songe à le transmettre, comme le meilleur, le plus vivant de lui-même, si l'on peut ainsi parler, à celui ou celle qu'il a le plus aimé pendant la vie. Ainsi voit-on NAPOLÉON destiner son cœur à son épouse adorée, MARIE-LOUISE, si indigne de son affection, mais à l'égard de laquelle il avait conservé toutes ses illusions.

Le 15 avril 1821, NAPOLÉON dictait son testament. Dans un codicille du 16, il ajoutait de sa main : « Je désire que mes cendres reposent sur les bords de la Seine, au milieu de ce peuple que j'ai tant aimé. » Le 28 avril, il chargeait le docteur ANTOM-MARCHI de faire l'ouverture de son corps, « de mettre son cœur dans l'esprit-de-vin et de le porter à l'impératrice Marie-Louise. Vous irez à Rome, docteur, vous direz aux miens que le grand Napoléon est expiré sur ce rocher... » (1)

(1) *Histoire de Napoléon Ier*, par M. de NORVINS : *Mémoires d'Antommarchi*, ou *Derniers moments de Napoléon*, Paris, 1825. Le cœur fut enfermé dans une urne d'argent. L'autorité anglaise s'opposa à sa sortie de l'île, et on le plaça dans le cercueil.

On doit tenir pour une légende l'histoire que nous avons nous-même rapportée, sous toutes réserves, d'ailleurs, de la disparition du cœur de Napoléon, à l'autopsie de son corps. L'opération ayant été interrompue par la nuit, les rats, qui pullulaient à Sainte-Hélène, auraient dévoré le viscère impérial, qu'on n'aurait pas retrouvé le lendemain. Cette fable, avons-nous besoin de l'ajouter, n'est digne d'aucune créance.

Mais quittons le domaine de la fantaisie et pénétrons de plain pied dans celui de l'archéologie.

*
* *

Sait-on à quelle époque remonte l'usage d'inhumer à part le cœur des personnages qui se sont illustrés par leur naissance, leur fortune, ou leurs actions héroïques ? Il serait difficile de la déterminer exactement. Il est à peu près certain que l'antiquité païenne n'a pas connu cette pratique. La combustion du corps était une mesure générale, qui ne souffrait aucune exception.

Il faut arriver au douzième siècle, pour trouver la première trace du culte funéraire isolé du cœur.

Le 25 février 1117, ROBERT D'ARBRISSEL, le religieux fondateur de l'ordre de Fontevrault, meurt dans l'abbaye d'Orsan, fondée par lui. En exécution de ses dernières volontés, son corps, qui était encore, douze jours après sa mort, dans un état parfait de conservation, fut enlevé aux religieuses d'Orsan, pour être transporté à Fontevrault. Mais pour les consoler de la perte de cette relique, Léger, archevêque de Bourges, qui accompagnait les restes du bienheureux Robert, consentit à laisser aux religieuses le cœur du fondateur de l'ordre de Fontevrault. C'est dans cette même église de Fontevrault (1) que fut inhumé le cœur du roi anglo-normand, Henri II, mort à Chinon en 1189.

Le cœur de Richard Cœur-de-Lion est conservé dans la cathédrale de Rouen, contre la grille du chœur, dans « un tombeau moderne, avec statue dans le style du xiiie siècle. » (2)

Richard Cœur-de-Lion, blessé à mort devant un château du Limousin, le 5 avril 1199, avait demandé, selon Mézerai, « que son corps fût inhumé à Fontevrault, près de celui de son père ; que la ville de Rouen, qu'il chérissait à cause de la fidélité qu'elle lui avait toujours gardée, eût son cœur ; et que les Poitevins, qu'il avait peu estimés, eussent ses boyaux, la plus vile partie de son corps. »

Robert Bruce, roi d'Ecosse, avait fait vœu d'accomplir un pélerinage en Terre Sainte, mais la mort (1329) l'empêcha de faire son pieux voyage.

---

(1) Le cœur de Jean-sans-Terre fut également déposé à Fontevrault. où Henri III fit transporter le corps de sa mère, afin de le placer lui-même dans le cimetière des rois ; sa statue était peinte et dorée, comme celle d'Aliénor de Guienne. Le cœur de Henri III reposa également en cette église. Henri-au-Court-Mantel, après avoir été dépouillé des entrailles et de la cervelle, fut salé et enveloppé dans une peau de bœuf, puis transporté à Rouen. Il ne reposerait donc point à Fontevrault, comme l'ont rapporté quelques historiens. (Villeneuve-Trans, *Hist. de St-Louis, roi de France*, t. I, 457).

(2) *Guide Joanne : Normandie*, par Paul Gruyer (1912), 103.

Sentant sa fin approcher, ce roi rassembla ses principaux seigneurs et se fit promettre, par Douglas, qu'aussitôt après sa mort, il lui retirerait le cœur, le ferait embaumer et le mettrait dans une boîte d'argent, préparée à cet effet, puis irait la déposer au pied du tombeau du Sauveur. Après sa mort, Douglas partit, emportant le cœur de son roi. Il ne put arriver jusqu'en Palestine, car, ayant débarqué à Séville pour secourir Alphonse XI, roi de Castille, qui était en guerre avec Osuim le Maure, roi de Grenade, il mourut, tué par les infidèles. En mémoire de la sainte mission qu'avait reçue leur ancêtre, mais que la mort ne lui avait pas permis d'accomplir, les Douglas mirent dans leurs armoiries un cœur sanglant, surmonté d'une couronne (1).

*
* *

Il est assez singulier qu'on n'ait pas retrouvé le cœur de Saint Louis, et on ne s'explique guère comment on aurait dérogé en faveur du saint roi à la coutume, déjà généralisée en France, que nous avons signalée plus haut.

On a beaucoup discuté, vers 1843, sur la prétendue trouvaille du cœur de Saint Louis à la Sainte-Chapelle. D'après Andry (2), ce cœur pourrait bien être celui de Christophe Barjot, chanoine de la Sainte-Chapelle, mort en 1682 ; ou celui de Jacques

(1) *Curiosités hist. et litt.*, 100.
(2) *Recherches sur le Cœur et le foie*, loc. cit.

Barbin, immortalisé par Boileau dans son *Lutrin* ; ou de tout autre personnage encore plus inconnu.

*
* *

En 1258, trois abbayes de femmes se partagèrent les dépouilles mortelles de la mère de Saint Louis, Blanche de Castille ; c'est à l'église du Lys qu'échut le cœur de cette reine.

Outre le père et la mère du saint roi, Thibault V, son gendre, mort en Sicile à son retour des Croisades, avait légué son corps aux religieuses Cordelières de Provins, et son cœur au couvent des Cordeliers, dont il était le fondateur. Ce cœur, après diverses migrations, était encore, il y a une trentaine d'années environ, dans le sanctuaire de l'église de Provins, où il passait pour opérer des miracles, notamment dans les maladies des yeux rebelles à tout traitement.

Les Cordeliers possédèrent les cœurs de Philippe V, mort en 1322, de sa femme, et celui de Jeanne d'Evreux, reine de Navarre, épouse de Charles IV.

Les frères prêcheurs ou Jacobins eurent, entre autres viscères, le cœur du fils de Saint Louis, Pierre d'Alençon, et celui de son frère, Charles d'Anjou ; les cœurs de Philippe le Bon et de sa femme.

Les Jacobins reçurent en dépôt le cœur de Philippe III, autre fils de Saint Louis.

*
* *

Les Célestins, les Jésuites, les religieuses de Maubuisson, du Val-de-Grâce, etc., ont partagé avec les Jacobins le privilège de recueillir les cœurs et les entrailles des souverains. L'abbaye de Saint-Denis les a reçus aussi quelquefois, exceptionnellement.

Chez les Célestins furent conservés les cœurs de Louis XII, de Charles VI, de Henri II, et les entrailles de la malheureuse Henriette d'Angleterre, morte à Saint-Cloud, à 26 ans, et dont la fin subite inspira à Bossuet l'apostrophe si connue : *Madame se meurt, Madame est morte !...*

*
* *

Au XIIIe siècle, les rois de France commencèrent à se conformer à la coutume de l'inhumation isolée du cœur. Louis VIII, étant mort à Montpensier en 1226, son corps fut porté à l'abbaye de Saint-Denis, tandis que son cœur et ses entrailles restaient en Auvergne.

L'histoire mentionne, comme déposés à Saint-Denis : le cœur de Jeanne de Bourgogne, femme de Philippe V ; le cœur de François Ier, qui avait été d'abord donné aux religieuses de Notre-Dame de Haute-Bruyère (1) ; les cœurs de Louis XIII et

(1) On sait que le roi-chevalier mourut à Rambouillet, le 31 mars 1547, dix jours après le service funèbre qu'il avait eu la générosité de faire célébrer en l'honneur de son ancien ennemi Henri VIII, roi d'Angleterre. Ses dépouilles mortelles, transportées quelques jours après à l'abbaye de Haute-Bruyère, près de Montfort-l'Amaury, furent déposées ensuite dans la maison de campagne que l'évêque de Paris possédait à Saint-Cloud, et elles y séjournèrent jusqu'au 21 mai, jour où eurent lieu des obsèques solennelles à Paris et à St-Denis. Le cœur du

de Louis XIV, qui étaient primitivement dans l'ancienne église de la maison professe des Jésuites de Paris ; le cœur de Louis, dauphin de France, fils de Louis XV et père de Louis XVI, mort en 1765 ; le cœur de Louis XVIII ; enfin, celui du DUC DE BERRY.

*
* *

Les Jésuites du Collège de La Flèche, fondé par HENRI IV, eurent le cœur du VERT-GALANT.

Lorsque HENRI IV eut succombé sous le poignard de RAVAILLAC, ses restes furent transportés à Saint-Denis, pour y être inhumés dans la basilique, avec la pompe coutumière aux obsèques des rois de France. Mais son cœur fut réservé, pour être donné au collège royal de La Flèche, fondé par le roi lui-même, et auquel il avait promis cette dernière marque de ses sentiments d'affection. Ce cœur fut donc embaumé à part et remis, aussitôt après, aux Pères de la Compagnie de Jésus qui, possesseurs du Collège de La Flèche, devaient en être les dépositaires et les gardiens. Il fut d'abord transporté avec solennité à la maison de Saint-Louis, à Paris, qui appartenait également aux Jésuites, dans le carrosse même où le feu roi avait reçu la mort. Pendant quelques jours, on laissa ce gage de l'affection de

monarque a eu son monument à part : ce cœur fut enchâssé dans une haute colonne d'albâtre, devant la grande grille de l'abbaye de N.-D. des Hautes-Bruyères. L'urne qui le contenait était l'œuvre du sculpteur Pierre BONTEMS et lui fut payée cent quinze livres. Alex. Lenoir l'acheta en 1793, moyennant *une voie de bois*. C'est une des œuvres les plus remarquables de la Renaissance.

Henri, exposé comme une relique à la vénération
des Parisiens. Puis, le lundi de la Pentecôte, commença le voyage pour apporter processionnellement
à La Flèche le cœur du roi. La route s'effectua en
carrosse, et vingt Jésuites, accompagnés de gentilshommes et de soldats, lui firent ainsi traverser une
partie de la France, au milieu de la consternation
de ceux qui voyaient passer le funèbre cortège. Le
soir, le cœur du roi était déposé dans les églises des
lieux qu'on traversait pour y passer la nuit. A
Chartres, notamment, et à Nogent-le-Rotrou, l'ac-
cueil fut plus solennel, sinon plus cordial. On arriva
ainsi à La Flèche, terme du voyage, et le cœur de
Henri IV fut salué des démonstrations d'une douleur pompeuse.

C'est là que le souvenir du roi allait être gardé
désormais; c'est là qu'il demeura jusqu'à la Révolution. On va voir quelles circonstances l'en tirè-
rent. Le récit qui va suivre, dû à un témoin
oculaire, a un accent de vérité particulier et mé-
ritait à ce titre de ne pas rester dans l'oubli. Le
manuscrit qui relate les faits est conservé au cabinet des Manuscrits de la Bibliothèque nationale
(Nouvelles acquisitions françaises, n° 28). Nous le
reproduisons ci-dessous :

*Exposé des moyens par lesquels les cendres du cœur
de Henri le Grand ont été recueillies.*

La ville de La Flèche éprouvait toutes les secousses de
la guerre civile, lorsque Thirion, représentant du Peuple,
y arriva, accompagné du général Fabre, communément
connu sous le nom du *général Moustache.*

Le cœur de Henri IV reposait honorablement dans l'église du collège, d'après le testament de ce bon prince. Cette église servait aux assemblées du Club ; l'œil du représentant aperçut bientôt ce monument ; il en fut choqué et des ordres furent donnés pour le livrer aux flammes. Le général mit sous les armes toute sa troupe.

Des ouvriers furent condamnés pour descendre la boîte en forme de cœur, qui désignait l'objet précieux qu'elle renfermait. Elle fut brisée ; on aperçut une autre boîte de plomb, sur laquelle on lisait en lettres d'or :

Cy-gist le cœur de Henri le Grand.

Elle fermait à cadenas, mais la clef n'y était pas ; on l'ouvrit avec un ciseau et un maillet. Il en sortit une poussière assez considérable, formée par les poudres aromatiques de l'embaumement ; au fond, on découvrit une substance solide noirâtre.

Dans cet état, on porta cette boîte sur la place de la Révolution. On apporta, de chez le boulanger voisin, quelque menu bois et le feu fut pris chez un serrurier du quartier. La flamme ayant éclaté, on y renversa ce cœur, autrefois si magnanime, qui, desséché par le temps, fut réduit en cendres dans un instant.

La troupe retirée, nous nous approchâmes peu à peu du petit bûcher, en nous promenant d'un air indifférent. Lorsque nous crûmes que les cendres étaient refroidies, nous jetâmes un mouchoir sur la surface qu'elles couvraient, et, en le resserrant, une grande partie des cendres s'y trouva comprise.

Arrivé à la maison, nous rassemblâmes ceux qui naturellement devaient être dépositaires de ces précieux restes, notre épouse, notre fille et notre gendre, et nous leur tînmes à peu près ce langage :

« Mes amis, tandis que les honnêtes citoyens se sont renfermés chez eux, pour n'être pas témoins du sacrilège qui vient d'être commis, mû par un sentiment de respect, de reconnaissance, nous avons voulu sauver les cendres du cœur du bon Henri. Les voici..... Elles seront pour nous et nos enfants un objet de vénération et peut-être un jour pourront-elles être rendues à la vénération de nos concitoyens. Ces temps sont encore éloignés ; ils ne reviendront peut-être que sous une autre génération : en attendant, conservons en secret ce dépôt, qui sera confié au dernier vivant d'entre nous. »

En conséquence, ces cendres furent déposées dans une bouteille, sans aucune inscription, dans la crainte que, dans une de ces visites, ou fouilles, auxquelles les maisons des gens appelés modérés étaient sujettes, elles ne fussent découvertes.

Le calme ayant succédé à l'orage, par le retour à jamais mémorable de Bonaparte, nous voulûmes jouir du plaisir de jeter de temps en temps un coup d'œil sur ces restes précieux. On imagina un tableau un peu profond, sous verre, garni de satin blanc, en haut duquel fut placée une image en couleur, très ressemblante, de Henri IV. Au-dessous, on lit en broderies d'or :

> *Henricus magnus*
> *Francos amavit,*
> *Flexienses dilexit.*

Au-dessous de cette inscription est un flacon, contenant une partie des cendres recueillies dans la bouteille. (La majeure partie y est restée.) Ce flacon est entouré de l'inscription suivante :

> *Cineres cordis Henrici Magni*
> *Pietate et grata memoria*
> *Ob educationis pretium servati*
> *A C. Boucher, chirurgo.*

Ce petit monument de famille était resté ignoré du public, lorsque M. Morin, supérieur du collège, se rappelant les temps heureux de cette maison, qui, lorsque nous y étions écoliers, renfermait des élèves des quatre parties du monde, gémissant sur l'abandon dans lequel elle semblait tomber, s'écria : « Le bonheur, la gloire ont abandonné ce collège, au moment où le cœur de son fondateur a disparu. » Partageant sincèrement ces sentiments, nous lui dîmes : « Non, non, le cœur de Henri est encore parmi nous, il n'a que changé de forme. » Alors M. Morin apprit ce qu'on vient d'exposer.

MM. le sous-préfet et le maire en furent instruits ; l'oreille de M. le préfet ne tarda pas à en être frappée. Son cœur devait en être vivement ému, lui, qui, à la distribution des prix, avait encore, dans des temps peu sereins, manifesté devant les élèves son attachement à la mémoire de Henri.

Les choses en étaient à ce point, lorsque M. le Sénateur, pendant son séjour en cette ville, a voulu que nous lui rendissions compte de l'existence des cendres du cœur d'un souverain cher à celui sous lequel nous avons le bonheur d'exister. Nous nous sommes fait un devoir sacré de remplir ses ordres avec le respect dû à la vérité et au caractère dont Sa Majesté l'Empereur et Roi l'a revêtu pour le bien de notre pays.

Fait à La Flèche, le 2 messidor an XIII (20 juin 1805).

BOUCHER,

Membre correspondant de la ci-devant Académie nationale de Chirurgie, membre de la Société libre des Arts de la Sarthe.

On sait que les religieuses du Val-de-Grâce gardent précieusement, dans une armoire de marbre et dans un caveau, les cœurs d'ANNE D'AUTRICHE, fondatrice de leur monastère ; d'HENRIETTE D'ANGLETERRE ; de PHILIPPE D'ANJOU, second fils de

Louis XIV ; et de l'épouse du grand Roi, Marie-Thérèse d'Autriche, morte en 1683.

Le cœur d'Anne d'Autriche, après son décès, fut enfermé dans un récipient d'argent, ayant la forme de ce viscère, et porté solennellement dans l'église de l'abbaye du Val-de-Grâce, sise au faubourg Saint-Jacques, et pieusement déposé en la chapelle de Sainte-Anne, dans ladite abbaye. Du reste, voici le passage de son testament, du 3 août 1665, où le fait est relaté avec tous les détails. Nous en avons trouvé la preuve dans les *Mémoires de Mme de Motteville* (p. 571, collection Michaud et Poujoulat, vol. X, 2e sére) :

Item, ordonne que son corps soit porté dans l'église de l'abbaye de Saint-Denis, en France, et mis auprès de celui du feu roi, Louis XIII, de glorieuse mémoire, Son Seigneur, après néanmoins que son cœur en aura été tiré par le côté, sans autre ouverture, ce qu'elle défend expressément ; pour être son dit cœur porté dans l'église de ladite abbaye du Val-de-Grâce, sise au faubourg Saint-Jacques de la ville de Paris, et mis dans la chapelle Sainte-Anne de l'église de ladite abbaye ; voulant, Sa Majesté, que ses funérailles soient faites sans aucune cérémonie, et que ce à quoi la dépense en pourroit monter soit employé à faire des prières pour le repos de son âme.

Lequel testament a été ainsi fait, dicté par la très puissante princesse aux conseillers secrétaires d'Etat... en sa chambre du château de Saint-Germain-en-Laye, l'an 1665, le troisième jour d'août, à l'heure de midi, et ladite dame reine l'a signé.

Anne, de Guénégaud, Le Tellier (1).

(1) *Chr. méd.*, 1909, 772.

A l'heure actuelle, le Val-de-Grâce ne conserve plus que deux cœurs : celui de l'illustre chirurgien du Premier Empire, LARREY ; et celui de Miss DAMBY, Anglaise. A quelle époque et à quel propos cette Anglaise est-elle venue échouer là, nul ne l'a jamais su, ou dit (1).

*
* *

Nous avons fait justice ailleurs (2) d'une légende selon laquelle le cœur du grand Roi aurait trouvé pour suprême asile..... l'estomac d'un docteur anglais, un certain BUCKLAND, dont le nom ne nous a été conservé qu'en raison de ce macabre et peu véridique exploit.

Un jour, a-t-on conté, on présenta au docteur BUCKLAND le cœur de LOUIS XIV, afin d'avoir son opinion sur cette relique. « C'était quelque chose de sec et de ratatiné, ayant une assez grande ressemblance avec un morceau de cuir. Le savant docteur examina la chose avec la plus grande attention, la flaira longuement, si longuement qu'il finit par l'avaler. »

Le fit-il exprès, ou par inadvertance ? On ne l'a jamais bien su. L'aventure fit un bruit énorme, on se l'imagine ; mais comme une restitution était impossible, l'affaire en resta là. Ajoutons que les restes du docteur BUCKLAND reposent à Westminster (on se demande à quel titre) ; mais le cœur de

______

(1) V. la *Chr. méd.*, 1909, 772.
(2) Dans le *Cabinet secret de l'Histoire* (1905), t. IV. 80.

Louis XIV était digéré depuis longtemps (*sic*), lorsque mourut le docteur.

On n'a pas même besoin d'invoquer l'invraisemblance de l'histoire, pour démontrer qu'elle est fausse de tous points. Mais où se trouve le cœur de Louis XIV, la question reste entière.

On s'est assuré que, dans l'armoire où sont conservés les cœurs de plusieurs rois de France et qu'on voit dans la crypte de Saint-Denis, ou plutôt qu'on voit très mal, car elle occupe le fond d'un caveau très obscur (1), il y a bien un coffret de métal qui, *d'après la tradition*, et même une inscription très explicite, prétend-on, contiendrait le royal viscère ; mais après enquête, il a été démontré que ledit coffret ne recélait que quelques menus débris d'ossements.

D'où viennent ces fragments, c'est ce qu'a tenté d'établir un de nos confrères (2), dans un récit dont il a, dit-il, puisé le fond dans « une liasse de très authentiques dossiers (3). » Nous allons le résumer, non sans exprimer quelques réserves, bien des

(1) Placé au centre même de la crypte, écrit G. D'HEILLY (*Extraction des cercueils royaux à Saint-Denis en* 1793, édition de 1868, 183), ce caveau.... est l'endroit le plus sombre et le plus impressionnant de la crypte ; il ne reçoit de jour que le peu que lui donne la crypte même, déjà si obscure, et l'œil ne pénètre dans cette lugubre enceinte, qu'au travers d'une lucarne grillée, et seulement au moyen d'un flambeau qui ne l'éclaire jamais qu'imparfaitement. »

(2) V. le *Journal de médecine de Paris*, 24 février 1907 (feuilleton).

(3) Cf. (d'après l'auteur de l'article), aux Archives nationales, la cote o³629 (Papiers provenant de l'administration de la maison de Louis XVIII).

points ne nous paraissant pas élucidés par cette nouvelle autant qu'imprévue version.

Au mois de février 1819, une affiche apposée sur les murs de Paris annonçait la vente du mobilier et des collections d'un ancien architecte, M. Petit-Radel, décédé le 7 novembre de l'année précédente. Un curieux de bibelots, un bourgeois, du nom de Schunck, se rendit acquéreur, à cette vente, d'une plaque de cuivre provenant, d'après l'inscription qui s'y trouvait gravée, d'une des urnes où jadis avaient été conservés les cœurs de princes et de princesses de la famille des Bourbons.

En possession du précieux objet, notre bourgeois ne chercha plus qu'à en établir la filiation. Sous le prétexte d'acheter un tableau, il se fit présenter au peintre Saint-Martin, qui avait été l'un des meilleurs amis de Petit-Radel. Celui-ci lui conta que Petit-Radel, lors de la destruction des monuments funéraires qui peuplaient les caveaux de Saint-Denis et du Val-de-Grâce, avait été chargé, en qualité d'architecte, de surveiller l'opération, et que la plaque pouvait bien provenir de là. Il n'était pas question, disons-le en passant, de l'église des Jésuites de la rue Saint-Antoine, où précisément avait été transporté le cœur de Louis XIV. Quoi qu'il en soit, le peintre ajoutait qu'avec un autre artiste, Martin Drolling, il avait été admis à accompagner Petit-Radel, afin de se procurer de la « momie », matière d'autant plus recherchée par les peintres qu'elle fournissait un glacis merveilleux, et qu'elle était, en outre, très difficile à se procurer.

Petit-Radel, au cours des fouilles, quand fut

ouverte l'urne contenant le cœur de Louis XIV, se serait écrié, s'adressant à Saint-Martin : « Tiens, prends celui-là, c'est le plus gros ; c'est celui de Louis XIV ! » Le peintre aurait pris la substance desséchée qu'on lui tendait, tandis que l'architecte conservait la plaque indicatrice.

Bien que Saint-Martin ait prétendu que la scène avait eu pour théâtre Saint-Denis ou le Val-de-Grâce, notre confrère croit que ses souvenirs le trompaient, ou qu'il avait laissé dans le vague la désignation du lieu où elle s'était passée, de crainte qu'on lui reprochât cette profanation. Nous ne sommes, avouons-le, qu'à demi convaincu par cette explication..... Mais passons.

Drolling, lui, avait fait sa provision de momie, ou « mumie », au Val-de-Grâce. « Comme il peignait ordinairement des intérieurs dans la manière flamande et qu'il se spécialisait dans le clair-obscur, il lui fallait beaucoup de momie ; il acheta onze cœurs ; à en juger par les épitaphes qui se retrouvèrent en 1819 à la vente Petit-Radel, et que le duc d'Orléans fit acheter, c'étaient ceux d'Anne d'Autriche, de Marie-Thérèse, du duc et de la duchesse de Bourgogne, de Madame (Henriette), l'héroïne de Bossuet ; ceux du Régent, de la Palatine, de Gaston d'Orléans, de la duchesse de Montpensier, etc. Drolling les emporta à son atelier et les mit en tubes... Le tout passa sur sa palette. »

Saint-Martin traita avec moins d'irrévérence les reliques qui lui étaient échues, c'est-à-dire les cœurs de Louis XIII et de Louis XIV. Il ne toucha pas au cœur de Louis XIII, et ne déroula même pas la bandelette qui l'enserrait, à laquelle était suspendue une petite médaille ; quant au cœur de Louis XIV, il l'entama sans vergogne et n'en garda que des débris. Il consentait bien à s'en défaire, mais à condition qu'on lui rembourserait, pour le moins, la somme qu'il avait versée entre les mains de l'architecte PETIT-RADEL. Le marché fut aussitôt conclu. SCHUNK, celui-là même qui avait acheté la plaque de cuivre à la vente PETIT-RADEL, se chargea de négocier l'affaire avec l'intendant de la maison du roi alors régnant, Louis XVIII. SAINT-MARTIN restitua ce qui restait du cœur de Louis XIV, et, en échange, reçut une tabatière en or.

Un an plus tard, le peintre, étant sur le point de mourir, faisait appeler SCHUNCK et lui remettait le cœur de Louis XIII, qu'il avait, disait-il, retrouvé, après l'avoir longtemps vainement cherché. SCHUNCK porta le tout à l'intendant de la maison du Roi, en même temps qu'il lui remettait une relation de son enquête, que signèrent le DUC D'ANGOULÊME et le VICOMTE D'AGOULT, Premier écuyer de la DUCHESSE D'ANGOULÊME, lesquels attestèrent que SCHUNCK était un honnête bourgeois, sincère royaliste, et incapable de se prêter à une mystification (1).

Est-il besoin d'ajouter que ce sont là farces de rapins, qui ne méritent pas de retenir l'attention ; nous n'avons reproduit ce récit que pour sa singularité, et pour en souligner l'invraisemblance.

*
* *

(1) V. la *Chron. Méd.*, 1er septembre 1907, 554 et s.

« Le 16 décembre 1723, relevons-nous dans le journal du bourgeois Mathieu Marais, le corps du duc d'Orléans a passé au travers de Paris, en pompe funèbre, à dix heures du soir, pour être porté à Saint-Denis. Il y avait une foule de peuple et on n'a jamais entendu dire tant de sottises. Son cœur, quelques jours auparavant, avait été porté au Val-de-Grâce. On demanda à un laquais s'il avait vu passer le cœur : « Non, dit-il, mais j'ai vu son âme passer par la rue d'Enfer. »

D'après une légende qui ne repose sur aucune base sérieuse, le cœur du Régent aurait été dévoré par son chien favori. Passons et arrivons à Louis XVIII. Nous avons conté longuement à une autre place (1) l'odyssée de ce viscère ; nous y renvoyons le lecteur que cette histoire pourrait encore amuser.

*
* *

La dernière inhumation de cœur royal que nous ayons à relever est celle du ci-devant empereur d'Autriche-Hongrie, Charles, dont la fin devait être si misérable. Malgré qu'il fut déchu de ses droits, « on lui concéda l'un des privilèges de la royauté : on lui accorda le droit d'être partagé en trois parties, suivant les ordonnances des anciennes cérémonies magyares, pour ces trois parties être inhumées en trois points différents de ses domaines. »

(1) *Les Morts mystérieuses de l'Histoire*, 2ᵉ série, 298 et s. (cf. *Chr. méd.*, 1895, 641 et s.)

Après qu'un premier service eût été chanté à Funchal, capitale de l'île de Madère, dans une petite église, les restes de l'ex-empereur furent déposés temporairement dans un caveau.

On enleva son cœur, on l'embauma et on le plaça dans une urne de cristal, laquelle fut à son tour placée dans une seconde urne d'argent et envoyée en Autriche, pour suivre les rites de la famille des Habsbourg. Un sculpteur portugais prit finalement une empreinte de la figure du monarque, pour que son masque fut conservé.

Le cœur de CHARLES fut déposé dans la chapelle de Lorette, de la très vieille église des moins Augustins, à Vienne, dont la fondation date de l'an 1320. Là, dans des urnes toutes pareilles, sont disposés les cœurs de tous les membres de la famille impériale de Habsbourg, morts depuis six cents ans, à l'exception de deux.

Ces deux princes de la famille dont les cœurs ne sont pas conservés en cet endroit, sont l'archiduc JEAN, qui se noya en mer, après avoir renoncé à ses droits à la couronne, et la feue impératrice ELISABETH D'AUTRICHE, assassinée par un anarchiste. Le triple démembrement du corps, tel qu'il est observé par la famille royale, n'eut pas l'heur de plaire à cette belle princesse et elle obtint que ses restes fussent conservés tout entiers dans un cercueil d'argent en l'église des Capucins.

Dans tous les autres cas, quand la mort se saisit d'un des membres de cette illustre dynastie, son cœur, comme nous l'avons dit, est placé dans une urne, déposée ensuite dans la chapelle de Lorette.

Les intestins et l'estomac sont recueillis dans une seconde urne et déposés dans la crypte de la fameuse vieille cathédrale de Saint-Etienne, tandis que le reste est confié aux caveaux de l'église des Capucins (1).

*
* *

D'autres églises possèdent des cœurs de grands personnages autres que des monarques et des princesses de sang royal. Le cœur de Duguesclin (2) se trouve dans l'église des Jacobins de Dinan. Tandis que le corps du connétable était descendu dans les caveaux de Saint-Denis, son cœur était porté à Dinan, son pays natal, et ses entrailles données à l'église des Jacobins du Puy, près du lieu où il est mort.

Dans la cathédrale de Rouen se trouveraient les cœurs du cardinal d'Estouteville, mort en 1482, de Charles de La Rochefoucauld, etc.

Le cœur de la mère de François Ier est inhumé dans l'église Notre-Dame de Paris.

Le cœur de Saint François de Sales a dû être inhumé à part, puisque, huit ans après la mort du saint, survenue en 1622, Louis XIII, âgé de 29 ans, tombé gravement malade à Lyon, fit suspendre la relique vénérée au chevet de son lit.

Le cœur du cardinal de Retz a été déposé dans l'église des Carmes, au Marais, tandis que son corps

(1) *Revue populaire de Montréal*, sept. 1922.
(2) Cf. Chateaubriand, *Mém. d'outre-tombe*, éd. E. Biré, t. I, 128.

était inhumé, non dans les caveaux de Saint-Denis, mais dans l'église dont il était l'abbé.

Le cœur d'Antoine Arnauld (le grand Arnauld), mort à Bruxelles, a été transporté à Port-Royal-des-Champs.

Le lundi 28 mars 1661, dans la nuit, le cœur de Mazarin fut transféré de Vincennes aux Théatins. Trente carrosses à six chevaux, remplis des plus grands personnages, quatre cent flambeaux allumés, formèrent un digne cortège à la dépouille mortelle du défunt cardinal (1).

Le cœur de Duquesne, nous apprend notre érudit confrère, M. Léon Deffoux (2), a fait l'objet d'une enquête dans la presse (*OEuvre* des 28 février, 1er et 9 mars ; *Intermédiaire* du 10 mars 1924). On le chercha, tour à tour, à Aubone (Suisse), et à Dieppe, sa ville natale. Finalement, le correspondant à Genève du *Journal des Débats* avisa ce journal que ce cœur était resté à Aubonne, en plein canton de Vaud, où il avait été déposé par son fils, Henri Duquesne, baron d'Aubonne, né en 1652, mort à Genève en 1722.

Sur le tombeau, on lit cette épitaphe, qui commence par le rituel : « Arrête-toi voyageur », et qui, après avoir rappelé les titres et les exploits du marin, se termine par ses mots :

Passant, interroge la Cour, l'Armée, l'Eglise et même l'Europe, l'Asie, l'Afrique et les deux mers ; demande-leur pourquoi l'on a élevé un superbe mausolée à Ruyter

(1) De Laborde, *Le Palais Mazarin*, 347.
(2) *Mercure de France*, 15 avril 1924.

et point à Duquesne, son vainqueur..... Je vois, que, par
respect pour le Grand Roi, tu n'oses rompre le silence.

*
* *

Voici le procès-verbal de l'embaumement du cœur
et du corps des deux Dauphines, rapporté par un
chirurgien du dix-septième siècle.

Le corps étant ouvert, on fit l'embaumement à la ma
nière égyptienne, en remplissant les cavités de baume et
de poudres d'aromates très fines, puis enveloppant le
tronc et les membres de bandelettes de lin, imprégnées
de baume. Le cœur étant retiré, on le lava à plusieurs
reprises dans de l'esprit-de-vin et on le plaça dans une
capsule de porcelaine. On mit dans ses cavités de la poudre balsamique très fine, préparée exprès, et on le déposa
dans un sac de toile cirée, ayant la forme d'un cœur ;
autour du cœur, on mit de la poudre balsamique ; on
lia, on serra avec une ficelle fine. On plaça ce sac dans
une boîte en plomb, ayant aussi la forme d'un cœur ;
et cette boîte dans une plus grande. Les deux furent sou-
dées ensemble par un maître plombier. Le cercueil du
corps ayant été mis sur des tréteaux, au milieu de la
chambre, la boîte du cœur fut placée dessus, pour être
déposée avec le cercueil dans la sépulture. (Dionis, *Traité
des opérations de chirurgie.*)

Les embaumements furent faits par Dionis, assisté
de deux apothicaires, de plusieurs valets, d'un
plombier, en présence de Félix, premier chirurgien
de Louis XIV.

*
* *

Le cœur de La Tour d'Auvergne est resté dans
la famille du *Premier Grenadier de France.*

M. le maréchal-de-camp LATOUR-D'AUVERGNE-LAURAGUAIS, possesseur du cœur de LATOUR D'AUVERGNE, premier grenadier de France, ayant réclamé celui du maréchal de TURENNE (1), le marquis de VAULCHIER, préfet de Saône-et-Loire, fut autorisé à le lui remettre, le 30 octobre 1818.

Mais avant la remise du cœur au descendant des de la TOUR D'AUVERGNE, il était nécessaire de constater son identité. Une enquête eut lieu à cet effet ; nous en avons relevé les principales circonstances dans un procès-verbal du 30 août 1817, ce qui constitue un document historique des plus intéressants.

Le marquis de VAULCHIER, préfet de Saône-et-Loire, délégué par le ministre de l'Intérieur pour conduire cette enquête, constata d'abord que, sur un état de l'argenterie des églises de la commune de Cluny, et d'autres communes du canton et de l'abbaye de Cluny, daté du 14 janvier 1795 et envoyé au district de Mâcon, figurait une boîte en vermeil, renfermant le cœur de TURENNE.

Un adjoint de la mairie produisit ensuite un manuscrit, dont sa famille était dépositaire depuis vingt-huit ans, et qui était intitulé : « Description, histoire et chronologie de l'abbaye, ville et banlieue de Cluny, depuis leur fondation jusqu'à l'heureuse

(1) A la mort de TURENNE, son cœur fut apporté aux Carmélites du faubourg Saint-Jacques, où la supérieure le reçut à l'entrée de sa maison, des mains du même père de l'Oratoire qui avoit présenté le corps au prieur de l'abbaye de Saint-Denis. Du couvent des Carmélites, le cœur de Turenne fut porté dans la suite à l'abbaye de Cluny, et, lors de la Révolution, on le déposa à la mairie de ce lieu. (a).

(a) DELORT, *Mes Voyages aux environs de Paris*, t. I, 9.

Révolution de 1789, par BOUCHÉ DE LA BERTILIÈRE, citoyen de Mâcon. » Ce manuscrit contenait une nomenclature des vases sacrés et autres objets précieux, renfermés dans une armoire de sacristie, et parmi lesquels se trouvait le cœur de TURENNE, enchâssé dans du plomb, revêtu d'un cœur de vermeil du poids de 2 marcs 4 onces ; sur ce cœur, on lisait l'inscription suivante, parfaitement gravée :

Ici est enfermé le cœur de très haut et puissant prince Henri de la Tour d'Auvergne, vicomte de Turenne, colonel général de la cavalerie légère de France, gouverneur de haut et bas Limousin, et maréchal général des camps et armées du Roi.

L'auteur de ce manuscrit, étant présent, put confirmer l'exactitude de ces différentes données.

Le préfet se fit alors représenter le cœur en plomb que l'on considérait comme renfermant celui de TURENNE, et qui pesait 1 kil. 250 gr. ; il constata qu'il était enveloppé dans un petit sac de velours cramoisi, bordé d'un galon d'argent, et que le tout se trouvait renfermé dans une boîte en carton, aussi en forme de cœur. M. BOUCHÉ DE LA BERTILIÈRE, sous les yeux duquel ces objets furent placés, attesta qu'il les reconnaissait comme étant ceux que lui avait fait voir le sacristain de l'abbaye ; il ajouta qu'à cette époque, le cœur en plomb était recouvert d'une boîte en vermeil, pouvant s'ouvrir.

Un vieillard de quatre-vingts ans, qui avait été maire de la ville pendant vingt-quatre ans, avant la Révolution, reconnut les mêmes objets comme étant ceux qu'il avait vus souvent à l'abbaye.

Plusieurs autres personnes notables, présentes au moment de l'établissement du procès-verbal d'enquête, s'accordèrent pour déclarer que, d'après une tradition généralement accréditée dans le pays, le cœur de TURENNE avait été remis aux moines de Cluny, à la demande du DUC DE BOUILLON. Ils rapportèrent qu'à la même époque, on avait envoyé à Cluny *la Pie*, qui était la monture préférée du maréchal (1), et qu'ils tenaient des anciens du pays, que ce cheval était mort de vieillesse dans les écuries du monastère où il avait été l'objet de soins particuliers.

Selon ce qu'ils affirmaient encore, comme étant de tradition, deux grenadiers, qui avaient servi sous le maréchal de TURENNE, et qui étaient de passage à Cluny dans les premières années du xviii° siècle, avaient demandé à voir le cœur de leur général : on s'était empressé de leur donner satisfaction ; ils avaient alors tiré leurs sabres, pour les placer en croix sur cette relique ; enfin, s'étant agenouillés, ils avaient fait une courte prière, les larmes aux yeux.

Parmi les personnes présentes à la lecture du procès-verbal d'identité (précédée de la mise sous scellés du cœur en plomb, du sac et des portes de l'armoire), se trouvaient le marquis de la GUICHE, pair de France, inspecteur des gardes nationales de Saône-et-Loire, et le comte de MAILLÉ, inspecteur général des haras.

(1) On sait que lorsque TURENNE fut frappé mortellement à Salzbach, ses soldats, brûlant de le venger et trouvant que l'action ne s'engageait pas assez vite à leur gré, s'écrièrent : « Lâchez *La Pie*, elle nous conduira. »

Le 4 décembre suivant, le préfet de Saône-et-Loire se transporta à l'hôtel de ville dè Cluny, fit briser, en présence du maire et de quelques autres personnes, les scellés apposés sur l'armoire, préalablement reconnus intacts, vérifia les scellés des diverses boîtes qui contenaient le cœur de TURENNE et prit possession du précieux dépôt. Le 16 décembre, il annonça à son collègue du département de l'Aude (où résidait le comte de la TOUR D'AUVERGNE-LAURAGUAIS), l'envoi, à son adresse, par les diligences postales, d'une caisse renfermant les boîtes que nous avons mentionnées, et l'extrait du procès-verbal des opérations d'enquête du 30 août.

Le 2 janvier 1819, le préfet de l'Aude remit, en présence de témoins, et après une nouvelle vérification, qui donna lieu à procès-verbal, le cœur de TURENNE, avec les pièces qui l'accompagnaient, au comte de la TOUR D'AUVERGNE-LAURAGUAIS (1).

*
* *

Etes-vous curieux de savoir ce qu'est devenu le cœur de BUFFON ? Nous allons essayer de satisfaire votre curiosité.

BUFFON, étant mort au Jardin du Roi, dans la nuit du 15 au 16 avril 1788, à une heure du matin, fut embaumé dans la matinée du 16, moins de sept heures après son décès, par les chirurgiens PORTAL, BETZ et GIRARDEAU. Ceux-ci embaumèrent avec soin

____

(1) Cf. le *Carnet historique et littéraire* (art. du Général BOURELLY).

le cœur et le cerveau, qui furent renfermés dans des urnes de cristal.

BUFFON avait témoigné le désir que son cœur fut remis au géologue FAUJAS DE SAINT-FOND, mais le fils de BUFFON ne lui remit que le cerveau. Quant au cœur, M. NADAULT DE BUFFON, arrière-petit-neveu du grand naturaliste, pense que l'urne qui le renfermait a été comprise, sans qu'on ait même pris la peine de s'enquérir de son contenu, dans la vente publique faite à Montbard et à Paris, au profit de la nation, au mois d'août 1794, après la fin tragique du fils de BUFFON (1).

*
* *

Puisque nous en sommes au chapitre du cœur des grands hommes, rappelons cette anecdote, qui a trait au cœur de VOLTAIRE. Après la mort de cet homme universel, le bruit se répandit que le marquis de VILLETTE avait renfermé le cœur de VOLTAIRE dans un vase en or, sur lequel était gravé ce vers :

Son cœur est en ces lieux, son esprit est partout.

Sans considérer tout le bien que le grand homme avait fait à beaucoup d'infortunés, un esprit malicieux s'empressa d'ajouter que le cœur de VOLTAIRE ne remplacerait jamais son esprit.

On a conté un peu partout comment ce cœur finit

(1) V. la *Chr. méd.*, 1897, 245.

par échouer à la Bibliothèque nationale, où la relique est précieusement conservée.

*
* *

Nous avons exposé, à une autre place (1), les vicissitudes du cœur de GRÉTRY ; nous ne les rééditerons pas ici.

*
* *

Dans les caveaux de l'église des Invalides, on trouve, parmi les lourds cercueils des vieux guerriers de LOUIS XIV et de NAPOLÉON, la tombe d'une femme ; le nom seul de l'héroïne dont les restes reposent là justifie cet honneur : il s'agit de Mlle de SOMBREUIL.

L'histoire de son dévouement filial, lors des massacres de l'Abbaye, a été mille fois écrite et discutée : on sait qu'après avoir su attendrir les bourreaux de Septembre, elle ne parvint pas à fléchir les juges du tribunal révolutionnaire, et que le vieux SOMBREUIL fut guillotiné, à l'âge de soixante-quatorze ans, peu de jours avant Thermidor. Il laissait deux fils, dont l'un monta sur l'échafaud trois jours après ; l'autre fut pris en Vendée, les armes à la main, et fusillé à Vannes : il avait vingt-six ans. Telle est, en quelques mots, la tragique histoire de cette famille de royalistes qui, tous, furent fidèles à la monarchie jusqu'à la mort.

Mlle de SOMBREUIL quitta alors la France et épousa, en Allemagne, un émigré, le comte de VILLELUME,

(1) Cf. *Chr. méd.*, 1er janvier 1912, 16-18.

que, plus tard, la Restauration nomma gouverneur de la succursale des Invalides, à Avignon. C'est dans cette ville que mourut, en 1823, à l'âge de cinquante-cinq ans, la comtesse de VILLELUME.

Son cœur fut réclamé par les Invalides, où il se trouve actuellement. Le caveau où on le déposa est situé sous le chœur de la chapelle. On y pénètre, —ou plutôt on n'y pénètre point, car cette partie de l'hôtel des Invalides est rigoureusement fermée au public — par un escalier situé derrière le maître-autel. Une porte de bronze, un marbre avec cette inscription : *Caveau des gouverneurs*, puis un assez long perron qui s'enfonce dans l'ombre. Le caveau est vaste ; trois étages de marbre noir portent les noms des gouverneurs qui sont inhumés là : près de l'entrée, à gauche, sur un fût de marbre noir, une urne funéraire porte ces mots en lettres d'or :

CŒUR

DE MAURISSE DE SOMBREUIL

COMTESSE DE VILLELUME

15 MAI 1823.

Au-dessus de la porte d'entrée, un grand vase en marbre blanc contient le cœur de VAUBAN ; celui de KLÉBER est dans une urne semblable, à droite d'un petit autel fort simple, qui forme le fond de la crypte.

*
* *

Au Père-Lachaise, non loin de la chapelle à gauche (56e division, 1re ligne), on remarque le tom-

beau du peintre Louis DAVID, qui fut directeur de
l'Académie de France à Rome, président de la Con-
vention nationale, organisateur des fêtes de la Révolution et qui mourut, exilé, en Belgique, en 1825.
« Son cœur, dit l'épitaphe, est déposé dans ce
caveau, près du corps de son épouse, compagne de
ses malheurs (1). »

Lorsque Missolonghi fut prise, en 1823, par les
Turcs, l'église de Saint-Spiridion, où était l'urne
contenant le cœur de BYRON, fut détruite de fond
en comble, et l'urne ensevelie dans les décombres.
Depuis, on a reconstruit l'église, mais nous ne sa-
chions pas que le cœur du poète ait été retrouvé.

Il est de notoriété publique, et c'est pourquoi
nous n'y insisterons pas, que le cœur de GAMBETTA,
conservé longtemps dans un bocal d'alcool, qui suivait PAUL BERT dans tous ses déplacements (nous
avons narré naguère cette macabre histoire) fut, à
la suite d'une campagne de presse à laquelle nous
n'étions pas étranger, remis aux Jardies, d'où il
n'a été enlevé que pour être transporté au Pan-
théon (2).

Le grand patriote polonais KOSCIUSKO mourut,

(1) *Mercure de France*, loc. cit.
(2) Cf. le *Cabinet secret de l'histoire*, t. IV, 279.

en 1817, à Soleure, chez un ami. Son corps fut transporté à Cracovie et déposé dans le tombeau des rois de Pologne, à côté de Jean Sobieski, le vainqueur des Turcs, et de Poniatowski. Mais le cœur du patriote fut enlevé, et nous ne savons au juste par suite de quelles circonstances il fut conservé jusqu'à ce jour par la famille Morosoni, de Venise.

Celle-ci vient de décider de faire hommage du précieux viscère au Musée polonais, fondé par le comte Plater, à Rapperschwyl, sur les bords du lac de Zurich.

La décision est sage. Les reliques de ce genre doivent être, en effet, conservées dans les églises ou les musées et non dans des demeures particulières, où elles risquent toujours de s'égarer tôt ou tard, ou, tout au moins, d'être reléguées au fond de quelque armoire.

APPAREIL URINAIRE

Nous rappelons, sommairement, que l'appareil urinaire comprend deux organes, chargés d'élaborer l'urine : les *reins* ; deux conduits excréteurs, nommés *uretères* ; un réservoir : la *vessie* ; un canal expulseur : l'*urèthre* (1).

Reins. — Urines.

En Chine, l'examen de l'urine est capital pour établir le diagnostic. Il en faut plusieurs échantillons, pour que le praticien puisse faire des observations sérieuses : urines du matin, de midi, de la soirée, de la nuit; alors, chaque urine est examinée aux différents points de vue : couleur, odeur, reflets. Puis, elle est battue avec une petite spatule de bois et le récipient est vivement porté à l'oreille : le médecin procède, en effet, à *l'auscultation de l'urine*, car tantôt elle est muette, et tantôt elle est parlante.

Ce n'est pas tout. Quand il a affaire à un client riche, le *lama* goûte l'urine. Ce dernier complé-

---

(1) Witkowski, *Structure et fonctions du corps humain;* Paris, 1877, 555.

ment d'examen doit notablement augmenter la note, car il est réservé aux patients de marque.

Cet examen de l'urine a, pour les Mongols, une telle importance, qu'un bon médecin doit être capable de faire le diagnostic de l'affection, et de prescrire le traitement d'un malade qu'il n'a jamais vu, sur la seule inspection d'un échantillon de l'urine qui lui aura été envoyé (1).

*
* *

Une superstition très répandue prête à l'urine des vertus prophylactiques et médicales.

L'urine humaine, chez les Romains, préservait des méfaits de la sorcellerie.

Les juges qui condamnèrent SAINTE LUCE, la firent arroser d'urine, afin qu'elle ne put s'échapper par un maléfice, ou se préserver des sortilèges en se lavant les mains dans l'urine.

Pour éviter le nouement de l'aiguillette, le promis urine trois fois au travers de l'anneau destiné à sa future, en disant : *In nomine patris*, etc.

Dans le comté de Mark, en Westphalie, la nuit de Walpurgis, on lave le bétail avec de l'urine, dans laquelle on a fait cuire de la matricaire.

*
* *

Les *Tschuktschs* offrent leurs femmes aux voyageurs ; mais ceux-ci, pour s'en rendre dignes, sont

(1) J.-J. MATIGNON, *Superstition, crime et misère en Chine*, 358.

tenus de se soumettre à une épreuve dégoûtante : la fille ou la femme qui doit passer la nuit avec son nouvel hôte, lui présente une tasse pleine d'urine ; il faut qu'il s'en rince la bouche. S'il a ce courage, il est regardé comme un ami sincère ; sinon, il est traité comme un ennemi de la famille.

En Afrique, sur la côte de Riogabou, on observe la même pratique.

L'urine, dentifrice.

Les Anciens connaissaient l'art de soigner les dents. Généralement, ils ne recouraient pas à des dentifrices, ils se rinçaient la bouche avec une eau pure (*puriter lavit dentes*).

Les Celtes avaient trouvé, je ne sais comment, les vertus dentifrices de l'urine. Ecoutez plutôt CA-TULLE :

AD CONTUBERNALES.

Tu, præter omnes, une de capillatis
Cuniculosæ Celtiberiæ fili,
Egnati, opaca quem bonum facit barba,
Et dens Hibera defricatus urina.

IN EGNATIUM.

Num Celtiber es : Celtiberia in terra
Quod quisque minxit, hoc solet sibi mane
Dentem, atque russam defricare gingivam ;
Ut quo iste vester enpolitior dens est,
Hoc te amplius bibisse prædicat loti.

M. de Guerle traduit ainsi qu'il suit ces vers dans l'édition Panckoucke :

Toi, entre autres, fils chevelu de la Celtibérie, Egnatius, dont tout le mérite consiste dans une barbe épaisse et des dents qui doivent leur blancheur à l'urine dont tu les frottes.

Mais tu es Celtibérien, les gens de ton pays ont tous la coutume de se rincer chaque matin les dents et les gencives avec leur urine ; or, plus l'émail de tes dents a d'éclat, plus il prouve que tu as avalé de ce gargarisme.

Cet horrible dentifrice était-il répandu ? Avec nos idées du xxe siècle, on ne peut rien imaginer de plus répugnant que l'introduction d'urine dans la bouche.

Quel est le principe actif de l'urine pour nettoyer les dents ? L'urine humaine est faiblement acide ; l'acidité est due à une combinaison de l'acide urique avec le phosphate de soude, combinaison où, d'après Brasson (1868), un équivalent d'acide urique remplace un équivalent d'eau, dans le phosphate neutre de soude.

Singuliers usages de l'urine.

Au xviiie siècle, les urines étaient employées, dans une certaine proportion, par les chamoiseurs, les producteurs d'orseille et les cristalliseurs d'alun, mais elles furent bientôt abandonnées. Tous leur ont substitué l'ammoniaque ou ses sels (1).

(1) *Fosses d'aisance, latrines, urinoirs, vidanges*, par F. Liger, 105.

Expulsion de poils par l'urine (1).

L'expulsion de cheveux par l'urine a été notée de temps immémorial, et ce phénomène, d'ailleurs rare, a frappé par son étrangeté aussi bien les médecins que les patients.

Qu'Hippocrate et Galien aient observé cette émission de cheveux par les urines, le fait n'est pas douteux, ainsi qu'en témoignent les deux passages suivants :

Chez les sujets qui rendent avec les urines de petites masses de chair, ou des poils, ces matières sont engendrées par les reins. (*Aphorismes*, IV, 76.)

De son côté, Galien, dans son traité *De locis affectis* (l. VI, cap. 3), parle de « matières ressemblant à des cheveux et longues de un pied et demi ou plus, qu'Hippocrate vit passer dans l'urine », et il s'étonne « qu'elles aient pu être contenues dans l'intérieur des reins » ; il ajoute :

Quand je vis des cheveux passer dans l'urine, étant données leur longueur et leur couleur, je fus incliné à croire ceux qui parlaient de substances lourdes et grasses, évaporées et séchées par la chaleur, et qu'on trouverait dans les veines.

En 1500, Amaldus consacre un chapitre de ses œuvres à la *pilimictia* et parle de « cheveux, mélangés à des graisses et de la peau, expulsés des reins avec l'urine ».

(1) Pilimictia (*The Lancet*, 7 août 1915) ; cf. *Presse médicale*, 13 janvier 1916.

SCULTEIUX, en 1658, et KLETT, en 1703, décrivirent aussi ce phénomène.

Il est actuellement reconnu que la *pilimictia* est un phénomène consécutif à la rupture dans la vessie d'un kyste dermoïde contenant des cheveux, et le Dr CARRARO vient d'en publier un cas dans *Il Morgagni*.

Albuminurie et asperges.

Dès 1820, HAHN avait constaté que l'urine d'un goutteux n'avait pas l'odeur de violettes après l'absorption d'essence de térébenthine.

Le maître de CLAUDE BERNARD, RAYER, en 1837, constatait aussi que, chez les brightiques, l'odeur caractéristique pouvait manquer après l'ingestion d'asperges.

En 1858, DE BEAUVAIS, dans sa thèse, estimait que la suppression complète du passage des substances courantes dans l'urine était un signe pathognomonique du *mal de Bright*.

Mais, plus tard, DUCKWORTH montrait qu'il s'agissait souvent d'un simple retard, au lieu d'une suppression complète ; et le professeur STRAUS observait que le retard lui-même n'était pas constant dans la néphrite interstitielle.

Le P^r Ch. ACHARD a indiqué ces faits dans les recherches qu'il a faites, avec CASTAIGNE, sur la perméabilité rénale.

Etant jeune étudiant, ce maître pathologiste se rappelle avoir entendu citer le fait que, dans les néphrites, l'ingestion d'asperges pouvait ne pas être suivie de l'apparition dans l'urine de l'odeur spéciale, due à l'élimination du méthyl-mercaptan.

Il est possible, aussi, qu'en dehors de l'état du rein, d'autres conditions, et particulièrement des conditions digestives, interviennent pour modifier le passage de cette substance odorante dans l'urine (1).

Les « uromantes », ou « jugeurs d'eau ».

Toutes les sciences ont été, à l'origine, des *mancies*, c'est-à-dire des divinations, des intuitions. De même que la religion a commencé par la superstition, l'astronomie a commencé par l'astrologie, la chimie par l'alchimie, l'urologie par l'*uromancie*.

Celle-ci est entrée dans la pratique médicale bien longtemps avant GALIEN, ce qui lui assure une antiquité respectable.

On appelait, en ces temps lointains, ceux qui s'en occupaient, des *teinturiers*, sans doute à cause du grand nombre de couleurs qu'ils prétendaient distinguer dans la sécrétion rénale. Mais c'est un praticien du douzième siècle, du nom d'ACTUARIUS, qui semble avoir accordé le premier, à l'urine, une valeur diagnostique et pronostique.

**
* **

Parmi les nombreux ouvrages ayant trait à l'examen des urines, qui ont été publiés par les savants du moyen âge, nous nous bornerons à indiquer le

(1) *Chron. méd.*, 1901, 394.

Tractatus de urinis, de RONDELET ; le *De Urinis*, de MONTAGNANA ; le *De Urinis*, d'ACTUARIUS ; les *Carmina de urinarum judiciis*, d'EGIDIUS ; et le *De Cautelis urinarum*, de BERNARD GORDON. Dans ce dernier, il est fait mention de différents tours de passe-passe et d'un choix de réponses équivoques, propres à tirer d'embarras les uropathes de cette époque, auxquels le liquide sécrété par les reins d'une personne souffrante n'indiquait rien.

Cette vogue de l'uroscopie aux XIVᵉ, XVᵉ et XVIᵉ siècles est attestée par tous les vieux conteurs.

Au XIVᵉ siècle, le jugement des urines était considéré comme une nécessité, ainsi que le prouve le document suivant : la ville de Collioure, qui dès le XIIIᵉ siècle, avait un hôpital, s'attacha, en 1372, un médecin public, maître Albert del PUIG, avec le titre de *physicien*, par un traité dans lequel ce médecin s'engageait à examiner les maladies par les moyens d'observation médicale en usage ; parmi eux, était spécifié l'examen des urines.

Stercus et urina medici sunt prandia prima.
Ex aliis paleas, ex istis collige grana.

déclare PANURGE au docteur RONDIBILIS.

« Vous prenez mal, dit RONDIBILIS ; le vers subséquent est tel :

Nobis sunt signa, vobis sunt prandia digna.

« Les matières fécales et l'urine sont les mets
préférés du médecin ; des autres recueille la paille,
et de ceux-ci la graine. »

Le premier de ces deux vers est une allusion à
un règlement de HENRI II, dont voici le texte :
« Sur les déclarations des personnes décédées par
la faute des médecins, il en sera informé et rendu
justice comme de tout autre homicide, et seront les
médecins mercenaires tenus de goûter les excréments de leurs patients et de leur impartir toute
autre sollicitude ; autrement seront réputés avoir
été cause de leur mort et décès. » (Voy. MERCIER,
Tableau de Paris, VII, 227.)

Le second vers que PANURGE accole plaisamment
au premier est emprunté à un brocard de droit, qui
n'a aucun rapport avec le sujet. (BURGAUD DES MA-
RETS et RATHERY.)

*
* *

Jusqu'au XVIIe siècle, l'examen des urines a joué
un rôle capital en médecine. Dans le tableau *La
Femme hydropique*, qui est universellement regardé
comme le chef-d'œuvre de G. Dow, un médecin con-
temple attentivement les urines de la malade, qui
sont contenues dans un ballon de verre à long col.

Le médecin aux urines était, d'ailleurs, un personnage important, et LE BOULANGER DE CHALUSSAY,
dans *Elomire Hypocondre* (scène III), a mis fort
au long ce répugnant Esculape en scène, et expli-
qué sa spécialité en détail. C'était une tradition de
bas comique, mais fondée sur la réalité.

On connaissait le médecin des urines depuis

longtemps, et maître PATHELIN, contrefaisant le
malade, dit au drapier, qu'il feint de prendre pour
un médecin :

> .....*Et mon orine,*
> *Vous dit-elle point que je meurre ?*

*
* *

On sait comment se pratiquait autrefois une consultation au lit du patient.

Après les compliments et salutations d'usage, le
médecin commençait par tâter avec soin le pouls
de son malade, puis demandait à voir l'urinal. Ce
qu'il examinait, c'était la couleur, la substance
(consistance), la quantité et les choses contenues
dans le liquide qu'on lui mettait sous les yeux.

Cet examen fait, avant de se retirer, le médecin
promettait la guérison au patient, avec l'aide de
Dieu.

Certains praticiens faisaient suivre l'inspection
de l'urine de celle des crachats et des matières excré-
mentielles. C'était là les *incommoda* du métier,
comme l'exprime un précepte de la fameuse Ecole
de Salerne.

*
* *

A l'époque médiévale, les médecins étaient très
jaloux de la prérogative qu'ils s'étaient attribuée
de « visiter » les urines, et il eût fait beau voir,
alors, les apothicaires prétendre s'en mêler ; mais,
ils s'en servaient comme moyen d'investigation cli-

nique, ils se seraient gardés d'y goûter, ou même de la sentir.

Il ne semble pas que nos ancêtres du moyen âge aient attaché à l'odeur de l'urine une signification quelconque ; c'est tout au plus s'ils la flairaient, quand ils soupçonnaient une fraude. Souvent, en effet, on cherchait à tromper le médecin, en lui présentant, par exemple, pour de l'urine d'homme ou de femme, de l'urine de vache, de brebis ou de chèvre ; ou encore de l'hydromel, du jus de citron ou de l'infusion de safran. Le praticien, après avoir débouché le vase qui renfermait le liquide suspect, en humait subrepticement le contenu. Quant à aller au delà, sa dignité s'en fût trouvée offensée.

Molière, dans sa haine de la médecine et de ses servants, va un peu loin, quand il prête à Sganarelle les propos que vous savez. Vous vous rappelez la scène :

Sganarelle, *déguisé en médecin.* — Monsieur Gorgibus, n'y aurait-il pas moyen de voir de l'urine de l'ægrotante ?... Voilà de l'urine qui marque grande chaleur, grande inflammation dans les intestins : elle n'est pas tant mauvaise pourtant.

Gorgibus. — Et quoi, monsieur ! vous avalez ?

Sganarelle. — Ne vous étonnez pas de cela : les médecins, d'ordinaire, se contentent de la regarder; mais moi, qui suis un médecin hors de commun, je l'avale, parce qu'avec le goût, je discerne mieux la cause et les suites de la maladie. Mais à vous dire la vérité, il y en avait trop peu pour asseoir un bon jugement ; qu'on la fasse encore pisser.

SABINE. — J'ai eu bien de la peine à la faire pisser.

SGANARELLE. — Que cela ! Voilà bien de quoi ! Faites-la pisser copieusement, copieusement. Si tous les malades pissent de la sorte, je veux être médecin toute ma vie.

SABINE. — Voilà tout ce qu'on peut avoir.

SGANARELLE. — Quoi ! monsieur Gorgibus, votre fille ne pisse que des gouttes !... Je vois bien qu'il faudra que je lui ordonne une potion pissative.

MOLIÈRE, comme BOURSAULT, a exagéré le côté répugnant de la profession ; ce sont bouffonneries qu'on ne tolèrerait plus aujourd'hui à la scène.

Après tout, qui sait si quelques-uns de nos confrères ne pratiquaient pas cette « dégustation » : peut-être ORONTE était-il de ceux que MOLIÈRE avait consultés pour lui-même, et dont parle l'auteur d'*Elomire* (Elomire est l'anagramme de MOLIÈRE) *hypocondre, ou les médecins vengez.*

Ce que découvre ORONTE dans l'urine d'ELOMIRE, vous le pressentez ; c'est plus qu'une maladie physique, une tare morale : « ELOMIRE est *frénétique, autrement hypocondre* », parce que, « au lieu d'avoir toujours eu la raison pour guide, il a trop lasché la bride

Aux désirs enragés de mordre dieux et gens.

Avoue, Molière, qui donnas si souvent aux autres les étrivières, que tu n'as pas volé celles-là !

Il est assez plaisant de constater, en passant, que si MOLIÈRE dédaignait la science officielle, il avait une foi entière dans les charlatans, imposteurs et bateleurs, qui s'improvisaient médecins d'urines.

*
* *

Les charlatans urinaires (*uroscopes* ou *uromantes*) avaient, d'ailleurs, une clientèle de choix. Dans les plus hautes classes de la société, on ne dédaignait pas de les consulter, et la confiance en eux était si grande, que beaucoup de médecins réguliers s'étaient vus contraints de les imiter, afin de conserver leur clientèle.

Et puis, c'était un métier si lucratif ! Pourquoi auraient-ils fait fi de cette source de bénéfices ? Source impure, dira-t-on : ce n'était pas l'avis de l'empereur VESPASIEN.

Faut-il rappeler, à ce sujet, les vers de MATHU-RIN RÉGNIER, regrettant de n'avoir pas appris à tâter le pouls et à juger les urines ?

.....Si j'eusse estudié,
Jeune laborieux, sur un banc à l'escole,
GALIEN, HIPPOCRATE, ou JASON, ou BARTOLE,
Une cornette au col, debout dans un parquet,
A tort et à travers je vendrais mon caquet :
Ou bien tastant le poulz, le ventre et la poitrine,
J'aurais un bon teston (1) pour juger d'une urine,
Et me prenant au nez, loucher dans un bassin
Des ragousts qu'un malade offre à son médecin (2).

*
* *

(1) Ancienne pièce de monnaie.
(2) Mathurin RÉGNIER, sat. IV.

Les uromantes ou « jugeurs d'eau » ont surtout exercé leur industrie aux seizième et dix-septième siècles, principalement en Allemagne.

Il y en avait deux catégories : les uns étaient de véritables médecins, peu soucieux, il faut bien le dire, de leur *decorum* professionnel : ce sont ceux dont parle le poète satirique dont nous venons de citer les vers ; les autres n'étaient que des empiriques vulgaires.

Ceux-ci appartenaient aux deux sexes : tantôt, c'était une vieille bonne femme qui, par état ou par charité, soignait et assistait les malades ; tantôt, quelque religieuse ou moinesse (*monacha*), sans parler des innombrables commères qui se piquaient de connaître la nature des maux et la façon de les traiter.

Il était si facile, au surplus, d'élever un urinal à la hauteur de l'œil, et de déclarer sentencieusement ce qu'on y voyait, ou plutôt ce qu'on n'y voyait pas : une religieuse ne prétendait-elle pas y apercevoir des cercueils ? Et elle en tirait un présage de mort ; un uromante y découvrait qu'un seigneur avait perdu son foie à la suite d'excès, et l'astucieux compère vendait au client naïf, moyennant cent florins, la recette pour faire pousser un foie neuf ; cet autre affirmait qu'une femme hydropique avait un arbre dans le ventre !...

Ces *circulatores* ou *circumforanei*, comme on les désignait, ces charlatans vulgaires avaient mille ressources, mille tours dans leur besace.

Les uns examinaient les urines près d'un miroir,
pour en imposer aux personnes simples ; d'autres
se servaient d'un anneau soi-disant magique, qu'ils
avaient, à les entendre, acheté à Venise ; ils appro-
chaient de leur oreille le doigt qui portait l'anneau,
comme pour écouter ce que leur disait le diable,
qui y était emprisonné !

Car on était convaincu que l'urine possédait une
vertu à toute épreuve contre les sorciers.

*
* *

Il en était qui, usant de pratiques empruntées à
la géométrie, mesuraient l'urine avec un compas,
ou la pesaient avec une balance.

Pour la plupart, c'était un jeu d'y découvrir les
signes de la grossesse, l'âge du séducteur et celui
de sa dupe ; les affaires de cœur et les affaires d'argent, les vols et les empoisonnements. Le présent
et l'avenir, tout, en un mot, s'y découvrait.

*
* *

Cette croyance au pouvoir des « jugeurs d'eau »
subsistait encore au temps de VOLTAIRE, qui s'en
indignait : « La ridicule charlatanerie, écrivait
l'apôtre du bon sens, de deviner les maladies et les
tempéraments par les urines, est la honte de la médecine et de la raison (1). »

Mais les uromantes ont la vie dure ; dans ce temps

(1) Lettre à Florian. 1774.

de lumières et de progrès, nous ne répondrions pas qu'ils n'exercent encore, en quelque ville d'eaux, leurs talents comme jadis.

Alors que la science avance, ils en sont restés aux procédés rudimentaires de nos pères ; ils se contentent de regarder à travers un vase, nous recourons au microscope, au cystoscope et à l'uréthroscope.

L'uroscopie scientifique a pris presque partout la place de l'uromancie, définitivement tombée en un légitime discrédit.

*
* *

Cette étude était terminée, lorsque, au hasard d'une recherche, nous avons eu l'occasion de lire, dans les *Travailleurs de la Mer*, de Victor Hugo, des scènes encore subsistantes (du moins au temps où se place le récit du poète), d'uromancie.

Rien n'est moins rare, écrit Victor Hugo, que lés sorciers à Guernesey. Ils exercent leur profession dans certaines paroisses, et le dix-neuvième siècle n'a rien fait. Ils font bouillir de l'or ; ils recueillent des herbes à minuit ; ils regardent de travers les bestiaux et les gens. On les consulte : ils se font apporter dans des bouteilles de l'eau des malades, et on les entend dire à demi-voix : « L'eau paraît bien triste. » L'un d'eux, un jour, en mars 1856, a constaté dans l'eau d'un malade sept diables. (*Les Travailleurs de la Mer*, liv. I, chapitre premier).

LA VESSIE

Le premier qui ait pratiqué la taille hypogastrique, que l'on nommait autrefois la taille par le haut appareil, est un chirurgien du xvie siècle, du nom de Pierre FRANCO, né aux environs de Sisteron.

FRANCO n'était pas, à dire le vrai, un chirurgien, au sens où nous l'entendons aujourd'hui ; c'était, plutôt, ce que l'on appelait un *inciseur de pierre*, profession peu estimée, exercée par des empiriques. FRANCO n'en a pas moins laissé un grand nom dans les annales de la chirurgie. Grâce à son procédé, on pouvait aller chercher dans la vessie des calculs trop volumineux pour être extraits par la taille périnéale.

On lit dans le *Journal de Jean de Roye* (1460-1483), édité par Bernard de MANDROT, le passage suivant :

Audit moys de janvier IIII^c LXXIIII (1474), advint que ung franc archer de Meudon, près Paris, estoit prisonnier es prisons de Chastellet, pour occasion de plusieurs larrecins qu'il avoit faicts en divers lieux et mesmement en l'église dudit Meudon ; et pour lesdiz cas etre estranglé au gibet de Paris nommé Montfaucon, dont il appella en la court de Parlement, où il fut mené pour discuter de son appel. Par laquelle court et par son arrest fut ledit franc archer déclairé avoir mal appellé et bien jugié par le prévost de Paris, par devers lequel fut renvoié pour exécuter sa sentence. Et, ce mesme jour, fut remonstré

au roy par les médecins et chirurgiens de ladicte ville,
que plusieurs et diverses personnes estoient fort traveillez
et molestez de la pierre, colique, passion et maladie du
costé, dont pareillement avoit esté fort molesté ledit franc
archer, et que aussi desdictes maladies estoit lors fort malade monseigneur du Boschage, et qu'il seroit fort requis
de veoir les lieux ou lesdictes maladies sont concrées dedans les corps humains, laquelle ne povoit mieulx estre
sceue que inciser le corps d'un homme vivant, ce qui
povait bien estre fait en la personne d'icellui franc archer,
qui aussi bien estoit prest de souffrir mort. Laquelle ouverture et incision fut faicte au corps dudit franc archer,
et dedens icellui qui est regardé le lieu desdites maladies,
Et, après qu'ilz orent esté veues, fut recousu et ses entrailles remises dedens, et fut, par l'ordonnance du roy,
très bien penser (pensé), et tellement que, dedens
XV jours après, il fut bien guery et ot (eut) rémission de
ses cas, et ot remission sans despens et si lui fut donné
avecques ce argent.

C'est, a-t-on longtemps prétendu, la première
opération de la taille qui ait été signalée. Cette
opinion est plus que contestable : *dès 1546*, cette
opération était pratiquée (1), et peut-être est-il des
textes qui prouveraient une antiquité plus reculée.

Calculs anormaux.

FABRICE DE HILDEN relate, d'après OFFREDI, qu'un
calcul de la grosseur d'un œuf, enveloppant une
balle de plomb, fut trouvé dans le cadavre d'un
homme qui, ayant reçu un coup de feu à la région

---

(1) Cf. *Chr. méd.*, 1906, 806 et s.

coccygienne, n'avait commencé que quinze ans après à éprouver des douleurs de vessie et des difficultés d'uriner, auxquelles il ne succomba qu'après un laps de temps aussi long encore (1).

*
* *

A. Paré a rapporté le cas d'un homme à qui l'on tira une pierre de la grosseur d'une noix, au milieu de laquelle, dit-il, fut trouvée une aiguille dont coutumièrement les couturières se servent (2). Cette pierre fut montrée comme une curiosité au roi Charles IX.

*
* *

On trouve, dans les Actes de l'*Académie des Curieux de la Nature*, le dessin d'un calcul, extrait par le célèbre lithotomiste Wred, et qui fut présenté à Casimir, roi de Pologne. Cette pierre représentait un membre viril, avec le gland, le prépuce, le scrotum et le raphé (3).

Pechlin dit en avoir vu un semblable, de la longueur du doigt, et dont le gland offrait même une perforation (4).

Riedlin a également figuré un gravier simulant une verge, avec les deux testicules, qu'avait spon-

(1) Cent. 3, obs. 77, 250.

(2) L. 25, ch. 15, 662. — Voyez aussi *The Dublin Journ. of medicine and chem. science*, t. I, III. — *Med. essays and observ. of Edimb.*, J. IV, 297. — *Journ. Hebdom.* t. I, 221, etc.

(3) Déc. 1, ann. 2, obs. 139, 223.

(4) *Obs. phys. med.*, 1, 1, obs. 7, 14.

tanément rendu un homme de quatre-vingts ans (1).

Un soldat dont parle TULPIUS (2), reçut au bas-ventre un coup de feu, qui fractura le pubis et dilacéra la vessie ; la plaie guérit, mais le malade conserva une grande difficulté d'uriner ; après sa mort, on trouva dans la vessie trois calculs et une grande esquille provenant du pubis.

On lit, dans VAN SWIETEN (3), qu'ayant été appelé auprès d'une femme affectée d'ascite, il lui proposa la ponction, qu'elle refusa en disant qu'elle était certaine de guérir sans les secours de l'art. Sa conviction reposait sur ce qu'elle rendait presque tous les jours des calculs sans éprouver la moindre douleur.

Un chirurgien, ayant tiré une pierre de la grosseur d'un œuf de pigeon, la trouva si pesante, qu'il eut la curiosité de la casser : une balle de mousquet en occupait le centre ; cinq ans auparavant, le malade avait reçu un coup de feu à l'hypogastre, et depuis lors, il était resté assujetti à des difficultés d'uriner (4).

COLOT assure (5) avoir été plusieurs fois consulté par des gens de guerre obligés de se faire tailler, après avoir reçu des coups d'arquebusade ; les pierres s'étaient formées : aux uns, sur des esquilles de l'os pubis fracassé ; aux autres, sur de la bourre ou des balles de plomb.

(1) *Misc. Nat. Cur.*, déc. 3, ann. 1, obs. 128, 219.
(2) *Obs. med.* L. 4, c. 30, 323.
(3) *Comment.*, t. IX.
(4) COVILLARD, *Obs. iatro-chirurg.*, obs. 7.
(5) *Traité de la lithot.*, 48.

Morand a vu une balle qui avait servi de noyau à une pierre de la grosseur d'un petit œuf, qu'on tira par la taille (1). La même observation a été faite par Maréchal (2).

Cheselden a donné (3) la figure d'un calcul extrait de la vessie d'un soldat, et ayant pour noyau une balle de plomb, qui, l'année précédente, avait pénétré dans la vessie à la suite d'un coup de feu.

Bonet cite, d'après Seger, l'histoire d'un homme dans la vessie duquel fut découverte, après l'opération de la taille inachevée, une balle de plomb, entourée de couches calculeuses (4).

Une pierre renfermant une balle de plomb est aussi indiquée dans le *Bulletin de la Société médicale d'Emulation* pour l'année 1821. Marcet a également vu une balle qui s'était logée dans la vessie d'un soldat, blessé à Waterloo, et qu'on retira par la taille, couverte d'une épaisse incrustation, qu'il reconnut être produite par un mélange de phosphate calcaire et de phosphate ammoniaco-magnésien (5).

Remer fait mention d'un soldat dans la vessie duquel, trois ans après qu'il eut reçu un coup de feu au bas-ventre, on trouva une balle qui n'avait jamais donné aucun indice de sa présence, et qui était enveloppée d'incrustations salines. M. Ehrlich

---

(1) *Opusc. de chirurg.*, t. II, 248.
(2) Garangeot, *Opérat. de chirurg.*, t. I, 170.
(3) *Anatom. of human body*, pl. 30.
(4) *Sepulchret.*, 1, 3, sect. 22, 588.
(5) *Loc. cit.*, 37.

dit (1) que le cabinet de l'Académie Joséphine, à Vienne, possède une pierre ayant pour noyau une balle de pistolet.

*
* *

Les *concrétions rénales* sont loin de se ressembler pour le poids et le volume. Sous ce rapport, elles ne varient pas moins que celles de la vessie, depuis le volume de la plus petite tête d'épingle jusqu'à celui d'un gros œuf de poule, et depuis un poids pour ainsi dire inappréciable, jusqu'à celui de plus de cinq livres, comme POHL (2) assure qu'on en trouva une dans le corps d'une princesse.

Les pierres rénales dont les dimensions deviennent monstrueuses, prennent des formes bizarres, qui les ont fait comparer, par REISEL, à un cœur ; par TULPIUS, à un poignard ; par BONET, à un cornichon ; par RUYSCH, à une grosse racine de gingembre ; par VAN SWIETEN, à une bouteille munie d'un col ; par PLATER, à une tête de cerf, armée de son bois ; par LENTILIUS, SCHROECK et PARÉ, à un petit chat ; par HELBIG et MEIBOM, à une souris ; par VOLCKAMER, à un oiseau ; par CREIL, à un éléphant ou aux insignes de l'ordre de Danebrog ; par BAILLIE, à un arbre ; par EUSTACHE, et depuis, par beaucoup d'autres écrivains, à un corail ou à un madrépore, offrant tantôt deux ou trois, tantôt huit ou un plus grand nombre de branches.

CIVIALE possédait un calcul rénal qui ressemblait

----

(1) *Chirurgische Beobachtungen*, t. I, 208.
(2) *De prostat. calcul.*, § 7.

assez exactement à une dent molaire, munie de ses racines.

Calculs simulés.

Les exemples de calculs simulés ont été assez communs dans tous les temps. Un enfant passait pour rendre un grand nombre de pierres très grosses ; la nouvelle de cette merveille vint aux oreilles du roi de Danemark, qui, pour constater la vérité du fait, fit enfermer l'enfant, et le commit à la garde de BARTHOLIN. Celui-ci apprit du malade que chaque prétendue émission était précédée de mouvements convulsifs, et vit même plusieurs pierres grosses comme des noix, qu'il disait avoir rendues. Mais l'enfant, surveillé de près, et n'ayant plus de compères auprès de lui, répéta vainement ses contorsions : rien ne sortit par sa verge, et on demeura convaincu qu'il était un imposteur (1).

HARDER parle d'une femme de vingt ans, qui cachait sous son aisselle les pierres qu'elle prétendait rendre (2) ; et MANGET, d'une autre qui leur donnait le vagin pour asile (3).

Quelques calculeux célèbres.

L'histoire nous apprend qu'un grand nombre d'hommes célèbres ont souffert de la gravelle et de

_(1) BARTHOLIN, *Epist. med.*, cent. 5, ep. 60, 238.
(2) *Obs.* 80, 307.
(3) *Bibliothec. anat.*, t. I, P. I, 386 ; cf. CIVIALE, *L'affection calculeuse.* passim.

la pierre. Parmi eux citons : Louis XIV, Cromwell, Bacon, Bossuet, Buffon, Chamfort, Colbert, Franklin, Montaigne, Napoléon Ier.

Les médecins, qui passent, à bon droit, du reste, pour n'être pas insensibles à la bonne chère, dépensent peu de force physique, malgré leur vie active ; aussi, fournissent-ils de nombreux exemples de gravelle et de pierre. On peut citer parmi eux : Barthez, Hallé, Nysten, Lisfranc, Antoine Dubois, etc.

*
* *

« Le Pape Innocent XI, écrit Dionis (1), étant mort le 16 août 1689, fut ouvert : on lui trouva deux pierres, une dans chaque rein ; celle du rein gauche pesait dix onces ; et celle du droit, dix. J'ai trouvé ce fait si particulier, et le volume de ces calculs si extraordinaire, eu égard à la capacité naturelle du lieu où elles (*sic*) se rencontrent, que je les ai fait graver sur un dessin qui m'en fut envoyé de Rome, afin de vous en faire voir la grosseur et la figure. »

Le pape Innocent XI n'est pas le seul calculeux de marque dont l'histoire de la médecine ait retenu le nom.

Vers le milieu du dix-septième siècle, on porta solennellement un jour, à Notre-Dame de Liesse, un calcul énorme, qu'on suspendit, en façon d'*ex-voto*, dans une chapelle, par un cordon de vermeil, sur lequel le donataire avait fait graver l'ins-

(1) *Cours et Opérations de Chirurgie.*

cription suivante : *Cette pierre a été tirée de François-Annibal d'Estrées, duc et pair, premier maréchal de France, par la grâce de Dieu et l'intercession de la Sainte-Vierge, le 15 septembre 1654.*

Or, le maréchal d'ESTRÉES, qui n'était autre que le frère de la belle Gabrielle, de galante mémoire, avait quatre-vingt-deux ans, lorsqu'on lui fit cette terrible opération, qu'il eut raison d'affronter avec courage, puisqu'il eut plus de vingt ans de survie.

Le maréchal d'ESTRÉES fut, pendant quelque temps, dans le plus grand danger. Un courtisan, dont la vie était très peu édifiante, mais qui joignait à des mœurs scandaleuses une dévotion outrée, envoya savoir de ses nouvelles, en ajoutant qu'il allait prier Dieu pour lui : « Qu'il s'en garde bien, répondit le maréchal, il gâterait tout ! »

Quand FAGON eut annoncé à BOSSUET qu'il avait la pierre, l'âme du grand évêque fut saisie d'horreur, et il préféra la mort à l'opération ; FAGON subit plus tard celle-ci avec un grand courage.

BOILEAU eut la pierre dans son adolescence. NEWTON, MARMONTEL, D'ALEMBERT en furent atteints dans leur vieillesse.

La découverte de la lithotritie est une des plus admirables de la chirurgie, et nous ne craignons pas de la regarder, de même que celle des anesthésiques, comme une de celles qui font le plus d'honneur à notre science.

Disons, à l'éloge de MALGAIGNE, qu'interprète du sentiment universel, il déclara, à la tribune de l'Académie, que, s'il avait la pierre, il aurait recours à la lithotritie, c'est-à-dire qu'il aurait suivi l'exemple fourni à notre génération par l'un des plus grands lithotomistes de notre siècle, ANTOINE DUBOIS. Celui-ci, sollicité par son ami HALLÉ de lui pratiquer la taille, engagea BÉCLARD à le remplacer : HALLÉ mourut des suites de l'opération.

Atteint lui-même de la pierre, DUBOIS s'adressa à CIVIALE, qui le guérit et donna un banquet pour célébrer son rétablissement. DUBOIS y vint, conduit par ORFILA, et c'est avec une joie sans mélange que fut célébrée cette fête de famille.

*
* *

DURET DE CHEVERNY, Président des comptes, était fils de Louis DURET, médecin. Il mourut en 1637, après avoir été taillé de la pierre. On fit pour lui cette épitaphe :

> Cy git qui fuyait le repos,
> Qui fut nourri, dès la mamelle,
> De tributs, tailles et impôts,
> De subsides et de gabelle ;
> Qui mêlait dans ses aliments
> De l'essence du sol pour livre.
> Passant, songe à te mieux nourrir,

> Car si la taille le fit vivre,
> La taille aussi l'a fait mourir.

*
* *

L'épigramme suivante, dont l'auteur est le célèbre SAINT-JUST, est tirée de l'*Almanach des Muses*,
année 1775, p. 200 :

> Certain Ministre avait la pierre,
> On résolut de le tailler.
> Chacun se permit de parler,
> Et l'on égaya la matière.
> Mais comment, se demandait-on,
> A-t-il pareille maladie ?
> C'est que son cœur, dit Florimon,
> Sera tombé dans sa vessie.

APPAREIL NERVEUX

I

Les influences morales et leur action sur l'organisme.

a) *Le caractère dans la maladie.*

Un philosophe l'a dit non sans humour : « Quand vous avez à aborder un homme dont vous avez besoin, cherchez bien le moment : s'il est dyspeptique, ne le dérangez pas à l'heure des repas ; s'il est névropathe, attendez que le ciel soit bleu ; et s'il s'agit d'une femme, oh ! alors, multipliez les précautions, car le caractère d'une femme change de mois en mois, d'heure en heure. »

Tous ceux qui ont cherché à établir les relations de l'esprit et du corps ont exprimé la même idée, bien qu'en termes différents.

N'est-elle pas de La Rochefoucauld, l'auteur des *Maximes*, la phrase souvent citée : « Les passions ne sont autre chose que les divers degrés de la chaleur ou de la froideur du sang » ? N'est-ce pas Voltaire qui écrit : « Voulez-vous changer absolument le caractère d'un homme ? Purgez-le tous les jours avec des délayants, jusqu'à ce que vous l'ayez tué (ce qui serait peut-être excessif). CHARLES XII, dans sa fièvre de suppuration, sur le chemin de Bender, n'était plus le même homme ; on disposait de lui comme d'un enfant. »

*
* *

Ce ne sont pas seulement les causes morales qui influent sur le caractère, mais les maladies physiques : « Toute personne atteinte d'une maladie chronique quelconque, affirmait avec son autorité le professeur AZAM (de Bordeaux), voit son humeur s'aigrir et son caractère changer. »

Comment agissent, en pareil cas, les causes morales? « Elles diminuent la puissance trophique, nous répond le docteur GUIMBAIL, en surmenant le cœur, en faisant osciller brusquement la pression du sang, la vitesse de la circulation, en réduisant le coefficient de ventilation pulmonaire. » Et, pour preuve de cette théorie, notre confrère rappelle les congestions névropathiques du poumon, de la plèvre, du rein, du foie.

Quel médecin de la peau ignore le rôle provocateur des réactions nerveuses dans les affections cutanées ? La canitie, la calvitie, une foule de lésions vésiculeuses, pustuleuses ou papuleuses, ne surviennent-elles pas à la suite de causes morales ? Et la perte d'appétit, et les vomissements, et le tympanisme, voire l'aphonie, ne reconnaissent-ils pas souvent la même origine ?

Quand on dit que la bonne humeur est liée à la bonne santé, on entend dire que le caractère est sous la domination des vicissitudes de notre être physique.

Prenons un goutteux ou un rhumatisant : au moment des accès, il est parfaitement insupportable ; en dehors, il peut être le plus aimable des hommes. De l'urate de soude en excès dans les tissus, et voilà un tout autre sujet !

Mais il y a quelques exceptions heureuses : on a vu de grands esprits conserver leur vivacité intellectuelle et l'égalité de leur humeur au milieu des plus cruelles souffrances.

Nunquam poeta, nisi podager : « Je ne suis poète que dans mes accès de goutte », disait Ennius ; de même, Cardan prétendait que la douleur excitait son génie et qu'il avait écrit ses plus belles pages sous son influence.

Huit jours suffirent à Pascal pour composer son *Traité sur la Roulette*, bien qu'il souffrit horriblement d'un mal de dents qui lui ôtait le sommeil.

La goutte n'empêcha pas Charles-Quint et le Maréchal de Saxe de livrer des batailles et de les gagner.

Jamais le grand Condé ne fut d'abord plus facile, que lorsqu'il était tourmenté par ses rhumatismes.

Par contre, Swift et Pope, qui s'entendaient à merveille, finirent par ne plus pouvoir se sentir, quand ils furent atteints par les infirmités. Swift quitta la maison de son ami, en déclarant que deux malades ne pouvaient vivre ensemble.

Toute la physiologie littéraire serait à refaire sur ces données. Nous vous défions de comprendre les *Rêveries d'un promeneur solitaire*, si vous oubliez que Jean-Jacques Rousseau qui les a écrites était un délirant persécuté.

L'âcreté du sang chez Chamfort, a judicieusement

remarqué Remy de Gourmont, devait faire son âcreté d'esprit. Quand Gustave Flaubert eut des clous, Michelet dit à un de ses amis : « Qu'il ne se soigne pas, il n'aurait plus son talent ! »

L'impressionnabilité nerveuse, l'irritabilité des hommes livrés aux travaux de l'esprit, à quoi devons-nous les imputer ? Le plus souvent, croyez-le, à un mal secret qui les ronge.

N'en voulons pas trop à Boileau d'avoir calomnié Perrault : la nature l'avait disgracié, et ne pouvant être philogyne, le bon Despréaux devint un affreux misanthrope.

Cette constatation de l'influence des maladies sur le caractère a ceci de consolant, qu'elle ouvre un champ d'action presque illimité à l'hygiène et à la thérapeutique morales. « Tâche de te vaincre toi-même, plutôt que la fortune », écrivait Descartes.

De ce que la maladie exerce une action sur nos déterminations, n'en tirons pas la conséquence que nous sommes les jouets d'une fatalité contre laquelle nous restons désarmés. Pensons plutôt aux stoïques qui savent dominer le mal, qu'aux pusillanimes qui s'avouent vaincus sans lutte.

II

Le traitement moral des maladies.

Ne vous y trompez pas : c'est un des problèmes les plus ardus qu'ait à résoudre le médecin, dans la pratique courante. C'est un art qui ne s'enseigne pas à l'Ecole et chacun est livré ici à sa propre inspiration. Puis, il y a une telle diversité de malades ! Ils sont d'humeur si différente, le plus souvent liée à la maladie dont ils sont atteints, qu'il paraît, à première vue, chimérique de vouloir formuler des règles en une pareille matière.

Certes, il est plus aisé d'apprendre au public comment confectionner un cataplasme, préparer une tisane, appliquer un pansement ; mais notre rôle doit-il se borner là ? N'oublions pas qu'à côté du traitement médicamenteux, il en est un autre, non moins important, non moins efficace : c'est la médication morale ; ce que l'on a baptisé du nom, un peu barbare, je l'accorde, comme la plupart des vocables que nous employons et qui n'ont d'autre excuse que d'être tirés du grec, de *psychothérapie*.

La psychothérapie, que nos anciens, qui ne s'embarrassaient pas de périphrases, appelaient plus simplement « traitement moral », comprend, en effet, l'ensemble des moyens propres à agir sur le moral. Dans un temps où les névroses sont si répandues, on devait incliner à en faire une panacée, et certains « psychothérapeutes » — puisqu'ainsi ils se désignent — ont émis la prétention d'appliquer cette méthode, à l'exclusion de toute autre, dans nombre d'affections, pour la plupart nerveuses il est vrai, du moins en apparence, car souvent elles recèlent des troubles organiques profonds.

*
* *

Si l'on obtient par la suggestion, directe ou indirecte, par la persuasion ou par la rééducation, des succès incontestables, n'est-ce pas surtout parce que le sujet s'y prête ; ou encore, que son mal n'est pas très avancé pour céder à d'aussi simples moyens ?

Comment expliquer telles guérisons chez des incurables abandonnés par les médecins, et que des thaumaturges ont réussi à remettre rapidement sur pied, sinon parce que ceux-ci ont affaire à des gens qui se sont autosuggestionnés par avance ; ou que le mystérieux personnage, auquel ils ont confié le soin de leur santé, leur parle un langage nouveau pour eux et qu'ils n'ont pas encore entendu ?

Savoir parler aux malades, et non pas seulement à cette catégorie de malades auxquels nous venons de faire allusion, mais à tous les souffrants, en général, présuppose des qualités que bien peu d'entre nous possèdent.

Tel médecin se tient constamment sur la réserve, sobre de paroles et de gestes ; tel autre, au contraire, se livre à un bavardage intarissable. C'est affaire de tempérament individuel, et il semble qu'on n'y puisse rien changer. Les clients, du reste, s'habituent à la froideur de l'un, comme à la loquacité de l'autre ; et s'ils ont accordé leur confiance aux deux, c'est évidemment qu'ils ont fait la balance de leurs qualités et de leurs défauts.

Mais, pour différents que soient et demeurent, quant à leur nature foncière, les médecins — LA FONTAINE ne nous a-t-il pas décrit, avec sa science profonde de l'humanité, le médecin Tant-Pis et le médecin Tant-Mieux — n'est-il pas des circonstances où, réfrénant leur naturel, ils doivent savoir se composer une attitude en contradiction avec leurs sentiments ? Devront-ils, notamment, converser avec leurs clients, quand ceux-ci sont malades, de la même manière qu'avant leur maladie ou après leur guérison ?

*
* *

Un de nos praticiens les plus réputés, psychologue des plus avertis, a écrit sur cette matière quelques pages que nous demandons la liberté de résumer, parce qu'elles sont le fruit d'une longue expérience, et qu'elles sont marquées au coin du parfait bon sens.

« Tous les malades, écrit excellemment le professeur BURLUREAUX — il s'agit, bien entendu, de ceux qui ont conservé le goût et le moyen de causer — sont d'accord pour désirer que le médecin qui les soigne régulièrement ne borne pas ses entretiens avec eux au seul état de leur santé, ni même au seul domaine des questions médicales.

« A peu d'exceptions près, tous les malades attendent qu'après s'être occupés de leur santé, ou dans les intervalles de cette occupation, nous échangions avec eux des propos familiers sur les thèmes étrangers à la médecine.

« Jamais un médecin, si savant soit-il, ne pénètrera à fond l'âme de son client, n'obtiendra de lui cet abandon intime et cordial, qui est la manifestation de la confiance si, une fois sa tâche professionnelle terminée, il ne fait pas dévier l'entretien vers des sujets généraux, susceptibles d'intéresser son interlocuteur. »

Plus vaste est le champ de connaissances d'un médecin, plus son éducation lui a ouvert d'horizons différents, plus aisément il gagnera la sympathie de celui qui attend de lui sa guérison.

*
* *

Le médecin qui veut être guérisseur, dans l'acception la plus noble, la plus compréhensive du mot, doit avoir, comme on disait autrefois, des « clartés » de tout : beaux-arts, belles-lettres, littérature et musique, théâtre et peinture : « autant de précieuses conditions de succès, non pas seulement pour sa propre considération auprès de ses clients, mais encore pour la réussite de la cure qu'il a entreprise. »

Mais en tout il faut de la mesure, et c'est au médecin à se rendre compte du caractère, de la portée et des limites de ce mode particulier d'entretien.

Outre qu'il devra, au préalable, s'être assuré des goûts, de la curiosité pour telle ou telle branche, artistique ou littéraire, que manifeste son malade, il ne doit pas oublier que ce n'est qu'un intermède, une distraction passagère ; et, de ce qu'il aura découvert le terrain de conversation le plus favorable, il ne s'ensuit pas qu'à chaque visite qu'il fera, il ait pour devoir d' « enfourcher son dada », jusqu'à en oublier l'objet même de sa mission.

Depuis la manière dont nous abordons un client jusqu'aux moindres détails de notre « bavardage », il sied que pas un de nos gestes, pas une de nos paroles ne manquent d'être expressément destinés, de près ou de loin, à la guérison de la personne à qui ils s'adressent. Nous nous efforcerons toujours d'avoir l'air de causer en simples amis, et nous ne perdrons pas de vue que le client attend surtout de nous que nous l'aidions à recouvrer la santé.

Par cela seul qu'il aura conscience d'aider à la guérison de son malade, au moyen de sa parole, — car celle-ci ne doit être, en tous les cas, que l'auxiliaire du traitement, — le médecin surveillera son langage, n'oubliera jamais le but à poursuivre. « Causer en médecin, employer au profit de la santé du malade tous les instants que nous avons de loisir de lui consacrer », telle est la règle que formule le confrère dont nous avons essayé de rendre la pensée.

Les malades sont un peu comme les enfants : il ne faut être occupé que d'eux. L'un des premiers effets de toute maladie est de ramener au premier plan de l'âme cet égoïsme que la nature a mis en chacun de nous, et que nous réussissons, sous l'influence de l'éducation, de l'amour d'autrui, ou de sentiments encore plus abstraits, à refouler plus ou moins.

Ne nous montrons donc jamais indifférents aux souffrances de ceux qui recourent à nous ; et si nous devons en détourner leur esprit par des conversations étrangères à leur mal, n'oublions pas que notre rôle principal est de soulager toujours, de guérir le plus souvent.

III

Les émotions funestes.

On ne conteste plus aujourd'hui le rôle de l'émotion dans la production de certaines névroses, de certains troubles de la plupart, pour ne pas dire, de toutes les fonctions de l'organisme. Mais l'émotion suffit-elle à déterminer ces accidents ou ces troubles ; ou bien existe-t-il, est-il nécessaire qu'il existe une prédisposition spéciale, pour qu'apparaisse l'état pathologique à la suite d'une émotion ?

La question vaut la peine d'être discutée ; de fait, elle a été l'objet d'une discussion des plus approfondies au sein de la Société de Neurologie et de Psychiatrie, composée de personnages d'une compétence de tous reconnue.

Comme on devait s'y attendre, les avis ont été très partagés. Alors que le professeur Gilbert-Ballet émettait l'opinion qu'une violente émotion peut, à elle seule, entraîner des accidents névropathiques, sans prédisposition antérieure ; pour Déjerine et Dupré, on découvrirait toujours, par un interrogatoire minutieux, la trace d'états émotifs légers, trahissant la disposition du sujet. Ainsi, l'émotion ne créerait pas l'hystérie, mais elle peut provoquer la manifestation hystérique chez un individu dont l'émotivité était préalablement troublée.

La prédisposition morbide, voilà le facteur dont on ne tiendrait pas suffisamment compte.

Des causes identiques peuvent ne laisser aucune

trace sérieuse chez certains sujets ; tandis que, chez d'autres, prédisposés, elles aboutiraient à des lésions organiques ; car, quelque invraisemblable que cela paraisse, les émotions morales se retrouvent à l'origine non seulement des névroses pures, mais aussi dans les affections organiques du système nerveux.

Sans doute, il est assez malaisé, pour le moment du moins, de saisir le mécanisme de cette transformation de phénomènes psychiques, immatériels, en des troubles physiques, matériels, et même en des lésions persistantes ; mais des faits sont là qui s'imposent à l'attention.

*
* *

Assurément, l'émotion ne semble pas créer l'état épileptique ; n'empêche qu'elle a été souvent notée comme la cause provocatrice d'accès convulsifs : des malades, atteints de somnambulisme, d'hystérie, ont eu brusquement une crise d'épilepsie, à la suite d'une émotion, et ils sont restés épileptiques.

Quoi qu'il en soit, il est certain qu'il y a une évidente relation entre ce que l'on est convenu d'appeler les émotions — ou les passions, qui ne sont que des émotions exacerbées — et la genèse de certaines maladies. Nous avons réuni, à seule fin de démontrer cette proposition, une série de faits qui nous semblent devoir entraîner la conviction. Devant l'évidence d'un fait, force sera aux plus sceptiques de s'incliner.

*
* *

« Rien n'est plus remarquable, écrit le Dr Féré, que la facilité avec laquelle les faibles d'esprit suc-

combent aux maladies de tout ordre. » Voilà une
remarque pour le moins curieuse. Ainsi, les gens
sans culture, dont l'existence est, pourrait-on dire,
toute organique, et qui sont exposés, plus que tous
autres, à l'action des intempéries atmosphériques,
résisteraient moins au mal que les intellectuels, et
succomberaient en plus grand nombre que ces derniers, placés dans les mêmes conditions. Cette résistance doit-elle être attribuée à l'exercice habituel
des fonctions intellectuelles, et une activité plus
grande du système nerveux augmenterait-elle la
résistance aux causes de destruction ? On serait
presque tenté de le croire.

Il est un fait hors de conteste, en tout cas, c'est
qu'une émotion vive, subite, peut produire de toutes
pièces une maladie ; ou, ce qui est peut-être plus
conforme aux lois de la pathologie générale, réveiller une infection jusque-là latente.

Dans la maladie qu'on appelle la chorée, ou *danse
de Saint-Guy*, l'émotion a été, parfois, le point de
départ des premiers symptômes.

Un médecin de Naples a observé un fait de cette
nature : deux sœurs, âgées l'une de dix-sept et l'autre de vingt et un ans, furent, pendant plusieurs
jours, en proie à une violente terreur, à la suite
d'une éruption du Vésuve. Elles furent, simultanément, prises de faiblesses, palpitations, pâleur, etc.:
en quelques jours, elles présentèrent tous les signes
de la chloro-anémie (pâles couleurs) la mieux ca-
ractérisée.

Un autre docteur, de Jassy, en Roumanie, eut
l'occasion de donner ses soins à une jeune femme

qui, au cours d'une très longue absence de son mari, était devenue enceinte. Arrive une lettre, annonçant le retour inattendu de l'époux. Une heure après la réception de cette nouvelle, la jeune femme avait un ictère émotif, une jaunisse des plus intenses. Malheureusement pour elle, celle-ci n'eut pas les conséquences qu'elle en attendait, et le mari connut toute l'étendue de son infortune.

Mais ces accidents pathologiques sont relativement banals, et en raison de leur caractère fugace, de leur courte durée, ne doivent pas causer grande alarme. Il en est d'autres beaucoup plus impressionnants, par exemple les suivants, que nous empruntons à une revue médicale d'ordinaire bien informée.

Il s'agit de deux femmes, l'une de vingt-cinq ans, l'autre de quarante-sept, qui avaient, à la suite d'une explosion de gaz et d'un incendie qui en avait été la conséquence, éprouvé une frayeur violente. Les mains, les pieds et le visage commencèrent à s'accroître et à prendre des proportions anormales, comme dans la maladie connue sous le nom d'*acromégalie*. On ne peut pas dire, dans ce cas, qu'il y ait eu la moindre part de suggestion.

Il n'en a pas été de même dans une autre circonstance, rapportée par le docteur BABINSKI.

Une jeune fille, en posant le pied sur un plot, voit une étincelle et tombe : elle était atteinte d'une paraplégie hystérique, qui guérit, du reste, rapidement. Or, en causant avec des ouvriers électriciens, elle avait appris qu'on pouvait être paralysé par un courant électrique. « J'ai vu l'étincelle, dit-elle, je n'ai pas senti de commotion ; mais, instantanément, je me suis rappelée ce que m'avaient dit les électriciens et je suis tombée. »

*
**

Les vieux auteurs ne manquaient pas d'attribuer aux influences morales une grande part dans l'étiologie des fièvres éruptives.

Les émotions dépressives ont fait naître, en temps d'épidémie, chez des sujets qui en avaient l'appréhension, le mal dont ils auraient été indemnes en l'étiologie des fièvres éruptives.

LAENNEC, qui a particulièrement étudié la phtisie, avait constaté que les chagrins et les tourments expliquaient dans une large mesure la fréquence de cette affection.

L'infection puerpérale paraît également favorisée par les émotions qu'a éprouvées le sujet. « J'ai vu maintes fois, dans mon service, rapporte quelque part un éminent accoucheur (1), de jeunes accouchées, en voie de rétablissement, prendre un frisson et devenir mortellement malades, à la suite d'une visite ou de reproches intempestifs, faits par leur mère ou un parent ; ou, à la suite de l'agitation ou de la perplexité que leur causait la résolution d'abandonner leur enfant, des filles-mères, jusque-là bien portantes, tomber malades le lendemain du jour où cette résolution avait été exécutée et succomber peu de temps après. »

*
**

Certains médecins ont admis qu'une émotion vio-

(1) HERVIEUX, *Traité clinique et pratique des maladies puerpérales* (1870), 46.

lente était capable d'occasionner la fièvre intermittente. Des accès de paludisme ont été de même ravivés par une émotion. Un neurasthénique hypocondriaque, très émotif, avait eu quelques accès de fièvre palustre en Pologne ; douze ans plus tard, il se trouvait à Saint-Pétersbourg, près de l'endroit où périt tragiquement l'empereur Alexandre II. Il en éprouva une telle secousse que, pendant trois jours, il eut des accès fébriles très caractérisés (1).

On a constaté plusieurs fois l'éclosion de la rage à la suite d'émotions : une femme, effrayée par un ivrogne, présenta des symptômes de rage, qui jusque-là ne s'était pas manifestée (2). Sans doute, cette femme avait-elle été mordue, sans le savoir, par un chien enragé, sans quoi la rage ne se serait pas, ce nous semble, déclarée de toutes pièces.

*
* *

Descenettes savait bien ce qu'il faisait, en ne prononçant pas le nom de peste devant les malades qui étaient frappées par le fléau : c'est qu'il appréhendait l'influence de la peur.

On a fait encore jouer à la peur un rôle important, comme cause prédisposante des maladies contagieuses. La peur, au dire de Sennert, serait capable de provoquer l'érysipèle.

Une malade, traitée par Hoffmann, fut frappée d'une grande frayeur, au moment de l'écoulement menstruel : celui-ci fut, à l'instant, supprimé, et avec la suppression des règles se produisit une

(1) *Annales médico-psychologiques*, 1851 (2ᵉ série), t. III, 660.
(2) Thèse sur la rage paralytique de l'homme (*Ann. de l'Institut Pasteur*, 1887, t. I).

anxiété précordiale, une sensation de poids sur la poitrine et de violentes palpitations. Aux époques suivantes, la malade eut l'écoulement mensuel par les voies pulmonaires, c'est-à-dire qu'elle eut des hémoptysies (crachements de sang), qui durèrent pendant tout le temps que duraient autrefois ses règles.

*
* *

Antoine Petit (1) a rapporté que, pendant le siège de Lyon et dans le temps le plus affreux de la Terreur, qui en fut la suite, il y eut beaucoup d'accouchements laborieux par vice de position, et qu'il fallut retourner un très grand nombre d'enfants.

Baudelocque rappelait, dans ses leçons, que, pendant les huit premiers jours qui suivirent l'explosion de la poudrière de la plaine de Grenelle, il avait été appelé pour soixante-deux femmes en péril ou en état d'avortement ; plusieurs fœtus moururent dans le sein de leur mère (2).

Schmidt et Ménard, chargés, en 1793, du service de l'hôpital militaire de Landau, à l'époque de l'explosion de l'arsenal de la place, communiquèrent à Percy un rapport, où il est noté que, sur 82 enfants qui naquirent dans les mois qui suivirent, 16 périrent en naissant, étant venus à terme ; 8 tombèrent dans une sorte de crétinisme et moururent avant l'âge de 5 ans ; 33 vécurent languissants

(1) A. Petit, *Essai sur la médecine du cœur* (Lyon, 1806, 116).

(2) Gardien en explique ainsi le mécanisme. « L'ébranlement qui résulterait d'un grand bruit..... peut introduire dans la matrice un état convulsif, lequel est suivi du décollement du placenta. » Bouchacourt, *La grossesse*.

jusqu'à 8 ou 10 ans; enfin, 22 seraient venus au monde avec diverses fractures des os longs (1).

La plupart de ces mêmes accidents ont été observés lors du siège de Landrecies (2) et, plus récemment, à la suite du siège de Paris (3). Les malformations ne sont pas rares chez l'enfant qui vient de naître, après une grossesse de la mère, troublée par une forte émotion.

*
* *

Dans un discours prononcé devant la Société des Etudes Cliniques de La Havane, le Dr BÉTANCOURT a rapporté quelques cas tératologiques inté-

(1) BOURGEOIS, *De l'influence des maladies sur la femme pendant la grossesse, sur la santé et la constitution de l'enfant.* (Ext. des *Mém. de l'Acad. de méd.*, 1861, 127).

(2) Il a été noté de tout temps que, dans les villes assiégées, la proportion des cas dans lesquels la grossesse avait été interrompue était considérable. « On a vu, dit MAURICEAU, des femmes avorter par le seul bruit des fortes artilleries, comme aussi par celui des grosses cloches, mais principalement par de grands éclats de tonnerre. » Dans l'article *Avortement*, du *Dictionnaire de Jaccoud*, DEVILLIERS rapporte que « les grands événements politiques, les terreurs de la guerre, les disettes sont autant de causes prédisposantes à l'avortement. » « C'est ainsi, ajoute-t-il, que nous avons vu, à l'occasion ou à la suite des événements de 1848, une foule de femmes venir dans les hôpitaux avorter, ou accoucher d'enfants chétifs ou morts. » BARNES partage cette opinion : « Dans les époques de grande agitation politique, dit-il, la terreur peut faire avorter un grand nombre de femmes en même temps. »

(3) Ch. FÉRÉ, Les enfants du siège (*Progrès médical*, 1889, 29 mars, 246): *Les épilepsies et les épileptiques*, 1890, 249; REIBEL, Des maladies internes produites sous l'influence de la terreur et de la dépression morale pendant le bombardement de Strasbourg (*Gaz. méd. de Strasbourg*, 1878, t. XIV, 86).

ressants, observés, par lui et le Dr Coronado, pendant la guerre de Cuba.

Il s'agit, d'abord, d'une femme de 22 ans, enceinte de deux mois, lorsque le bombardement de Matanzas par l'escadre Nord-Américaine eut lieu.

Aux premiers coups de canon, elle eut de violentes attaques d'hystérie, qui se terminèrent par une perte de connaissance de 36 heures. Son accouchement, effectué sept mois après, fut normal ; elle donna naissance à une petite fille de 6 livres, qui avait un bec-de-lièvre gauche et une atrophie très marquée du pavillon auriculaire du même côté. L'émotion avait été ressentie par la mère, lorsque la lèvre du fœtus était en pleine évolution.

Le deuxième cas est celui d'une femme de 35 ans, forte et robuste, mère de dix enfants parfaitement constitués, et sans antécédents héréditaires pathologiques connus.

Après une vive et profonde émotion, au cours du quatrième mois de sa grossesse, lors de l'explosion du *Maine* en rade de La Havane, elle eut un enfant, beau type d'anencéphalie avec bec-de-lièvre concomitant, précisément à l'époque où Dareste et Panum écrivaient que l'anencéphalie se produit par des trépidations de l'œuf.

Le troisième cas se rapporte à une femme nouvellement mariée, sans antécédents héréditaires.

Elle se trouva seule pendant le bombardement de Manzanillo, et une bombe passa si près d'elle, qu'elle frôla ses vêtements sans éclater.

Elle était enceinte de six mois. Pendant quelques jours, elle ne sentit pas les mouvements du fœtus et eut les symptômes d'un avortement, sans qu'il se réalisât. Trois mois plus tard, elle accouchait d'un fœtus hemiectromélique, avec hydrocéphalie et hydroentérocèle droit.

*
* *

Les chocs moraux provoquent quelquefois des états bizarres. FÉRÉ (*Soc. biol.*, 19 octobre 1895) a cité un sujet qui, à la suite d'une violente émotion, ne put plus supporter la belladone, qu'il absorbait bien auparavant.

Croirait-on que certaines maladies de peau peuvent être déterminées par une émotion brusque ? Rien n'est, cependant, plus exact.

Parmi les cas de psoriasis qui se présentent aux médecins de Saint-Louis, beaucoup sont survenus à la suite « d'une peur » : ainsi, une femme, en rentrant du théâtre, trouve son enfant étouffé sous sa bonne, qui l'avait pris dans son lit ; la mère en éprouva un tel saisissement que, dans l'espace de 48 heures, il se développa chez elle une éruption généralisée de psoriasis. Les Drs BROCQ, BALZER et G. BAUDOUIN ont relaté des observations analogues.

*
* *

A la suite d'une frayeur, on voit certains sujets accuser un état morbide caractérisé par des troubles nerveux et des douleurs musculaires variables, mais avant tout par l'apparition de troubles digestifs plus ou moins graves.

Le malade est pris d'un dégoût pour les aliments ; il a la bouche sèche, mais cette sécheresse habituelle de la bouche alterne avec de véritables crises de salivation ; en même temps, il accuse une sensation très désagréable de constriction au niveau du cou et une sensation de pesanteur dans l'épigastre et les hypochondres. De temps en temps, il lui semble qu'il manque d'air, et éprouve le besoin impérieux de faire des aspirations profondes, de pousser des soupirs ; quelquefois, il se sent comme étranglé par une boule logée derrière son sternum.

Un grand nombre de ces malades, principalement les femmes, ont, à tout moment, des renvois acides et des émissions de gaz, aussi bien par la bouche que par l'anus. Leur ventre gargouille constamment, et les gaz qu'ils émettent en petite quantité par en bas les soulagent à peine. Après chaque repas, la sensation du manque d'air augmente, en même temps que le ventre et, principalement, la région épigastrique, se distendent par les gaz ; quelques-uns de ces malades ont, après chaque repas, des coliques sèches très violentes ; d'autres, une diarrhée irrégulière.

Très souvent on voit, chez ces sujets, des périodes d'inappétence absolue alterner avec d'autres où ils manifestent une faim dévorante.

Ce sont là tous les symptômes de la dyspepsie dite émotionnelle, c'est-à-dire une dyspepsie purement nerveuse, dont les crises surviennent après chaque émotion un peu forte.

L'influence pathologique des émotions sur la fonction biliaire a été remarquée de tout temps ; personne ne met en doute l'existence de la jaunisse émotionnelle. Diderot, ayant été un jour témoin d'une exécution, revint avec une jaunisse (1) très prononcée.

Les paralysies consécutives à une émotion ne sont pas rares : telle, la maladie de Parkinson, ou paralysie agitante, la sclérose en plaques, la chorée, l'épilepsie, l'hystérie, l'aphasie.

La pneumonie peut éclater à l'occasion d'une vive émotion (2). Rostan a rapporté l'histoire d'une femme qui fut frappée subitement d'une pneumonie grave, à la nouvelle de la mort de son fils. Grisolle (3) a observé la même affection chez une fem-

(1) L'ictère émotif, c'est-à-dire survenant rapidement après une violente émotion, est peu commun ; il a même été nié par certains auteurs. Cependant, il en est des exemples indéniables : celui relaté par Tessier, d'un financier qui, en apprenant une mauvaise nouvelle, remarque devant son miroir que son visage a jauni ; celui que rapporte Potain, d'un homme tenu en joue par les insurgés de la Commune, puis délivré, qui jaunit aussitôt après ; celui, dont a parlé Villeneuve, d'un officier qui, frappé, exaspéré, dégaîne et devient jaune immédiatement ; celui dû à Castaigne, d'une mère qui, émotionnée à la vue de sa fille ictérique, a une syncope et présente elle-même, quelques instants après, une jaunisse. Le Dr Gazin, qui rappelle ces faits, y ajoute un exemple, produit dans des circonstances analogues : il s'agit d'un cavalier au 4e cuirassiers, sujet de constitution forte et sans antécédents morbides, qui, à l'appel du soir, à l'annonce d'une punition de salle de police, éprouve un vertige passager et pâlit. Immédiatement, ses camarades constatent la transformation jaune de son visage et lui-même s'en assure. A la visite du lendemain, la coloration frappe d'autant plus l'aide-major qu'il voyait le facies normal du sujet depuis quelque temps, celui-ci ayant été soigné pour des furoncles. Il porte le diagnostic d'ictère émotif et l'envoie à l'hôpital.

(2) Brochin, *Dict. encycl. des sciences méd.*, art. *Passions*, 2e série, t. XXI, 519.

(3) Grisolle, *Traité de la pneumonie*, 2e édit., 1864, 155.

me qui, apprenant qu'elle avait été victime d'un vol, éprouva à l'instant même un saisissement violent, promptement suivi d'un frisson, d'un point de côté et de crachats rouillés.

*
* *

Le Dr Latour, d'Orléans, a cité plusieurs cas d'hématurie, dans l'étiologie desquels on ne peut faire intervenir l'existence d'une lésion de l'appareil urinaire. Un de ces cas est celui d'une nièce du médecin Van Hur qui, s'étant mise dans une grande colère, rendit sans aucune incommodité, et pendant quatorze jours, des urines noires ; cette hémorragie se reproduisit tous les quinze jours pendant cinq mois.

Le second fait, observé par Latour lui-même, est celui d'une femme extrêmement jalouse et des plus excitables. Cette femme, chaque fois que son mari, qui était du reste très volage, rentrait à la maison, se mettait dans une violente colère, suivie d'une syncope nerveuse, après laquelle elle rendait des urines noires.

Le troisième cas est celui d'une jeune femme de trente-cinq ans, hystérique, qui se mit, à la suite d'une violente discussion avec son mari, dans une terrible colère, et tomba dans une crise convulsive qui dura près de trois heures ; après quoi, éprouvant le besoin d'uriner, elle s'aperçut que ses urines, toujours claires jusque-là, avaient une teinte rouge noirâtre, et renfermaient du sang.

Une demoiselle de dix-huit ans, très pléthorique, se mit en colère pendant ses menstrues : ses règles furent supprimées et elle eut une hémoptysie alarmante.

*
* *

VALENTINIEN serait mort d'apoplexie et ATTILA d'un vomissement de sang, dans un accès de colère.

Ce sont le plus souvent les émotions tristes qui ont des effets pathologiques. ISOCRATE mourut de douleur en apprenant la perte de la bataille de Chéronée.

FOURCROY (1) et CHAUSSIER furent, dit-on, frappés d'apoplexie à la suite de chagrins violents.

Les morts causées par le chagrin sont nombreuses (2) : ARTÉMISE ne put survivre à MAUSOLE.

L'amour malheureux a eu des suites aussi funestes ; parmi les exemples historiques, on cite LUCRÈCE, PINDARE, LE TASSE (3).

*
* *

Il y a toujours un fond de vérité dans cet écho de la Sagesse des Nations qu'on appelle un proverbe.

(1) On sait comment FOURCROY succomba à cette affection : il s'attendait à être nommé grand-maître de l'Université ; mais, ses vues ne s'accordant pas entièrement avec celles de NAPOLÉON, le choix de l'Empereur ne tomba pas sur lui. Cette espérance trompée devint pour le savant chimiste la source d'un chagrin violent ; il sentit redoubler les douleurs qu'il éprouvait au cœur, et bientôt après il mourut subitement, le 16 décembre 1809, à côté de son neveu, en signant quelques dépêches.

(2) L'illustre médecin FERNEL succomba à la douleur d'avoir perdu sa femme ; HORACE ne survécut que neuf jours à la perte de MÉCÈNE ; RACINE vit la maladie dont il avait le germe faire de rapides progrès dès que vinrent ses jours de disgrâce ; LOUVOIS ne put survivre au chagrin d'avoir déplu à Louis XIV.

(3) Cf. *Pathologie des émotions*, par FÉRÉ.

Ainsi, l'expression *mourir de rire* n'est pas seulement métaphorique ; cependant, les observations qu'on en a rapportées, comme celles de Philémon, mort en voyant un âne manger des figues ; ou l'histoire de Zeuxis, mourant de rire en considérant un portrait de vieille femme qu'il venait de terminer, sont incontestablement du domaine de la légende.

Mais, si la mort par le rire est plutôt rare, presque exceptionnelle, il est certain que le rire est souvent une manifestation morbide. Sans doute, le rire est d'ordinaire un signe de santé morale, autant que de santé physique, mais il est aussi, ce que l'on sait moins, le symptôme d'une déchéance de l'organisme parfois très avancée.

*
* *

On a pu sourire en lisant cet entrefilet, que beaucoup ont dû prendre pour une mystification d'un reporter en veine de plaisanterie :

Les médecins de l'hôpital du comté, à Chicago, soignent en ce moment un malade comme on n'en voit guère. C'est un journalier, du nom de Mattas, qui rit constamment, sans pouvoir se retenir et qui a tellement ri qu'il en a perdu connaissance, tout en continuant de rire. Le personnel de l'hôpital n'y comprend absolument rien et se demande ce qui a bien pu provoquer cette hilarité incessante chez le malade.

Mattas était au milieu des siens dans la soirée, quand il s'est mis à rire aux éclats : on a cru d'abord que le souvenir d'une bonne plaisanterie le faisait ainsi se pâmer ; mais, comme au bout d'une demi-heure, Mattas riait encore, sa femme s'est inquiétée et est allée chercher les voisins. Ceux-ci, naturellement, n'ont rien pu y faire, et, de guerre las, on a prévenu la police, qui est arrivée avec une de ses voitures et a emporté MATTAS à l'hôpital. Il y a continué à se tordre de rire, et quand un médecin l'a examiné, il lui a éclaté de rire au nez. Les médecins de l'hôpital ne sont pas éloignés de croire que MATTAS a absorbé quelque poison, mais ils n'osent se prononcer sur le cas de ce singulier malade, qui est capable de mourir en riant.

Combien de lecteurs ont trouvé la « plaisanterie » drôle, qui ne se doutent guère que rire de la sorte peut être l'indice d'un mal profond, irrémédiable.

« C'est malgré lui, écrit MONNERET, et parfois sans en avoir conscience, que le malade se met à rire, ainsi qu'on le voit dans les différentes formes de délire et dans les maladies convulsives. Tel est le rire qui a reçu le nom de « sardonique ».

On a donné de ce qualificatif, à tout instant employé dans le langage courant, une étymologie que nous devons signaler, sans garantir qu'elle soit véritable. Cette expression viendrait, a-t-on dit, d'une herbe, semblable au persil, herbe qui croît dans l'île de Sardaigne ; ceux qui la mettaient entre leurs dents mouraient dans les convulsions du rire

Une autre explication, beaucoup plus plausible, a été proposée : chez les Sardes, quand les hommes avaient dépassé la soixante-dixième année, estimant qu'ils avaient assez vécu, leurs parents et amis creusaient une fosse, où ils les enterraient jusqu'à la bouche ; puis, s'armant d'une bûche, ils achevaient de les enfoncer dans la fosse, en leur frappant sur la tête. Ces bons vieillards ne se montraient nullement désobligés de ce procédé discourtois ; tout au contraire, ils mouraient, ou plus exactement, ils étaient contraints d'avoir, en mourant, le sourire aux lèvres.

*
* *

Il est des cas où le rire annonce une excitation mentale ; il se manifeste dans le délire aigu de certaines affections fébriles, de l'érysipèle du cuir chevelu, etc.

On a vu le rire occasionner non seulement des indigestions, mais des syncopes plus ou moins prolongées. Parfois, il ne produit que des accès de toux spasmodique ; parfois, il détermine des saignements de nez, voire des crachements de sang.

On a signalé des hernies provoquées par un rire désordonné. On lui a également attribué des crises de hoquet, des luxations de la mâchoire, et jusqu'à des accès d'épilepsie : en ce cas, il est plus que probable que le rire a été la cause provocante et non efficiente.

A une certaine époque de la paralysie générale, quand le sujet est préoccupé par ses rêves de grandeur, sa joie éclate, débordante : il rit aux éclats ; dans la manie aiguë, même humeur joyeuse. Le docteur TRÉZEL a photographié un phtisique maniaque, riant au milieu des spasmes de l'agonie. « Je me rappelle, nous dit G. DUMAS, avoir vu, il y a quelques années, chez le professeur BALL, une paralytique générale qui mourait et ne cessait de répéter, avec une expression de rire caractéristique : « Oh ! que je suis contente ! que je suis contente ! » Cela dura trois jours, jusqu'à l'agonie.

Dans sa leçon sur l'hémiplégie faciale (paralysie de la face d'un seul côté), TROUSSEAU montre d'abord son malade le visage au repos : le côté droit paraît seulement un peu aplati, plus flasque que le côté gauche ; l'œil droit est plus ouvert que l'autre, mais l'ensemble de la physionomie n'a rien d'étrange. Si le malade parle, et « encore bien plus s'il rit », aussitôt on voit la commissure des lèvres du côté gauche tirée en dehors et en haut, tandis que, du côté droit, il y a une immobilité absolue. Si donc vous voyez un de vos proches ne rire que d'un côté, méfiez-vous : il peut avoir une lésion cérébrale.

*
* *

On a confondu quelquefois la paralysie double de la face avec la paralysie musculaire progressive de la langue, du voile du palais et des lèvres (paralysie labio-glosso-laryngée de Duchenne). Dans la première, tous les muscles du visage sont paralysés et la figure conserve une immobilité de marbre. Il semble, comme on l'a si bien dit, que, si le malade rit, il rit derrière un masque. Dans la paralysie de Duchenne, au contraire, le malade rit de toute la partie supérieure du visage : des yeux, des muscles zygomatiques, du front.

C'est encore le rire qui sert de symptôme avant-coureur à l'affection désignée sous le nom d'atrophie musculaire progressive de l'enfance.

De même, dans la sclérose en plaques, les malades sont pris d'un rire convulsif, inextinguible, un « fou rire » qui dure parfois plusieurs minutes, et qui alterne avec des pleurs que rien ne motive. Mais les crises de larmes sont moins fréquentes que les accès de rire.

*
* *

Dans l'ictère grave, la figure des sujets est épanouie, et cette expression quasi joyeuse fait un contraste frappant avec la gravité de l'affection.

Dans la fièvre jaune, même aspect de physionomie. De là vient sans doute l'expression « rire jaune », pour désigner les gens qui rient malgré eux et sans en avoir envie ; et l'image est d'autant mieux choisie, que la coloration de l'ictère se constate surtout aux tempes, aux sclérotiques, aux ailes du nez et aux commissures des lèvres (1).

Le rire du tétanos est un rire tout mécanique, produit par la distension violente des commissures des lèvres ; il est d'autant plus pénible à voir qu'il contraste d'une façon lamentable avec la douleur atroce du patient (JACCOUD).

Le rire est quequefois le symptôme le plus net, le plus apparent de l'hystérie. Il n'est pas rare d'être consulté pour des femmes sujettes à des accès de rire, sans provocation apparente : on peut, sans crainte d'erreur, les déclarer hystériques. Le rire survient également chez les épileptiques : il peut n'être même que la seule manifestation de l'épilepsie.

« Le rire est vraiment l'apanage des fous », a dit BAUDELAIRE ; en fait, on le trouve dans toutes sortes de vésanies.

*
* *

Nous avons parlé du rire de la paralysie générale :

---

(1) Cf. *Le Rire et les exhilarants*, par le Dr J.-M. RAULIN. Cet excellent ouvrage, très sérieusement documenté, nous a donné de précieuses indications. Nous en recommandons la lecture à ceux que la question intéresse.

nous ajouterons qu'il est l'un des premiers symptômes des modifications du caractère chez les malheureux atteints de cette terrible maladie.

Il est, à cet égard, un passage de GOETHE qui est caractéristique. Il se trouve dans *Werther* : « J'ai vu au loin, rapporte GOETHE, un homme vêtu d'un méchant habit vert, qui grimpait entre les rochers pour chercher des herbes : il avait les cheveux fixés par des épingles en deux rouleaux... « Je cherche des fleurs, me confia-t-il, pour ma bien-aimée, qui a des joyaux et une couronne. » Et un sourire étrange et convulsif altéra son visage. GOETHE ajoute : « Ce pauvre fou a été furieux toute une année, et on l'a tenu à la chaîne dans une maison d'aliénés. »

*
* *

Mais il n'y a pas que le rire ; le sourire est, pareillement, une expression pathologique : la distance entre les deux est, du reste, si faible !

Il existe un état morbide dans lequel le sourire constitue un phénomène inquiétant. Le professeur BETCHEREFF, de Saint-Pétersbourg, en a rapporté un cas des plus intéressants. Il le désigne sous le nom de *sourire obsédant.*

Le malade dont ce savant praticien a relaté l'histoire, ne pouvait s'empêcher de sourire et même de rire fort, toutes les fois qu'il se trouvait en public. Selon le docteur BETCHEREFF, il s'agissait, en l'espèce, d'une variété de neurasthénie (?).

On sourit aussi dans la chorée, ce sourire peut aller jusqu'au ricanement. On l'a même observé chez les personnes en possession du ver solitaire :

on l'explique par une réaction, sur le système nerveux, du parasite dont on est l'hôte.

Et ceci nous amène à cette conclusion, que le rire est produit par une excitation nerveuse, accompagnée d'une élévation de la pression artérielle. C'est pourquoi le proverbe a raison, qui dit que « le rire part du cœur ».

IV

La Maladie de la Peur.

Une douleur ou une peur quelconque qui nous surprennent vivement — écrit le physiologiste italien Mosso — produisent un trouble profond dans notre organisme ; tandis que, si elles se produisent d'une manière lente et continue, les effets en seront moins graves.

Ce phénomène est à peu près constant et on en a donné des explications plus ou moins acceptables.

Contentons-nous de constater qu'il y a en nous deux êtres : un être pensant et un être automatique. Combien, en effet, de mouvements qui se produisent à notre insu ; combien de contractions musculaires qui échappent à la volonté et qui, bien que semblant volontaires, sont en réalité inconscientes et mécaniques ! La peur rentre dans cette catégorie de manifestations spontanées ; et tous les symptômes de cette maladie (car, poussée à un certain degré, la peur est un phénomène morbide), tous les symptômes de la peur, tels que les palpitations, l'oppression, la pâleur, le tremblement, etc., sont ce que nous appelons des mouvements réflexes.

Chose singulière, la peur atteint les plus braves comme les plus pusillanimes. Entendons-nous : surprenez quelqu'un par un geste, un cri auquel il ne s'attend pas, il a aussitôt un mouvement de réaction émotionnelle dont il ne peut se défendre. PLINE L'ANCIEN raconte que, sur vingt gladiateurs, qui

étaient pourtant des hommes intrépides, on en trouvait à peine deux qui ne baissaient pas les pau-
pières, quand on les menaçait à l'improviste. Il est,
du reste, une expérience bien simple à faire : levez
la main sur quelqu'un qui est séparé de vous par
une vitre, et par conséquent que vous ne pouvez
matériellement atteindre, et si celui-ci n'est pas prévenu, ne s'y attend pas, inconsciemment il recu-
lera, comme à l'approche d'un danger réel.

*
* *

La peur causée par un péril imminent peut produire chez certains de véritables troubles physiologiques, voire pathologiques. Parlons d'abord des
premiers.

Une femme impressionnable racontait un jour à
son médecin que, dans un accès de peur, elle avait
vu se dégager de son doigt un bague qu'auparavant
elle n'aurait pu enlever sans un grand effort. Et
elle avait remarqué que le doigt était devenu réellement plus petit et la sortie de l'anneau plus aisée
toutes les fois qu'elle avait une forte émotion. Le
proverbe *mains froides, cœur chaud*, est l'expression populaire de ce fait, que les mains se refroidissent réellement quand, par l'effet d'une émotion, le
sang se retire des extrémités du corps pour gagner
le cœur (Mosso).

Comment expliquer que le pouls devient plus ou
moins fréquent sous l'influence d'une forte émotion
comme la peur ? Par l'excitabilité plus ou moins
grande du système nerveux. C'est ainsi que les femmes et les enfants, qui sont plus sensibles de leur

naturel que les hommes, réagissent davantage et sont agités de palpitations, alors que nous restons plus calmes, plus froids. Mais notre organisme vient-il à s'affaiblir, nous devenons à notre tour plus impressionnables, plus accessibles aux émotions.

Ces émotions — et la peur qui est une de leurs expressions — n'agissent pas que sur la circulation, elles agissent encore sur la respiration. Qui n'a remarqué chez la femme les mouvements tumultueux de la poitrine, quand elle est émue ? Nous parlons de la femme, parce que, chez elle, ces mouvements sont plus apparents, mais la respiration est également accélérée chez l'homme dans les mêmes circonstances.

Chez les enfants, les désordres sont encore plus accentués : il peut y avoir jusqu'à une suspension complète de la respiration. Heureusement que, le plus souvent, cet arrêt, purement spasmodique, ne se prolonge pas, sans quoi la vie serait sérieusement menacée.

Encore un trouble physiologique produit par la peur : le tremblement. Mais ce trouble a été si magistralement décrit (1) que nous n'y insisterons pas.

Sous le coup de la peur, on voit la pupille se dilater ; les vaisseaux de l'œil se contractent et l'image devient beaucoup moins nette ; aussi, les personnes qui ont éprouvé une forte émotion, vous disent-elles qu'à un moment elles n'y voyaient plus !

Le plus ordinairement, quand on sue, on a la

____

(1) Voir ce qu'en dit Mosso, dans sa remarquable monographie de *la Peur*.

peau rouge ; dans la peur, on sue et la peau est plus
pâle qu'à l'état normal. La sueur froide est produite,
en ce cas, par la contraction des vaisseaux de la peau,
sous l'influence d'une émotion vive, comme la chair
de poule est produite par la contraction du muscle
peaucier.

C'est sous cette même influence que se produisent ces envies pressantes qu'on ne peut parfois arriver à réprimer et qui aboutissent au relâchement des
fonctions vésicales ou rectales — on nous comprend
à demi-mot.

*
* *

A s'en rapporter aux malades eux-mêmes, il sem-
blerait que presque toutes, sinon toutes les maladies
ont eu pour point de départ une forte émotion. Sans
doute, c'est là une opinion exagérée, il n'en reste
pas moins certain que bon nombre de troubles pathologiques ne reconnaissent pas d'autre cause.

Chomel raconte qu'un médecin, après avoir fait
l'autopsie d'un sujet mort de la rage, était persuadé
qu'il avait cette maladie : il était devenu lui-même
hydrophobe, et quand il s'efforçait de boire, il se
produisait une constriction au gosier qui l'empê-
chait d'avaler.

Un médecin connu, Bosquillon, était convaincu
que la peur est l'unique cause de la rage, et non la
morsure ou la salive de l'animal enragé.

C'est surtout dans les grandes épidémies que s'observent les effets de la peur. Dans son célèbre ouvrage intitulé *Praxis medica*, Baglivi, parlant d'un
tremblement de terre qui eut lieu à Rome en 1703,
rapporte que plusieurs personnes eurent un tel sai-

sissement qu'elles succombèrent et qu'un grand nombre de femmes avortèrent.

Tous les médecins militaires ont fait cette observation, que les soldats de l'armée vaincue, par suite de leur démoralisation, résistaient bien moins que les vainqueurs aux suites de leurs blessures.

*
* *

On a constaté de nombreux cas de suicide dans les épidémies de peste et de choléra : pour échapper à la mort par la maladie, on se précipite au-devant. C'est un peu le raisonnement de Gribouille.

La peur compte à son actif, nous devrions plutôt dire à son passif, des cas de paralysie agitante, de perte de connaissance ou de la parole, de myélite, d'hémiplégie ou de paraplégie, d'épilepsie, de chorée, de scorbut. Enfin, on peut même mourir de peur. Selon BICHAT, c'est par la paralysie du cœur que la mort se produit ; c'est aussi par la faiblesse du système nerveux, comme cela se produit chez les vieillards, ou chez les sujets déprimés.

Tous les chirurgiens ont observé que les malades peuvent mourir à la suite d'une violente secousse du système nerveux, par action traumatique, ou par une cause morale.

HALLER rapporte qu'un homme, passant sur une tombe, se sentit retenir le pied et mourut le jour même. Un autre succombait à la peur, le jour où on lui avait prédit qu'il mourrait.

Des condamnés à mort sont tombés instantanément sans connaissance et ne sont plus revenus à eux, dès qu'on leur a eu signifié leur sentence.

Le professeur Lauder Brunton (de Londres), a jadis publié le fait suivant, et c'est par là que nous terminerons cette revue des effets morbides de la peur.

Un professeur était devenu odieux aux jeunes gens d'un collège, qui décidèrent de lui « faire une bonne niche ». En conséquence, ils placèrent dans une pièce obscure une bûche et une hache. Quelques étudiants, vêtus de noir, devaient faire fonction de juges. Cela fait, on alla chercher le malheureux maître, on l'amena dans la chambre du jugement, et on lui dit qu'il se préparât à mourir, qu'on allait le décapiter, que le billot et la hache étaient là qui l'attendaient. On banda les yeux de l'infortuné, qui s'abandonna sans résistance, et on assujettit sa tête sur le billot. Tandis qu'un des jeunes gens faisait entendre qu'il brandissait la hache et allait porter le coup fatal, un autre laissait tomber assez fortement sur le cou du patient un essuie-mains mouillé.

Ne voyant pas bouger leur victime, les mystificateurs s'empressèrent de lui enlever le bandeau : il était mort, mort de peur ! La macabre plaisanterie finissait mal.

V

Les Peurs morbides.

Il faut distinguer, croyons-nous, entre la peur d'une maladie réelle et la peur d'un mal imaginaire, encore que ces deux catégories de phénomènes relèvent d'un état mental particulier, assurément morbide. Cependant, il est des cas, en apparence singuliers, où la peur de la maladie a pu donner naissance à la maladie elle-même, ou du moins à des symptômes qui la simulent. « C'est un phénomène incompréhensible, a dit Mosso, mais qui est admis par tous les auteurs, que la peur peut, par elle seule, donner lieu à des phénomènes qui ressemblent de tous points à ceux de la rage. »

Un médecin connu, BOSQUILLON, était, avons-nous dit, persuadé que la peur, et non la morsure ou la salive du chien, était l'unique cause de la rage. Les livres de médecine contiennent quantité d'observations de personnes mordues, chez lesquelles la rage ne s'est développée que lorsqu'un bavard importun leur eût fait savoir que le chien qui les avait happées au passage était atteint de la rage. En ce cas, la suggestion doit être un agent curatif autrement puissant que les inoculations de virus rabique.

L'auto-suggestion joue certainement un rôle dans ces cas de rage qu'on peut bien dire imaginaires. Le Dr DUBOIS a conté naguère, que deux frères avaient été mordus par un chien enragé : l'un devait partir immédiatement pour l'Amérique et on ne songea plus à lui. Quand il revint, au bout de vingt ans, on lui apprit que son frère était mort de la rage. Cette nouvelle l'affecta si vivement qu'il tomba peu après malade, et mourut en présentant tous les signes de l'horrible mal.

On dit qu'on ne meurt pas de peur ; rien n'est plus faux. Au moment des épidémies, les personnes pusillanimes sont parmi les premières frappées.

Les médecins qui ont décrit le spectacle des lazarets en temps de peste, ont signalé la quantité de sujets que la peur terrassait.

La peur peut, par elle-même, développer tous les symptômes d'une maladie pestilentielle, même lorsque la cause de l'épidémie fait défaut : dans son travail sur l'hystérie et l'hypocondrie, JOLLY a cité le cas de cette dame de Strasbourg, qui, au reçu de la nouvelle qu'un de ses parents était mort du choléra, dans un pays très éloigné, en perdit l'appétit et eut, pendant une semaine entière, une diarrhée que rien n'arrivait à vaincre et qui ressemblait tout à fait à une diarrhée cholériforme. C'est quand on lui eut persuadé qu'il n'existait pas dans la ville où elle séjournait un seul cas de choléra, et que la contagion ne pouvait s'exercer à d'aussi grandes distances, qu'elle se rassura et finit par se rétablir.

Pendant le siège de Strasbourg, en 1870, on a relevé des cas de paralysie agitante, de tremblements, sifflements des oreilles, et même de paralysies des membres et d'aphasies, dus à la peur.

L'aliéniste PINEL commençait toujours par demander à ses malades névropathes, s'ils avaient éprouvé quelque grande contrariété ou une peur vive.

On a remarqué que la peur pouvait, à elle seule, provoquer des myélites (inflammation de la moëlle épinière), des paralysies et paraplégies, la perte de la parole, la chorée, etc.

La canitie (cheveux noirs qui blanchissent subitement) est souvent due à la frayeur.

VI

La Canitie émotionnelle

Est-il possible que les cheveux noirs puissent blanchir sous le coup d'une émotion violente, d'un profond sentiment de terreur,. en l'espace de quelques heures, de quelques minutes, ou même de quelques instants ? Dans les romans-feuilletons, le fait n'est pas rare. En va-t-il de même dans la vie normale ?

Un professeur allemand, le docteur Stieda, de Kœnigsberg, répond résolûment par la négative. A l'entendre, on ne devient blanc que progressivement et les cas qu'on a rapportés de canitie subite seraient sujets à caution. Ils auraient été insuffisamment observés, ou mal contrôlés. A les étudier de près, il n'en pas un qui offrirait des caractères d'authenticité. N'en déplaise à notre confrère, nous nous permettrons de nous inscrire en faux contre une opinion aussi tranchante.

Nous pourrions opposer aux allégations du savant tudesque certains exemples historiques : celui, notamment, du célèbre chancelier d'Angleterre Thomas Morus, dont les cheveux, disent les historiens de son temps, passèrent du noir au blanc, dans la nuit qui suivit sa condamnation. N'a-t-on pas dit aussi de Marie-Antoinette que sa chevelure passa du blond au gris, par suite des tortures morales que la reine avait éprouvées ? Mais nous devons ajouter que le fait étant contesté, nous n'en ferons pas état.

Ce n'est pas la première fois, on s'en doute, que la question que nous traitons est posée. Il y a quelques années, on la discuta au sein d'une société de médecine anglaise, la *Bristol Association*. L'opinion générale des praticiens présents se prononça pour l'affirmative. Seul, le docteur Davy ne partagea pas le sentiment de ses collègues. Si une métamorphose semblable était admissible, donnait-il comme argument principal, ne devrait-on pas la voir se produire chez les militaires engagés dans de terribles expéditions, au milieu des dangers et des horreurs de la guerre ? Or, le docteur Davy, ayant examiné lui-même des milliers de soldats, prématurément épuisés par des climats divers, ayant assisté à de sanglants combats, et dont beaucoup avaient reçu de terribles blessures, déclarait n'avoir jamais rencontré un cas de cette espèce.

*
* *

A l'encontre du docteur Davy, M. Henry Dunant, fondateur de la Croix-Rouge et philanthrope éminent, a cité, dans une séance de la *Société d'ethnographie de Paris*, un fait qu'il avait observé sur le champ de bataille de Solférino, et qu'il a relaté en ces termes : « Un prisonnier, en proie à la fièvre, attire les regards ; il n'a pas vingt ans et ses cheveux sont tout blancs : c'est qu'ils ont blanchi le jour de la bataille, à ce qu'affirment ses camarades et lui-même. »

On pourrait contester la valeur du témoignage,

qui est de seconde main, mais nous avons heureusement en réserve des documents plus probants.

*
* *

Celui-ci émane d'un physiologiste dont nul ne contestera la grande valeur, le très distingué docteur Féré. Féré a rapporté un cas des plus curieux de canitie rapide. Une dame, un peu délicate et impressionnable, avait eu, cinq ans auparavant, un accident de voiture. Un jour, en traversant une rue, elle aperçoit près d'elle un omnibus qui arrivait rapidement ; saisie d'effroi, elle se précipite en courant dans la loge d'un concierge, où elle tombe sur une chaise, à moitié évanouie.

Elle se remit assez rapidement de son émotion : mais, le lendemain de l'accident, elle constatait l'existence d'une large mèche blanche dans sa chevelure, noire jusqu'alors. Les cheveux étaient complètement décolorés dans toute leur longueur.

Mais la canitie n'est pas toujours limitée, elle peut être générale. Le docteur Féré rappelle, à ce propos, le cas du cipaye qui, pris les armes à la main au cours d'une révolte, blanchit pendant l'interrogatoire qu'il subissait, et qui devait se terminer par une condamnation à mort.

Thompson a rapporté, de son côté, le cas de cet ouvrier d'York, qui tomba du haut d'un bâtiment qu'il réparait ; il réussit, au cours de sa chute, à se retenir d'une main à une gouttière, et on eut le temps d'arriver à son secours : il avait complètement blanchi.

Dans son numéro du 8 décembre 1900, le *Pro-*

grès médical publiait une observation non moins suggestive : celle d'un teinturier de Rouen, dont les cheveux, la barbe et les poils, bruns jusqu'alors, devinrent tout blancs, quand ce malheureux eut appris la nouvelle qu'il perdait tout son petit avoir dans la débâcle du Panama. « C'était une vraie boule de neige », dit la mère de l'infortuné sujet.

*
* *

Ce qu'il y a de plus curieux, c'est la canitie unilatérale, l'*hémicanitie*, comme l'a baptisée le professeur Brissaud, qui en a relaté un cas des plus intéressants. Notre bon maître fut appelé un jour auprès d'un homme de soixante à soixante-cinq ans, qui venait d'être frappé d'apoplexie : il était employé dans les bureaux d'une grande administration ; il avait eu, en travaillant, un vertige, et était tombé sans connaissance. Très peu d'instants après, il revint à lui, mais il était paralysé de tout le côté droit, et ne pouvait plus que bredouiller quelques mots.

Le lendemain, la paralysie n'avait pas totalement disparu, mais elle avait si rapidement diminué, que le malade avait pu quitter son lit et s'asseoir dans un fauteuil. Il pouvait rester debout et même faire quelques pas, en s'appuyant au bras de sa femme. La parole était en partie revenue, et il ne restait presque rien du bredouillement de la veille.

Le fait était banal, et n'aurait pas retenu l'attention du savant neurologue, s'il n'avait été, dit-il, immédiatement frappé par une particularité extraordinaire, presque burlesque (*sic*). Cet homme, qui avait conservé une chevelure abondante, ressemblait à une de ces figures de cire qu'on voit dans les vitrines des coiffeurs, avec la séduisante annonce : *Plus de cheveux blancs !* Une raie partage en deux moitiés la perruque postiche : une moitié est blanche, par l'effet des ans ; l'autre est noire, grâce aux extraordinaires vertus de la « composition ». Or, l'apoplectique avait une raie au milieu, mathématiquement rectiligne et séparant en deux moitiés disparates la convexité crânienne : la moitié gauche, « poivre et sel », c'était la couleur naturelle des cheveux du malade ; la moitié droite, d'un jaune presque blanc, « couleur indécise et troublante, comme celle du faux albinisme ». La barbe avait conservé la couleur grisonnante du demi-cuir chevelu gauche.

*
* *

Nous pourrions joindre à cette observation, si minutieusement prise, celle de BOURNEVILLE ; elle a trait à une jeune fille atteinte de canitie partielle dans les conditions suivantes : à l'âge de quatorze ans, elle avait éprouvé une violente émotion, avec perte de connaissance ; elle regardait à sa fenêtre, le visage appuyé contre les vitres, quand une locataire d'un étage supérieur se précipita dans la rue et, dans sa chute, vint cogner la fenêtre où se tenait la jeune fille. Le lendemain, celle-ci avait, au-dessus du front, à droite, une touffe de cheveux blancs, sur une largeur de deux travers de doigt.

Cet effet des émotions violentes ne serait pas,

d'ailleurs, spécial à l'homme. Un merle, dont parle Thompson, avait été surpris dans sa cage par un chat. On arriva à temps pour le sauver des griffes du félin ; mais les plumes de l'oiseau tombèrent les jours suivants et repoussèrent complètement blanches. Voilà, du moins, un authentique merle blanc !

On a remarqué plus singulier encore: des vieillards ont vu leurs cheveux blancs reprendre leur teinte primitive. Le docteur G. Kovéos (d'Amorgos), et le docteur Manolakis, tous deux médecins grecs, ont fait connaître deux exemples de cette bizarrerie de la nature qui, par une folâtre ironie, s'amuse parfois à contrarier ses propres lois.

VII

Les Phobies.

La phobie n'est pas la peur ordinaire, mais une angoisse particulière, se reproduisant dans certaines conditions de vie, de milieux, et qui suspend pendant un temps la volonté et le raisonnement.

Est-ce un symptôme maladif ? Il faut plutôt y voir, selon nous, une impression subjective, un accident émotif, mais qui peut être assez grave parfois pour produire des maladies spéciales et même la mort. Hâtons-nous de dire que c'est une terminaison très rare.

Le plus souvent, la phobie ne va pas jusqu'à provoquer des conséquences aussi funestes. Les phobies, ainsi que l'a écrit GÉLINEAU, les phobies naissent sous une foule d'impressions variées, mais nullement terrifiantes. Les sujets qui en sont atteints ne tremblent point pour leur existence ; enfin, rien ne ressemble moins à un phobique qu'un autre phobique.

Chacun d'eux, en effet, a son stigmate particulier.

Les uns ont peur de la solitude, des voyages ; les autres ont peur de vomir, quand ils mangent en public : l'idée seule de se mettre à table avec des étrangers leur donne des nausées, des transpirations, une véritable sueur froide.

L'*agoraphobie*, cette sensation bizarre qui fait appréhender de traverser une grande place, s'observe surtout chez les neurasthéniques ; on sait combien de neurasthénies sont liées à un mauvais fonctionnement de l'estomac ou du foie ; une cure alcaline réussit le plus souvent à amender les symptômes.

Le Dʳ Célestin COMPAIRED (de Madrid) a observé un certain nombre de malades neurasthéniques et phobiques, ayant des lésions du nez, dont la guérison de cet organe modifia les troubles généraux d'ordre psychique. Il est persuadé qu'il existe des sujets atteints de phobie qui tirent leur origine de lésions intra-nasales déterminées, telles que des hypertrophies de la muqueuse, des déviations de la cloison, de l'épaississement des cornets, etc.

La littérature rhinologique a, du reste, enregistré de nombreux cas d'épilepsie, de goître, d'asthme, d'origine nasale ; pourquoi certaines phobies ou peurs morbides n'auraient-elles pas leur point de départ dans leur nez ? Pour notre part, nous ne voyons rien à y objecter.

*
* *

Une des phobies les plus singulières est ce qu'on a nommé la *parasitophobie*. D'aucuns ont la peur du microbe, d'autres redoutent un animal plus gros : tel l'acare, qui produit la gale.

Le Dʳ W. DUBREUILH (de Bordeaux) a présenté naguère à une Société médicale un membre d'une famille atteinte de parasitophobie.

Un des petits-fils, à la suite d'une fugue de la maison familiale, y était revenu en rapportant la gale, qu'il transmit à son petit frère, puis à sa grand'mère.

Les autres membres ne furent pas contagionnés ;
on ne constata sur eux aucune trace de parasites,
mais ils subirent l'influence éruptive de la grand-
maman et ils se frottaient à qui mieux-mieux. Il
s'agit là, conclut M. Dubreuilh, d'un de ces cas de
contagion de prurit psychique, qui pourrait aisément en imposer pour une affection cutanée, au médecin qui se contenterait d'un examen superficiel.

Le Dr Régis a relaté une observation analogue, où
une femme a imposé son prurit à huit membres de
sa famille.

*
* *

Les dermatophobies évoluent toujours sur un terrain névropathique, mais leur pronostic est variable,
suivant qu'on a affaire à un hystérique ou à un neurasthénique. Chez l'hystérique, la phobie peut être
de courte durée et disparaître sous l'influence de la
suggestion ; chez le neurasthénique, au contraire,
elle dure très longtemps ou devient chronique.

Tout homme éprouve pour la saleté une aversion
naturelle, mais il en est qui poussent cette aversion
jusqu'à la manie. Un de nos confrères, qui vient
d'étudier un de ces maniaques, propose de lui donner le nom de *rypophobique*, c'est-à-dire qui a peur
de la saleté. A ce compte, nous serions tous plus ou
moins rypophobes. Il est évident que des individus,
absolument normaux, mais doués d'une sensibilité
un peu vive, n'ont jamais pu se résoudre à supporter le spectacle de matières répugnantes ou d'animaux réputés malpropres, tels que le cochon, le
rat, etc. Pour que la rypophobie — ah ! le drôle
de mot ! — devienne pathologique, il faut, selon

M. P. BLUM, qui peut, ce nous semble, revendiquer à bon droit la paternité de ce néologisme : 1° Que la peur éprouvée soit sans fondements ou démesurée par rapport à son objet ; 2° Qu'elle devienne une idée fixe avec son cortège possible d'hallucinations ; 3° Qu'elle fasse de l'individu chez lequel elle s'est installée un être anormal dans sa manière de vivre.

Voilà, direz-vous, bien des conditions à réaliser et vous êtes déjà pleinement rassurés.

*
* *

Les phobies sont bien connues, surtout depuis les travaux de FREUD, de RÉGIS et PITRES, de MARREL, qui leur a consacré une thèse bien étudiée. Mais ce chapitre, si autonome, de pathologie nerveuse, s'enrichit chaque jour de contributions nouvelles.

Pendant bien des années, on ne s'est occupé que des phobies qui s'offraient le plus communément à notre observation ; on négligeait, volontairement ou par ignorance, quantités d'autres phobies, plus ou moins étranges, qui méritent cependant de retenir l'attention. Ce sont de celles-là surtout que nous allons vous entretenir.

Connaissez-vous, par exemple, l'*aïcmophobie*, autrement dit la phobie des pointes (aiguilles, épingles, arêtes de poisson, poignards, épées nues ?) Le roi JACQUES Ier d'Angleterre était, paraît-il, hanté par la frayeur d'une épée nue.

Et la *thalassophobie* ? Pour ceux qui ne savent pas le grec, il s'agit de la peur de la mer. Ce genre de phobie est, nous assurent les pathologistes, peu commun. On cite cependant, comme en ayant été atteint, l'empereur Heraclius qui, à l'âge de cinquante-neuf ans, fut saisi d'une frayeur insurmontable à la vue de l'immense nappe liquide. Avant d'entrer dans Constantinople, il exigea des autorités qu'il fût construit un pont de bateaux sur le Bosphore, et qu'on le garnît des deux côtés avec des planches et des branches d'arbres, afin qu'il pût le traverser sans voir la mer.

Un autre exemple de thalassophobie est celui du grand moraliste Nicole, qui ne voulut jamais consentir à traverser l'eau, un gué, un fleuve, sur un bateau, sans trembler de tous ses membres et sans fermer les yeux. Pierre le Grand lui-même, le tsar impavide, Pierre le Grand, étant tombé à l'eau dans son enfance, en conserva toute la vie une terreur telle, qu'il redoutait de traverser un pont.

L'astrophobie a été signalée, pour la première fois, par le docteur Bruck. Un prêtre, qu'avait connu ce praticien, était saisi d'une appréhension indéfinissable, chaque fois qu'il cheminait dans la campagne. Il n'était rassuré que lorsqu'il était sous un arbre ; il s'imaginait que la voûte céleste allait tout à coup s'effondrer ; un plafond produisait sur lui la même impression. Nous doutons qu'il ait jamais pu, dans ces conditions, trouver un toit pour s'abriter.

D'autres sont pris de terreur à l'approche d'un orage, éprouvent des malaises à la vue des éclairs, ou vont se réfugier dans les caves quand il tonne. Qui de vous ignore que Caligula était un fulgurophobe, tantôt se terrant sous son lit, muet d'épouvante'; tantôt se redressant furieux et montrant le poing au Jupiter tonnant, en manière de défi ? Le César Auguste lui-même — du moins nous l'assure

Suétone — avait une peur irraisonnée des éclairs et du tonnerre ; il était persuadé qu'il s'en garantissait, en portant sur lui une peau de veau marin ; encore Auguste avait-il un motif d'avoir conservé l'effroi de la foudre : celle-ci était, en effet, tombée, pendant une marche nocturne contre les Cantabres, devant sa litière, et avait tué net l'esclave qui la précédait, un flambeau à la main.

Henri III, un névropathe avéré, avait la même phobie. Mais jamais celle-ci ne se manifesta avec autant d'intensité que chez cette grande dame dont parle Saint-Simon, qui, lorsqu'il tonnait très fort, « se fourrait sur un lit de repos, puis faisait coucher tous ses gens dessus, l'un sur l'autre, en pile, afin que, si le tonnerre tombait, il eût son effet sur eux avant de pénétrer jusqu'à elle ». N'est-il pas juste que charité bien ordonnée commence par soi-même? Voilà une gaillarde pour qui l'altruisme serait à coup sûr resté un vain mot, s'il avait eu cours de son temps.

Une autre phobie, des plus singulières, est celle que nous a fait connaître le professeur Betcherew, qui prétend qu'elle est loin d'être rare en Russie : c'est ce qu'on pourrait appeler la phobie du Saint-Sacrement.

Il s'agit, dans l'observation de Betcherew, d'un pope qui ne pouvait se décider à porter le Saint-Sacrement : il avait peur de le heurter ou de le laisser choir. Cette phobie s'étendait, du reste, à d'autres objets du service sacré que, suivant le rite, il était obligé de prendre et de tenir pendant la messe. Pendant tout ce temps, il était inquiet, agité de tremblements dans les membres. Cette angoisse durait de cinq à six minutes et ne survenait que pendant les cérémonies religieuses. Il dut renoncer à dire la messe.

Ces phobies professionnelles ne sont pas spéciales aux prêtres russes. Le docteur TALAMON, médecin des hôpitaux de Paris, a connu un jeune abbé qui avait renoncé aussi à dire la messe, pour une raison à peu près analogue. Mais sa phobie était d'ordre gustatif. Il ne pouvait, disait-il, distinguer le goût du vin, et craignait toujours qu'on n'eût pas mis de vin dans le saint-ciboire, croyant n'avoir bu que de l'eau.

Il y a encore la *peladophobie*, dont sont atteints ceux qui redoutent la contagiosité de la pelade ; mais, en fait de contagiophobie, c'est le professeur DÉMOSTHÈNE, de Bucarest, qui semble détenir le record.

Le professeur DÉMOSTHÈNE en était arrivé à désinfecter jusqu'à ses honoraires ! Il avait un porte-monnaie en métal stérilisable. Rentré chez lui, il désinfectait ses mains, flambait porte-monnaie et pièces métalliques, et enfin trempait les billets de banque dans une solution phéniquée à cinq ou dix pour cent pendant une heure. Au temps où l'on jouait au jeu des combles, cela eût pu passer pour le comble de l'antisepsie.

*
* *

Nous pourrions poursuivre longtemps cette énumération qui, à la longue, serait fastidieuse. Le moment est venu d'élucider la cause de ces troubles bizarres, qui déconcertent la froide raison.

Les phobies sont-elles, comme on l'a dit, le lot

obligé de la neurasthénie ? Il est évident que bon nombre de phobiques sont des neurasthéniques ; mais la neurasthénie n'est pas, pour cela, une condition essentielle de la phobie.

Tout ce qu'on peut dire de plus certain, c'est que les phobies sont le plus souvent sous la dépendance de causes déprimantes, telles que le surmenage, un mauvais fonctionnement des voies digestives ou urinaires, etc.

Les phobies sont, pour tout dire, la résultante de la dépression nerveuse, de l'asthénie, que GUBLER, ce grand thérapeute trop oublié, appelait l'*anervie*, et que nous proposons de nommer l'adynamie.

VIII

Trac et Traqueurs.

Le trac ! Cette brève et expressive onomatopée dit bien l'angoisse que détermine, chez certains, l'approche du moment où ils vont paraître sur un tréteau ou dans un amphithéâtre, pour jouer un rôle ou faire un cours.

En réalité, le trac est une « phobie », qui n'est pas spéciale, comme on le croit habituellement, aux seuls chanteurs ou acteurs, mais à tous ceux appelés à paraître en public et qui, à cette pensée, sont pris d'une appréhension pouvant aller jusqu'à la terreur.

Les orateurs n'y sont pas moins sujets que les acteurs ; on a même observé le trac chez les musiciens et chez les..... coiffeurs.

Chez les musiciens, en plus des symptômes ordinaires, l'émotion produit une raideur des doigts des plus gênantes pour le jeu délié de l'instrument. Les flûtistes, les pianistes prennent un jeu saccadé, martelé. Pour le violon, où l'exécutant fait sa note, le son a une tendance à monter toujours, ce qui est vraisemblablement dû à la prédominance du spasme des muscles fléchisseurs des doigts sur les extenseurs.

Quant au trac des coiffeurs, c'est une sorte d'obsession dont le professeur Régis, de Bordeaux, a donné, il y a quelques années, une saisissante description.

Les malades qui en sont atteints ont l'appréhension, continue et angoissante, de trembler en rasant, et le tremblement se produit sous l'influence de cette crainte même. Il va sans dire que, s'ils n'arrivent pas à la surmonter par un effort de volonté, ceux qui sont affectés de cette infirmité psychique se voient bientôt dans la nécessité de changer de métier.

*
* *

La plupart de ceux qui se destinent à la carrière oratoire, ou à celle du théâtre, ceux qui sont appelés à paraître devant un public sont presque fatalement victimes du trac ; il en est peu, cependant, que l'on voie renoncer à leur profession. C'est que le phénomène est passager et ne va pas jusqu'à paralyser les facultés de l'artiste ou de l'orateur ; ou qu'il se manifeste par des signes physiologiques dont ne sont témoins que ceux qui les approchent de très près.

Ce pénible malaise est assez comparable au mal de mer, en ce que l'accoutumance ne se fait pas, et que les vieux routiers, comme les débutants, y sont également sujets.

Les uns en sont saisis avant d'entrer en scène ; d'autres, seulement quand le rideau se lève. SARAH BERNHARDT contait, un jour, à quelques familiers réunis autour d'elle, qu'elle éprouvait une terreur folle à l'idée qu'elle allait prendre la parole devant un auditoire de jeunes filles, habituées à entendre les maîtres de la littérature et du barreau ; pour un peu, elle aurait chargé RICHEPIN, habitué depuis longtemps aux triomphes oratoires, de lire sa conférence à sa place !

Particularité notable, chez l'éminente tragédienne, le trac a grandi avec la révélation de ses qualités dramatiques, avec l'enivrement de ses succès. A entendre la grande artiste, elle l'avait même au déclin de son existence, « mille fois plus qu'au soir de ses débuts ».

Le jour d'une première importante, elle claquait, s'il faut l'en croire, littéralement des dents ; elle arpentait son appartement et ne répondait que par monosyllabes aux questions qui lui étaient adressées; l'émotion disparaissait bien vite, heureusement, dans la chaleur du jeu.

Une autre artiste, aimée et fêtée comme le mérite son grand talent, Mme BARTET, n'est restée « paisible et inconsciente devant le danger », selon son expression, que le soir de ses débuts ; depuis, à chaque pièce nouvelle, elle éprouva ce maudit trac, escorté de troubles nerveux et de battements de cœur ; elle est tellement émue qu'il lui faut, deux ou trois jours à l'avance, jeûner presque complètement.

Jean de RESZKÉ, l'admirable chanteur, fut, lui aussi, victime du trac. Nul, plus que lui, n'éprouvait cette sensation angoissante, qui arrive à paralyser complètement tant de personnes ; mais à peine avait-il pénétré dans sa loge, toute hésitation disparaissait, il reprenait ses sens et affrontait la bataille avec le plus complet sang-froid.

A un publiciste anglais, qui la « confessait » sur ce point, Mme Christine NILLSON déclarait qu'il n'existait pas un seul artiste qui ne fût atteint de nervosité, pas un qui ne fût nerveux, inquiet, tourmenté jusqu'à la douleur, quand il devait monter sur la plateau.

« La pensée de chanter le soir,· avouait d'autre part Mme Marcelle SEMBRICH, constitue pour moi une telle torture, que j'ai la sensation que ni l'or ni la gloire ne sauraient me dédommager du moment terrible où je dois paraître devant la rampe. Je souffre à cette heure atrocement (*sic*). J'ai consulté les médecins les plus célèbres de l'Europe ; j'ai essayé de toutes les cures, depuis les douches froides jusqu'à l'hynotisme, tout a été vain. » Ne croyez pas qu'il y ait là de l'exagération : il nous souvient d'avoir lu une lettre de Mlle Aïssé, racontant à son correspondant comment ADRIENNE LECOUVREUR, au moment de jouer un drame dont l'issue était douteuse, était prise de dysenterie, « au point d'aller vingt fois à la garde-robe et de rendre le sang pur ».

Le détail est réaliste, mais combien significatif !

Il en est qui éprouvent cette émotion à un tel point, qu'ils vont jusqu'à souhaiter un malheur qui les empêcherait de jouer ou de plaider. Mme PIERSON espérait un accident imprévu, qui lui fournirait un prétexte à ne pas jouer.

L'avocat PAILLET, en se rendant au Palais, passait tout près des maisons en construction, avec le secret espoir qu'une poutre égarée lui casserait la jambe et qu'il serait, de la sorte, dispensé de parler.

Arrive le grand jour de la représentation, de la conférence, ou de l'audience. Certains, comme

Me ALLOU, ont la figure pâle, les traits contractés, les
mains crispées derrière le dos et agitées d'un tremblement fébrile ; d'autres éprouvent, durant les premières minutes, une constriction nerveuse de la mâchoire, ou claquent littéralement des dents. Peu à
peu, dans la chaleur du jeu, l'émotion s'atténue ;
vers la fin, l'artiste ou l'avocat, rassuré, n'éprouve
plus que le plaisir de jouer ou de parler, et les ap-
plaudissements leur font vite oublier les malaises
qu'ils ont ressentis.

Cette perte de contrôle sur les organes que régit
d'ordinaire la volonté peut aller plus loin encore.

Ce ne sont pas seulement les muscles qui échappent à l'action volontaire ; le trac porte le désarroi
dans tout l'organisme. L'avocat BETHMONT, au moment d'aborder la barre, était presque toujours pris
de vomissements ; un autre de ses collègues, et non
des moins illustres, CHAIX-D'EST-ANGE, avait un
tremblement de la main si fort qu'il se mettait la
figure en sang, quand il se rasait avant d'aller à l'audience où il devait parler.

Le trac dépend, d'ailleurs, et de la nature du rôle
et de son importance. En général, les rôles immo-
biles, passifs, favorisent le trac ; alors qu'au contraire, ceux qui exigent de l'initiative, de l'action,
le diminuent.

Les dispositions physiques et morales ont également leur contre-coup sur le trac : on est moins
ému lorsqu'on se porte bien, que lorsqu'on est souf-
frant ou ennuyé. Est-il besoin d'ajouter qu'en face
d'une salle distraite, sceptique, hostile, on éprou-
vera plus aisément le trac que devant une assistance sympathique et indulgente ?

D'une façon générale, le trac est tributaire de l'émotivité du sujet. C'est donc contre celle-ci, surtout, qu'il convient de lutter pour l'atténuer ou la faire disparaître.

*
* *

Quels remèdes employer à cet effet ? Ils sont de deux sortes : préventifs et curatifs.

Pour réduire au minimum les désagréments de la crise émotionnelle, Mme Bartet, fort gênée, dans les débuts, par l'oppression émotive qui lui enlevait du souffle, se soumit à des exercices méthodiques de gymnastique respiratoire. Got, dans le même but, s'attachait à posséder si parfaitement son rôle qu'il pût le jouer, pour ainsi dire, automatiquement.

Sarah Bernhardt avait un tel resserrement des mâchoires, que les mots ne sortaient de sa bouche que martelés, avec une sonorité âpre ; elle ne retrouvait sa voix naturelle que lorsqu'elle s'était rendue maîtresse de son émotion ; voyant qu'elle n'arriverait pas à se débarrasser de ce tic, elle eut le bon esprit de le conserver et de se faire de ce défaut un marque personnelle, qu'elle a fini par imposer, et qu'on n'a pas manqué de chercher à imiter, comme la caricature imite le portrait.

*
* *

Au moment d'entrer en scène, la plupart des acteurs ont un geste familier qui sert de point d'appui à leur volonté. Paul Mounet crispait nerveusement les doigts ; Mme Bartet tendait une jambe en arrière, en appuyant de toutes ses forces.

D'autres prononcent mentalement une interjection d'encouragement, une phrase intérieure qui stimule leur volonté défaillante.

Ce n'est que par exception que le trac revêt la forme pathologique et nécessite un traitement médical.

Un médecin américain a conseillé, pour combattre cette asthénie singulière, de prendre, trois fois par jour, dix gouttes de teinture de gelsemium, plante de la famille des loganiacées, dont la racine contient un alcaloïde qui passe pour un sédatif nerveux, un spécifique des tics douloureux.

Un spécialiste anglais prescrivait de préférence aux acteurs et aux chanteurs, immédiatement avant d'entrer en scène, cinq à six gouttes de laudanum, prétendant que cela suffisait à donner aux plus timorés l'aplomb d'un vieux brûleur de planches.

Partant d'un autre point de vue, et estimant que les troubles qui ressortissent au trac résultent principalement d'un désarroi du bulbe, le docteur Pierre BONNIER, dans une communication à la *Société de biologie*, prétendait guérir cette incommodité fâcheuse par des cautérisations du nez. Quelle relation existe entre celui-ci et le bulbe, il serait trop long de l'expliquer ; qu'il suffise de savoir, et c'est, pratiquement l'essentiel, que le trac ne résiste pas à quelques pointes de feu. Mais il faut savoir sur quels points de la muqueuse nasale elles doivent porter, et le spécialiste seul est qualifié pour les déterminer.

IX

Les Obsessions morbides.

a) *La Peur de rougir.*

Les physiologistes vous diront qu'il se passe dans notre appareil circulatoire ce que nous voyons dans le cours d'un fleuve, dont le courant devient plus rapide dans les points où le lit est le plus resserré.

Sommes-nous menacés d'un danger, ressentons-nous une frayeur, une contraction des vaisseaux sanguins se produit, pour ainsi dire, automatiquement, et cette contraction rend plus actif le mouvement du sang vers les centres nerveux. C'est parce que les vaisseaux se contractent à la surface du corps que nous devenons pâles à la suite d'une vive émotion. Et quand le peuple dit : *main froide, cœur chaud,* il ne fait qu'exprimer une vérité physiologique : les mains se refroidissent lorsque, par l'effet d'une émotion, le sang se retire des extrémités du corps pour gagner le cœur.

Mais si la pâleur résulte de la contraction des vaisseaux, on comprendra facilement que la rougeur ne soit autre chose que le résultat de la dilatation de ces mêmes vaisseaux.

Qu'on ne croie pas, toutefois, que ces deux phénomènes opposés dépendent du cœur, attendu que celui-ci bat plus rapidement et plus fort dans l'émotion de la pudeur et dans celle de la frayeur. Des centres nerveux partent d'innombrables filaments, qui accompagnent les vaisseaux sanguins dans toutes les directions et qu'on nomme des vaso-moteurs. Ce sont les nerfs, dits vaso-moteurs, qui, sans que nous les excitions, agissent sur les fibres musculaires des petites artères et des veines, les dilatant ou les contractant. Avons-nous besoin d'ajouter que si les effets de la passion, dont témoigne la pâleur ou la rougeur subites, se montrent surtout au visage, c'est qu'il n'est pas de partie du corps où les vaisseaux soient plus sensibles.

Et c'est ce qui explique comment telle personne rougit plus facilement que telle autre ; non pas, comme on serait tenté de le supposer, parce qu'elle a plus de timidité, ou que les épreuves l'ont moins aguerrie, mais parce que ses vaisseaux sanguins réagissent différemment.

*
* *

Vous connaissez certainement, vous avez peut-être même dans votre entourage direct des jeunes gens, des jeunes femmes, des jeunes filles, plus rarement des hommes, présentant ce phénomène. Ils ont des accès de rougeur subite, inexplicable. A l'avance, ils s'en tourmentent, ils en ont l'incessante préoccupation et, le moment venu, il leur semble que tous les regards sont fixés sur eux, qu'on devine leur secrète angoisse.

Chez les uns, cela ne va pas au delà d'une simple rougeur émotive: ils « piquent un fard », comme on dit dans l'argot des écoliers. Un degré de plus, et cela devient la peur de rougir ; et si l'état pathologique est plus avancé, c'est une véritable obsession, qui empoisonne positivement l'existence.

Les médecins ont une douce manie, qu'il faut leur pardonner : quand ils ont découvert une maladie, ils commencent par lui donner un nom grec. Sachez donc que ceux ou celles qui rougissent à tout propos, et souvent hors de propos, sont atteints d'*éreuthose*. Et si vous voulez maintenant une description d'éreuthose émotive, relisez cette lettre de Mme de Sévigné à sa fille, Pauline de Grignan. Un homme de métier n'aurait pas mieux pris l'observation du sujet.

Que c'est un joli bonheur, écrit la divine épistolière, de ne rougir jamais ! Ç'a été, comme vous dites, le vrai rabat-joie de votre beauté et celui de ma jeunesse : j'ai vu que, sans cette ridicule incommodité, je ne me serais pas changée pour une autre. C'est une persécution dont le diable afflige l'amour-propre ; enfin, ma fille, vous en quittiez le bal et les grandes assemblées, quoique tout le monde tâchât de vous rassurer en vous élevant toujours au-dessus des autres beautés. C'est souvent un aveu sincère des sentiments qu'on cache et qu'on a raison de cacher ; votre imagination en était si frappée que vous étiez hors de combat.

Le docteur Cullerre, qui nous communique ce fragment d'épître, nous fait observer que « l'éreuthose, chez Mme de Grignan, était liée à une timidité presque maladive, à un orgueil extraordinaire et à des tendances neurasthéniques, qui se manifestèrent par de nombreux symptômes, durant une grande partie de son existence ».

Chez la comtesse de Grignan, c'est bien, comme nous l'avons dit, d'éreuthose émotive qu'il s'agit ; mais la préoccupation de la rougeur est manifeste.

Elle ne semble pas, cependant, être allée jusqu'à
l'obsession véritable, comme chez le sujet que le professeur Pitres, de Bordeaux, a eu l'occasion d'examiner, et dont nous est rapportée dans un journal
médical la tragique aventure.

*
* *

Ce malade s'était fait inscrire comme avocat sta-
giaire, mais n'exerçant pas, au barreau d'une grande
ville : il habitait, pendant l'été, dans une pension de
famille, tenue par une vieille dame, aux environs de
cette ville.

Rentrant un soir pour dîner à l'heure habituelle,
il trouve sa propriétaire assassinée, la gorge tranchée
d'un coup de rasoir. Affolé, il appelle ses voisins ;
une descente de police est opérée ; une enquête est
ouverte ; elle démontre que l'assassinat n'a pas eu le
vol pour mobile.

On procède à l'interrogatoire de celui qui, le premier, a découvert le crime et est le seul habitant de
la maison où s'est passé le drame. Le prévenu, qui
est un *éreutophobe*, toujours en proie à son obsession, surexcité par le pénible tableau qu'il vient
d'avoir sous les yeux, se trouble d'autant plus qu'il
avait déjà pensé qu'étant seul locataire, il ne pouvait manquer d'être soupçonné.

Le commissaire, en présence de cette attitude
embarrassée, n'hésite pas à le prendre pour le coupable ; il exige sa confrontation avec sa prétendue
victime. A côté du cadavre, encore inondé de sang,
il le presse, il le somme d'avouer son forfait. « C'est
vous, l'assassin ! On le lit sur votre figure, votre

émotion vous trahit ! » Et le magistrat n'en veut
pas démordre.

L'infortuné a beau s'indigner, nier ; son émoi
grandissant, sa confusion donnent un désaveu à ses
protestations d'innocence. Finalement, on le remet
entre les mains de deux agents chargés de le « cui-
siner », jusqu'à ce qu'il consente à un aveu. Ils
vont même — j'emprunte ici le texte de l'observation — tellement son attitude est étrange, — jusqu'à voir dans son action un crime passionnel, et
à lui demander s'il avait des relations avec la victime, une sexagénaire !

Le procureur survient : l'attitude de l'accusé lui
paraît, à lui aussi, des plus suspectes. En vain, celui-
ci proteste-t-il qu'il est atteint d'une affection nerveuse ; que l'individu le plus maître de lui, le plus
habitué à dominer ses impressions, aurait été, dans
de pareilles circonstances, très remué ; qu'à plus
forte raison, un homme qui, comme lui, a la phobie de la rougeur, a pu être secoué, plus que tout
autre, par cette mise en scène impressionnante :
rien n'y fait ; le procureur se contente de répliquer
qu'étant atteint d'une affection des nerfs, « il a pu
assassiner, sans en avoir gardé le souvenir », et il
soumet le malheureux aux mensurations anthropo-
métriques !

Comment s'est terminée l'affaire ? Par un non-
lieu tardif, l'autopsie ayant révélé que la vieille
dame était morte à une heure où l'avocat put fournir un alibi indiscutable. L'enquête, mieux orientée,
faisait enfin découvrir le vrai coupable. Mais, à la
suite de cette accusation surprenante et de la prison
préventive qui en avait été la conséquence, l'avocat

incriminé a été très affecté et, plus que jamais, depuis, il est sous l'empire de son obsession.

N'y a-t-il donc rien à faire ou, du moins, à tenter contre ces troubles de nature essentiellement psychique, contre ce déséquilibre localisé de la volonté ? La suggestion a été essayée, mais les résultats n'ont pas été durables. Pour réussir, il faut, avant tout, combattre l'excitabilité cardiaque et vasculaire, chez ces malades, par les courants continus, le bromure de potassium, une réduction des chlorures dans le régime, etc. Grâce à cette thérapeutique active, on a obtenu des guérisons définitives. Mais il faut que le sujet s'arme de patience et qu'il ait la foi : le succès est à ce prix.

b) *La Hantise du Mal.*

Parmi les multiples observations qui ont été recueillies au cours de la guerre turco-balkanique, il en est une qui n'a été qu'incidemment relevée, et qui aurait mérité qu'on s'y arrêtât, parce qu'elle peut donner lieu à maintes réflexions : c'est que le moral joue un rôle considérable dans l'évolution des plaies. Celles-ci ont, en effet, guéri bien moins rapidement chez les blessés qui se laissaient aller au découragement. Le fait avait été déjà remarqué dans les expéditions antérieures et, au temps où le tétanos compliquait les blessures, celui-ci sévissait surtout chez ceux qui s'abandonnaient et désespéraient de la guérison.

Il est d'observation courante que les soldats nostalgiques, les Bretons, les montagnards, ont des fièvres typhoïdes, des pneumonies et autres maladies infectieuses qui affectent, presque d'emblée, un caractère de gravité ; alors que les Parisiens et, en général, les soldats qui proviennent des centres urbains, sont beaucoup plus résistants.

La hantise du mal, non seulement peut en activer le développement, mais encore, chose plus incroyable, elle est capable de le faire naître !

Ne voit-on pas tous les jours des personnes se retirer des affaires, prendre une retraite anticipée, convaincues qu'à partir d'un certain âge elles ne doivent plus travailler et que le terme de leur existence est proche ? Comme l'a écrit le docteur CLARK BELL (de New-York), elles s'auto-suggestionnent tous les jours ; la pensée constante et la crainte de la mort diminuent leur résistance de vie ; si elles chassaient cette préoccupation de leur cerveau, si elles écartaient de leur esprit l'inquiétude et l'anxiété, elles réveilleraient leur vitalité et prolongeraient leurs jours.

*
* *

L'appréhension d'une opération et de ses suites est souvent pire que l'opération elle-même ; un médecin de Trèves-sur-Moselle en a rapporté un cas significatif.

Un homme de trente-quatre ans devait être opéré pour une hernie ; quand il vit le chirurgien entrer avec ses aides, il s'affaissa sans pousser un cri : l'émotion l'avait tué !

Le plus extraordinaire, c'est quand la vue ou

même le simple souvenir d'un danger couru par un de ses proches provoque une pareille terminaison.

Il est des personnes qui ont la faculté d'accélérer ou de ralentir les battements de leur cœur, à volonté, c'est-à-dire par l'effet d'une représentation intense et persistante. Th. RIBOT, cite, à ce propos, le célèbre physiologiste E.-F. WEBER, qui avait ce pouvoir et qui a décrit avec minutie le mécanisme du problème. L'auteur de l'*Imagination créatrice* a rappelé, en outre, l'histoire retentissante des stigmatisées, qui passaient autrefois pour des possédées de Satan, et dont les neurologistes modernes n'ont pas eu de peine à déceler le caractère morbide ; encore, n'est-ce pas toujours de suggestion qu'il s'agit, en l'espèce, mais parfois de troubles vaso-moteurs.

*
* *

Pour nous en tenir aux créations de l'imagination, la représentation vive d'un mouvement qui s'arrête est un commencement d'arrêt de ce mouvement et peut même aboutir à un arrêt total : c'est ce que CHARCOT et son école ont décrit sous le nom de *paralysie psychique*. La conviction intime du malade qu'il ne peut remuer un membre suffit à le rendre incapable de tout mouvement, et il ne retrouve sa puissance motrice, que lorsque la représentation morbide a disparu.

En temps d'épidémie surtout, l'homme qui s'affecte est un des premiers qu'atteint le fléau. Le choléra de 1832 avait laissé dans les esprits un terrible souvenir de son passage à Paris ; plus qu'une autre, Mme RÉCAMIER tremblait à ce seul nom de choléra ; aussi quand, en 1849, le bruit courut que le fléau venait de reparaître, l'amie de CHATEAU-BRIAND fut saisie d'une telle angoisse, qu'elle mourut de peur, plus encore que du mal dont elle ne présentait que de vagues symptômes.

Ce que nous venons de raconter peut présenter quelque exagération, mais ce qui suit est une histoire rigoureusement vraie, qui a pour héros un personnage considérable, puisqu'il fut trois fois grand-vizir.

IZZET PACHA a laissé le souvenir d'un être assez original, dont les bizarreries ont quelque temps défrayé la chronique ; celle-ci, entre autres, mérite d'être relatée.

IZZET PACHA, étant venu à Paris sous le règne de LOUIS-PHILIPPE, avait vu, au cours de ses promenades, des affiches d'assurances sur la vie. En prenant le texte à la lettre, il s'était fait assurer et, plus tard, étant tombé malade, il refusait les soins de son médecin turc, se croyant en parfaite sécurité avec la police de son assurance pour tout remède ! Si la famille ne l'avait pas soumis presque de force à la saignée et à l'émétique, c'était un pacha mort. Il en échappa donc pour cette fois. Il ne mourut que bien plus tard, et voici dans quelles circonstances.

Un soir, s'en allant d'Europe en Asie, c'est-à-dire de Constantinople à sa maison de campagne de Scutari, IZZET PACHA passait devant le vieux sérail.

Suivant la coutume, ses rameurs levèrent l'aviron et la barque glissa respectueusement devant la demeure souveraine. Mais, soudain, un de ces poissons qu'on rencontre dans le Bosphore, un lufer, saute dans la barque..

— « Je suis mort ! » s'écrie le grand-vizir. Et tout aussitôt, il rentre à Constantinople, afin de faire part de l'événement, pour lui inéluctable. Il met ordre à ses affaires, commande les billets mortuaires, prend toutes ses dispositions, indique le cérémonial de ses funérailles et, sa tâche accomplie, se retire, ou plutôt s'ensevelit dans sa maison de campagne, à Scutari.

S'ensevelir est bien le mot, car trois jours après le saut du poisson fatidique dans la barque, IZZET PACHA, l'esprit frappé et le corps intact, succombait à un délire qu'avait seul causé une supersititieuse terreur.

*
* *

Serait-ce donc que de trop penser à la possibilité d'un mal suffirait à le faire venir ? On a pu voir des gens redouter une maladie, en faire l'objet de leurs constantes préoccupations et, malgré cela, ne pas la contracter ; mais, soit coïncidence, soit relation de cause à effet, on a observé aussi, maintes fois, l'inverse.

Il n'y a pas longtemps mourait, à Paris, un professeur de la Faculté de médecine, le docteur P..., qui, depuis qu'il avait opéré un de nos plus éminents d'hommes d'Etat d'une tumeur maligne, était hanté de l'idée qu'il mourrait quelque jour de la même affection. N'a-t-on pas dit également qu'un poète-académicien, incorrigible fumeur, du jour où il vit mourir du « cancer des fumeurs » un romancier avec qui il était lié par les liens de la plus affectueuse amitié, entrevit à brève échéance un dénouement qui, en effet, ne devait pas tarder ?

Ils sont légion ceux qui ont cette hantise de la maladie et de la mort. Que ceux-là se persuadent que l'action d'une volonté ferme peut dissiper un pareil cauchemar, et qu'ils minent lentement leur vie par leur peur continuelle d'un dénouement assurément fatal, mais qu'ils avancent à force d'y trop penser.

Quand on est occupé à ce point de sa guenille, on finit par mourir de l'intense désir de vivre.

X

Les Émotions curatives.

a) *La peur salutaire.*

Il semble que, dans les évènements les plus tragiques, il y ait toujours, comme par une ironie du sort, un élément comique qui ne nous apparaît que tardivement, lorsque nous sommes dégagés de l'étreinte émotive qui nous avait saisis de prime abord.

Un de nos confrères, qui se trouvait à bord du *Pas-de-Calais*, au moment où ce paquebot aborda de la façon que l'on sait le *Pluviôse*, a rapporté un incident qui témoigne une fois de plus des effets salutaires de la peur. Le premier résultat de la collision, contait-il, fut la suppression, instantanée et définitive, du mal de mer chez tous les passagers et passagères qui, plus ou moins livides, réclamaient, un instant auparavant, des cuvettes, ou se penchaient sur les bastingages. Il n'est rien de tel, en effet, qu'une forte émotion pour produire sur l'organisme une réaction vive qui, selon les cas, est bienfaisante ou nocive.

Des observateurs ont maintes fois noté que la peur d'un naufrage suffit pour arrêter le mal de mer. Le poète MOORE, qui était très incommodé toutes les fois qu'il naviguait, était au plus fort de son malaise lorsqu'on lui apprit la mort de son père, qu'on lui avait jusqu'alors cachée : il en éprouva un tel saisissement que le mal de mer cessa aussitôt.

Le grand chirurgien VELPEAU a signalé la résorption d'un abcès sous l'influence de la peur. L'aliéniste ELLIS a relaté, de son côté, l'histoire d'un officier, dont un accès d'asthme fut arrêté brusquement sous l'influence de la terreur, dans une position critique. Le même auteur a observé personnellement la guérison d'attaques de goutte dans des conditions à peu près semblables.

Dans le même ordre d'idées, le docteur FÉRÉ citait ce cas. Un jour qu'un de ses clients était dans sa bibliothèque, retenu dans son fauteuil par un violent accès de goutte, sa fille, une enfant de cinq ans, se heurta contre une planche, qui avait été posée avec peu de solidité par les ouviers chargés de réparer les casiers.

La planche allait tomber, quand le père, oubliant son mal, s'élance, effrayé, au-devant de l'enfant pour la préserver. Ses craintes dissipées, il fut tout surpris de ne plus ressentir de douleur dans le pied et de constater que l'attaque de goutte qui, tout à l'heure, le torturait, avait cessé comme par miracle.

Ces cas de guérison subite de la goutte par une émotion violente ne sont pas, à vrai dire, très rares, on en a cité un certain nombre, mais il en est un qui, en raison des circonstances qui l'ont accompagné est, peut-on dire, véritablement remarquable.

Le conteur de l'histoire est l'héroïque MONTLUC, le vaillant capitaine qui servit sous trois rois, FRANÇOIS Ier, HENRI II et FRANÇOIS II.

MONTLUC était enfermé dans Sienne, qu'il défendait contre le marquis de MARIGNAN. Ce dernier, tourmenté par la goutte, était dans sa litière, où

tout ce qu'il pouvait faire de mieux était de se
tenir assis, dans une position à la longue des plus
incommodes.

Le marquis s'était logé — à la guerre comme à la
guerre ! — dans une méchante bicoque, construite
en briques et presque adossée à une des batteries de
siège.

Un artilleur siennois, alléché par l'or qu'on lui
donnait à chaque coup qui partait de son canon,
lequel ressemblait à ce qu'on nommait jadis une
arquebuse à rouet, tira contre la bicoque tant et
si bien qu'elle ne tarda pas à s'effondrer.

Une partie de la muraille et la toiture s'écroulè-
rent sur la litière du malade, renversant sur les
jambes de celui-ci un de ses officiers, qui était
de poids respectable. Le marquis de MARIGNAN en
éprouva un tel saisissement, que sa goutte le quitta
incontinent. « Ne sais si sa goutte l'a repris depuis,
ajoute le narrateur, mais ledit seigneur m'assura, à
la fin du siège, après la capitulation, quand je lui fis
mes adieux, qu'à dater de ce jour-là, il ne l'avait
plus jamais ressentie. »

Traiter la goutte par des coups de canon, le remède risquerait fort d'être pire que le mal (1).

On est libre de suspecter la vivacité de MONTLUC,
qui était quelque peu Gascon, mais voici un fait
qui paraît lui donner créance : il est rapporté par

____

(1) Le canon a joué un rôle dans un autre événement historique : nous voulons parler de l'accouchement de l'impératrice
MARIE-LOUISE. On sait combien cette opération fut laborieuse ;
le Dr DUBOIS dut même à un moment appliquer « les fers ».
Le canon des Invalides se montra, en la circonstance, le meilleur
auxiliaire de l'accoucheur. Le choc qu'en ressentit l'auguste
patiente facilita la venue au monde du roi de Rome.

BÉRSOT, le probe et consciencieux philosophe, dans son étude sur MESMER et le magnétisme.

On vit à Berlin, en 1720, un jeune homme dans un état désespéré et dont la mort était attendue d'un moment à l'autre, auquel l'explosion d'un magasin de poudre redonna la connaissance. Il reprit sur-le-champ des forces, se leva et fut guéri au bout de quelques jours.

*
* *

C'est un fait bien connu que le hoquet s'arrête souvent sous le coup de la peur ou de la surprise ; tout le monde sait, par expérience, que l'approche du dentiste et la vue de ses instruments suspendent, pour quelques moments du moins, la rage de dents la plus douloureuse.

Un apothicaire, qui a laissé sur la guerre d'Espagne d'intéressants Souvenirs, Sébastien BLAZE, a relaté que la peur des coups de bâton avait fait disparaître instantanément chez lui une fièvre qui le minait depuis plusieurs jours.

Un fait remarqué, c'est qu'au moment d'un accès de colère, chez certains sujets, la sueur est exagérée. Cette sudation émotionnelle est particulièrement localisée au front, à la paume des mains et aux aisselles. On l'observe également dans la joie.

La peur excite de même les sécrétions. Chez certains animaux, comme la mouffette par exemple, la sécrétion d'odeur répugnante qui se produit sous l'influence de la peur devient un agent de protection.

Escoubas a rapporté qu'un écoulement uréthral cessa sous l'influence de la peur, à l'entrée des troupes de la République à Lyon.

Sous l'empire des préoccupations qui l'attaquèrent, pendant son séjour en Irlande, lord Anglesey cessa de souffrir d'un tic douloureux qui ne lui laissait aucun répit.

*
* *

Nous aurions pu étendre considérablement cette série d'observations, en énumérant les nombreuses maladies causées par la peur et celles qui s'aggravent sous l'influence d'une frayeur plus ou moins intense. Nous avons préféré limiter notre sujet et nous attacher à montrer que si, trop souvent, la peur aggrave les maladies, elle peut constituer parfois, sinon une méthode thérapeutique, au moins un agent curatif qui, manié avec prudence, peut produire les plus heureux effets.

b) *Les Traumatismes bienfaisants.*

Voilà deux mots qui hurlent, semblent-il, d'être accouplés : un traumatisme, en effet, qu'est-ce autre chose qu'un coup, une blessure d'une certaine gravité, qui produit plus ou moins de désordres dans l'organisme, soit par son action immédiate, soit par sa répercussion à distance ?

Dans combien de cas un choc, en apparence bénin, provoque des troubles hors de proportion avec son peu de violence ! La faute en est, on ne l'ignore plus depuis les travaux de Verneuil et de ses élèves, à ce que l'éminent professeur appelait les diathèses.

Tel sujet, tuberculeux en germe, tombe sur le genou ; ce qui n'aurait été, chez un autre, qu'une contusion légère, deviendra chez celui-là une tumeur blanche.

Une chute sur la région thoracique gauche, chez une femme prédisposée par son hérédité, est susceptible de provoquer un cancer du sein. Eventualités rares, hâtons-nous de l'ajouter, mais qui sont dans le domaine des possibilités. Retenons-en seulement que l'état antérieur des sujets blessés, et aussi des parties vulnérées, est loin d'être sans influence sur la marche des plaies ou des contusions traumatiques.

A côté des cas nombreux où les traumatismes donnent naissance à des complications ou des aggravations, morales ou physiques, il en est d'autres qui ont une terminaison plus heureuse. Ce sont ceux que le docteur MARTHA propose d'appeler les *traumatismes bienfaisants*.

Ainsi le procédé assez brutal, on en conviendra, qui consiste, pour remettre en place une mâchoire décrochée, à appliquer un violent coup de poing sous le menton, rentre dans la catégorie des traumatismes bienfaisants.

Connaissez-vous la légende qu'on raconte sur l'église de la Daurade, à Toulouse ? Au dire des anciens, la Daurade aurait été fondée, en l'an 486, par la reine au *pied d'oie*, Pédauque. Cette église renferme des caveaux dont l'un fut le théâtre d'une étrange scène, il y a un siècle environ.

La femme d'un conseiller au Parlement s'était étranglée en mangeant trop vite une carpe ; on l'enterra dans le caveau le plus rapproché du chœur. Il était, en ce temps-là, dans les mœurs des riches de laisser inhumer leurs femmes avec leurs bijoux ; or, dans son désespoir, le conseiller ne voulut pas qu'on dépouillât la sienne d'un seul des ornements qu'elle avait portés pendant sa vie : on l'enterra donc en grande toilette de bal et parée de tous ses joyaux. C'était un appât pour la cupidité. Deux de ses gens, le maître d'hôtel et la femme de chambre, tentés par le butin, osèrent descendre à minuit dans le caveau funèbre. S'encourageant mutuellement, ils retirèrent la morte de la bière et se mirent à la dépouiller avec un empressement doublé par leur frayeur. Bagues, bijoux, dentelles, ils lui prirent tout, enveloppant leur épave mortuaire dans le mantelet jeté sur le cadavre.

— Partons ! dit précipitamment le maître d'hôtel, il me tarde d'être là-haut.

— Non ! répondit la femme de chambre, je ne partirai pas avant de m'être vengée de tout ce que cette exécrable conseillère m'a fait souffrir de son vivant.

A ces mots, la femme de chambre s'approche de sa maîtresse, dont la tête était penchée sur le bord du caveau, et, la prenant par ses longs cheveux, elle se met à lui donner de violents coups de poing.

— Attends ! s'écrie en riant son complice, je vais lui payer tes dettes et les miennes ; car si elle t'a grondée quelquefois, je vivais, moi, sur des charbons ardents quand je n'avais pas de poisson !

Et disant cela, il lui appliqua un vigoureux coup de poing sur la nuque, auquel répondit un éternuement qui fit retentir tout le caveau. Imaginez la terreur de ces misérables ! Se précipitant dans l'escalier, ils s'enfuirent en courant de toutes leurs jambes. La conseillère, sauvée par la brutalité du maître d'hôtel, qui lui avait fait rejeter l'arête avec laquelle elle s'était étranglée, parvint, non sans de rudes angoisses, à retourner dans sa maison, couverte du drap mortuaire. Elle en revint, et comme elle était enceinte, six mois après son enterrement on baptisa son premier-né à la Daurade, ce qui fit dire plaisamment au peuple, en parlant de cet enfant :

> *Aco es moussu de Panat,*
> *Que fouguet pu leou mor que nat.*

> *C'est ce monsieur de Panat,*
> *Qui fut plus tôt mort que né.*

*
* *

On pourrait nous objecter que ce sont là faits légendaires, et que la vérité en est plus ou moins absente ; revenons donc aux observations scientifiquement établies, et consultons les annales médicales.

Ouvrons d'abord notre AMBROISE PARÉ, et nous y lirons :

Naguère, un Gascon, demeurant en cette ville (Montpellier), au logis d'Agrippa, rue Pavée, était malade d'une fièvre ardente et tombait en frénésie ; il se jeta de nuit par une fenêtre du second étage sur le pavé et se blessa en plusieurs endroits de son corps. Je fus appelé pour le médicamenter et aussitôt qu'il fut posé sur son lit, il commença à raisonner et perdit sa phrénésie, et quelque temps après il fut entièrement guéri.

Monsieur d'Ottoman (Dortoman), docteur régent et professeur du roi à l'Université de Montpellier, m'a affirmé qu'un musnier (meunier), demeurant à Broquiers, dans l'Albigeois, pris d'un accès, se jeta par une fenêtre dans l'eau ; retiré aussitôt, il perdit sa fièvre phrénétique.

Qui voudrait rechercher de telles histoires en trouverait un grand nombre. François Valériola, médecin très renommé d'Arles, écrit dans l'observation quatrième du second livre de ses observations, qu'un habitant d'Arles, Jean Berlé, avait été pendant plusieurs années confiné dans un lit, par suite d'une paralysie. Or, il advint que le feu prit dans la chambre où il était couché, avec une telle force, que le parquet et même quelques meubles proches de son lit furent brûlés. Se voyant en danger, il fit tant qu'il se leva et gagna une fenêtre par laquelle il se jeta en bas ; il commença aussitôt à cheminer et fut guéri de sa paralysie.

Le même Valériola rapporte au même titre l'histoire merveilleuse arrivée à un de ses cousins maternels, nommé Jean Sobirat, à Avignon. Privé de l'usage de ses membres, il avait les jarrets pliés par les convulsions depuis environ six ans. Un jour, il se fâcha contre son valet et s'efforça si violemment de l'atteindre pour le battre, qu'à l'instant ses nerfs s'étendirent et s'amollirent ; il recouvra la force de ses jambes et marcha droit comme il a toujours fait depuis.

Galien, à la fin du dernier chapitre du livre, *De la*

manière de guérir, de la saignée, raconte qu'il avait été appelé pour arrêter le sang à un homme dont l'artère avait été coupée vers la cheville du pied. Cet homme fut guéri sans anévrisme, et en outre, grâce à cette plaie, il fut délivré d'une douleur de hanche, qui l'avait tourmenté pendant l'espace de quatre ans. Cette guérison s'explique par l'évacuation de la matière, qui se fit par l'ouverture de l'artère de la malléole ; toutefois, parce qu'elle arriva fortuitement sans art, sans même qu'aucun médecin ou chirurgien l'eût osé entreprendre, elle m'a semblé mériter d'être rapportée ici.

Pline écrit qu'un nommé Phalérée avait un incurable flux de sang par la bouche. Cherchant la mort, il se présenta sans armes à la bataille, et il advint qu'il fut blessé à la poitrine. De la plaie sortit une grande abondance de sang, et le flux par la bouche cessa. Depuis, les chirurgiens guérirent la plaie et consolidèrent la veine rompue qui lui causait le flux par la bouche ; il demeura sain et sauf, et guérit tant de la plaie que de son premier mal.

L'observation qui suit est tirée des *Observations de médecine,* de LAZARE RIVIÈRE (Lyon, 1688, 580-581, Obs. II) :

Un muet guéri par cas fortuit.

Certain gueux arrivé de nuit à Ponfenac, proche la Mure, fut charitablement reçu par l'Œconome de cette grande Maison, où il demeura quelques jours à cause d'une fièvre continue qu'avoit son enfant muet et sourd : enfin pressé d'une impatience, et désespérant de sa vie, il se sauva la nuit sans dire mot, et laissa son enfant malade ; lequel étant guéri, ledit Œconome l'établit berger des agneaux et ensuite des brebis et des moutons dont il s'acquittait fort bien. Or, quelques années après, il arriva qu'il reçut un coup de bâton à l'occiput, en sorte que cet os en fut si grièvement blessé qu'il en fut rompu en plusieurs fragmens ; toutefois, par les soins du Chirurgien expert, il fut parfaitement guéri de cette playe ; or, à proportion qu'il guérissoit, il recouvroit le sens de l'ouye, et il commençoit à proférer, en begayant, quelques paroles, jusqu'à ce qu'enfin il jouit d'une entière faculté d'ouïr et de parler ; en cet état il véquit jusqu'à l'âge de 45 ans, servant de vigneron au sieur Païan, Procureur de Grenoble, et il n'y a qu'environ deux ans qu'il est mort.

Au XVIIe siècle, HOMBERG a mentionné le cas qui suit :

La flamme d'une bougie s'étant communiquée à la coiffure d'une Dame, attaquée depuis trois ans de maux de tête presque continuels, lui brûla le front et le dessus de la tête. La brûlure, traitée à l'ordinaire, délivra parfaitement la dame de ses maux de tête.

Dans ses *Mémoires et Observations sur l'OEil* (Lyon et Paris, 1772), Jean JANIN relate le cas qu'on va lire :

Un aveugle de naissance, cataracté aux deux yeux, fut examiné par plusieurs oculistes, qui proposèrent l'opération, comme l'unique moyen de lui faire distinguer les objets ; mais l'indocilité du sujet fit qu'aucun d'eux n'osa l'entreprendre, de sorte qu'il resta aveugle jusqu'à l'âge de quatorze ans, qu'un événement imprévu lui procura la vue. Voici le fait :
Ce jeune homme, accompagné de quelques enfants de son âge, alla se promener à une campagne peu éloignée de sa demeure. L'un d'eux ayant aperçu un nid d'oiseaux sur un arbre très élevé, témoigna à ses cama-

rades la joie qu'il avoit de cette découverte. Dans le moment il fut mis en délibération lequel d'entr'eux grim-
peroit sur l'arbre pour aller s'emparer du nid. Notre
aveugle, comme le plus âgé, voulut en avoir la gloire :
on le laissa faire. Il étoit presque parvenu à la branche
où étoit le nid, quand, pour l'atteindre, il s'élança trop
haut, manqua son coup, perdit l'équilibre, et tomba de
branche en branche jusqu'à terre, où il se trouva d'abord
sur ses pieds ; mais bientôt après, étourdi de cette première chute, il en fit une seconde de sa hauteur.

Lorsqu'il fut revenu de son étourdissement, il aperçut, pour la première fois, des corps en mouvement.
C'étoient ses camarades, effrayés de sa chute, qui ne furent pas moins surpris que lui, quand il les assura qu'il
voyait des objets qu'il ne connoissoit pas. Leur retour
fut plus joyeux qu'ils ne l'avoient attendu ; ils avoient
une nouvelle bien agréable à donner aux parents du
jeune homme, aussi leur fit-elle le plus grand plaisir :
ils examinèrent ses yeux, et reconnurent que véritablement les cataractes avaient disparu. Dès lors, ce jeune
homme fut en état d'étudier ; il se destina au sacerdoce ;
il y parvint dans la suite. J'ai vu ce prêtre chez feu
M. l'Evêque de Cahors, et c'est de lui que je tiens ce
récit ; il est obligé, pour lire, de faire usage de lunettes
à cataractes.

Cette observation n'engagera certainement aucun cataracté à répéter l'expérience : ce n'est pas aussi dans cette
vue que je la donne ; c'est seulement pour prouver que
la crystalloïde est isolée, et que la cataracte a son degré
de maturité. En effet, si, dans ce jeune homme, la capsule cristalline eût été encore adhérente au corps vitré
et aux processus ciliaires, comme elle l'est dans l'état
naturel, auroit-il été possible, quand même la commotion eût été plus considérable, que les cataractes se fussent précipitées au bas de la chambre postérieure ? Non,
sans doute ; en voici la raison physique.

Dans le temps que ce jeune homme fit cette chute heureuse, la crystalloïde étoit exfoliée, comme je l'ai dit ci-devant ; dès lors, il est aisé de concevoir que la commotion a déterminé les cataractes à se porter au bas de l'œil, et que leur chute a été accélérée par le propre poids des lentilles oculaires.

On ne soupçonnera peut-être pas que la prétendue portion de la capsule du corps vitré, que l'on dit s'épanouir sur la portion antérieure de la crystalloïde, fut déchirée par la force de la commotion ; cette idée peut aisément être réfutée.

Seroit-il possible qu'une commotion fût capable de dilacérer une membrane telle que la capsule vitrée, sans qu'il arrivât en même temps de semblables ruptures dans les vaisseaux fins et déliés du cerveau, et des autres parties de notre corps dont la texture est bien aussi délicate ? Imaginera-t-on que la nature, fatiguée de la cécité, aura saisi l'instant de la chute de ce jeune homme, pour déterminer, par la commotion, la dilacération de la prétendue portion de la capsule vitrée, qui s'épanouit sur la crystalloïde, afin que les corps opaques pussent se précipiter au bas de la chambre postérieure, tandis qu'elle auroit eu l'attention de conserver les autres parties de cet organe ? Dans ce cas, elle auroit fait un prodige inconcevable ; mais il se présente une difficulté qui éloigne et fait disparoître cette idée.

Si la capsule vitrée se prolongeoit jusques sur la partie antérieure du crystallin, et qu'elle fut dilacérée, il en résulteroit que cette partie perdroit son oscillation, de là l'engorgement des vaisseaux et la stase de leur fluide, ce qui détermineroit l'opacité de cette enveloppe, par conséquent la perte de la vue. Pourquoi donc les sujets des deux dernières observations n'ont aucune marque d'opacité, et qu'ils ont la vue aussi parfaite que ceux qui ont été opérés de la cataracte avec succès ? On peut raisonnablement conclure que le corps vitré ne fut

point altéré, lors du déplacement de la crystalloïde, et
que celle-ci est la seule enveloppe du crystallin.

Nous avons cru devoir donner tout au long cette
observation, afin de permettre aux oculistes de donner leur opinion sur ce cas singulier.

*
* *

Pour rentrer dans le domaine de la chirurgie générale, rappelons l'observation, fournie par
ASTLEY COOPER, d'un matelot, chez lequel se ré-
duisit d'elle-même une luxation du fémur, datant
de cinq années, en tombant du haut d'un mât sur
le tillac. BENIVIENI (1400-1502) relate, de son côté,
une observation non moins curieuse de traumatisme
curatif :

Nicolas l'Architecte, étant tombé du haut d'une tour,
loin d'éprouver aucun inconvénient de cette chute
effroyable, y gagna au contraire de marcher droit, tandis qu'auparavant il boîtait d'une jambe.

Ouvrez les *Mémoires de l'Académie des Sciences*,
pour l'année 1752, et vous trouverez, dans ce recueil, une observation du Dr LIEUTAUD, d'Aix-en-
Provence, portant ce titre significatif : « Sur une
maladie singulière occasionnée par des chagrins
et guérie par le bruit inattendu d'un coup de
fusil. »

*
* *

Des miracles de cette sorte, on en compte des
centaines ; mais autrement surprenante, autrement
impressionnante que toutes celles dont nous avons

fait la relation, est l'observation qui suit et que nous devons au docteur MARTHA, que nous avons déjà cité.

Il s'agit d'une dame, âgée de près de soixante ans, diabétique depuis longtemps, qui a vu son diabète disparaître dans les circonstances que nous allons dire.

En 1905, Mme X... va faire une visite chez une de ses amies, demeurant à un cinquième étage. Elle prend l'ascenseur, quelle manie bien, en ayant elle-même un dans l'immeuble où elle habite. Arrivée au cinquième étage, au moment où elle se dispose à ouvrir la porte de l'appareil et à sortir sur le palier, brusquement l'ascenseur descend et, en quelques secondes, arrive au rez-de-chaussée, brisant tout sur son passage et ayant les parois arrachées, les fers tordus, etc.

Mme X... n'a pas perdu connaissance ; elle n'avait pas même eu le temps de songer qu'elle courait un danger. On la releva un peu étourdie et, après examen, on constatait des fractures et des ecchymoses multiples. Mais ce n'est pas là le côté intéressant : à la suite de sa chute, le diabète avait complètement disparu.

Il y a bientôt trois ans que la malade a repris sa vie normale, qu'elle s'alimente comme tout le monde, ne s'astreignant à aucun régime ; et l'on n'a plus constaté chez elle la moindre trace de sucre. Elle est bien et définitivement guérie. Là encore, le traumatisme a été bienfaisant.

*
* *

Une histoire, plus étrange encore et authentique, est celle d'un kyste de l'ovaire dont un coup de pied détermina la rupture... et la guérison. Pour n'être pas sans analogues dans la science, ce mode de guérison accidentelle, signalé par le docteur BEZENCENET, à la Société vaudoise de médecine, est trop curieux pour rester ignoré. C'est un procédé de traitement qui, à la honte de notre sexe, a eu probablement la priorité sur tous les autres.

Il s'agissait d'un kyste ovarique, ponctionné déjà trois ou quatre fois, et dont le liquide se reproduisait avec une grande facilité. Le mari de la malade se constitua un jour son opérateur. Echauffé par de copieuses libations, qui lui rendaient l'âme peu endurante et le geste un peu vif, il lui lança dans le ventre un coup de pied qui creva le kyste. Comme conséquence de cet argument *ad feminam*, il y eut affaissement de la tumeur, péritonite peu intense, suivie bientôt de la résorption du liquide épanché et d'une guérison radicale. Il est douteux pourtant que, malgré ce succès, d'autres malades veuillent se soumettre au même procédé (1).

*
* *

L'autre histoire que nous allons relater et qui n'est pas un conte, pourrait s'intituler : un traitement original de la goutte.

Le marquis de CUBIÈRES, écuyer cavalcadour de Louis XVIII, était goutteux. Un jour, en faisant caracoler son cheval, le pied lui manque et il se casse la jambe. Il devient boîteux, mais il était du même coup guéri de sa goutte.

(1) Cf. *Union médicale*, 24 août 1869.

Un autre jour, il est frappé d'apoplexie : il tombe
et se fend le crâne ; la saignée qui en résulta lui
sauva sans doute la vie.

*
* *

Un médecin de la marine des plus distingués, le
Dr Chassériaud, qui fut blessé au guet-apens de
Bac-Lé (juin 1884), a émis l'opinion suivante, qui
paraît de prime abord quelque peu paradoxale :

Les traumatismes de guerre semblent exercer parfois
une influence bienfaisante sur les états pathologiques.
Au lieu de réveiller les diathèses endormies, comme l'a
prouvé le professeur Verneuil, ils semblent guérir, dans
quelques circonstances, mieux que les médicaments spé-
cifiques.

Et comme preuve de cette assertion, notre confrère cite son propre cas :

Après notre blessure, nous avons constaté l'améliora-
tion brusque de notre santé, jusqu'alors chancelante ;
beaucoup de blessés de notre bataillon ont été comme
nous... Non seulement le traumatisme peut rendre meilleure une santé précédemment défaillante, mais il semble parfois s'opposer à l'implantation de nouvelles maladies. Après l'affaire de Bac-lé, nous avons eu une véritable épidémie de fièvres intermittentes, qui décima le
bataillon plus que le feu de l'ennemi. Tous les blessés
n'ayant pas eu antérieurement de manifestations palu-
déennes restèrent indemnes et ne présentèrent pas un
terrain favorable au développement du miasme telluri-
que, auquel les blessés avaient été, cependant, exposés
de la même façon que leurs camarades non frappés par
les balles ennemies.

M. Jean Carrère, envoyé par le *Matin* en Afrique australe, pour y suivre les opérations militaires, a signalé, dans une de ses correspondances, deux cas où des traumatismes violents, occasionnés par des éclats d'obus, avaient produit une influence salutaire sur des maladies antérieures.

Le colonel Long reçoit un éclat d'obus dans la région du foie : il faillit en mourir. Le colonel Long avait une maladie de foie ; l'obus l'a guéri complètement, et il a repris son appétit de vingt ans (1).

*
* *

Il y a quelques années, exactement en 1913, un malade atteint d'une lésion pulmonaire, se présentait à la consultation de l'Hôpital Sainte-Anne, dans le service du Dr Ramond. Afin de mettre un terme à une situation qu'il jugeait désespérée, il se poignarda sous les yeux du médecin, impuissant à prévenir son geste tragique. Il succombait, quelques heures plus tard, à une hémorragie pulmonaire, à la suite de la blessure qu'il avait reçue au niveau du poumon gauche, à l'endroit où l'auscultation venait de décler la présence d'une caverne tuberculeuse.

A cette occasion, le Dr Ramond émettait, devant ses élèves, cette opinion, que si le sujet eût résisté à sa blessure, l'évolution de la tuberculose aurait pu être enrayée chez lui pour deux raisons, d'inégale importance :

1° Evacuation profitable du contenu de la caverne,

(1) *Chron. méd.*, 15 décembre 1900, 751.

ouverte par l'instrument tranchant ; 2° et surtout, remplissage brusque de la moitié gauche de la poitrine par de l'air remplaçant le vide qui y existe normalement par suite de la déchirure du poumon.

Autrement dit, pneumothorax accidentel, refoulement et abaissement par l'air du poumon malade, contact intime des parois de la caverne, permettant à la cicatrisation de s'opérer.

Et voilà, sans qu'il soit nécessaire d'insister davantage, comment un coup de poignard non mortel, déchirant le poumon d'un phtisique et créant le pneumothorax, pourrait, quelque paradoxal que cela paraisse de prime abord, favoriser la guérison de sa tuberculose (1).

*
* *

Sait-on, à ce propos, que l'origine de la thoracentèse involontaire remonte à un tyran de Thessalie ? Si l'on s'en réfère à Cicéron (*De Natura Deorum*, livre III, chap. XXVIII), le fait n'est pas douteux.

Suivez le texte de l'orateur latin, dans la traduction :

Certes, celui qui donna à Jason de Phèdres un coup d'épée dans la poitrine et lui perça la collection purulente que les médecins n'avaient pu guérir, n'avait pas l'intention de lui faire du bien.

Pas plus, ajouterons-nous, que le spadassin dont Benvenuto Cellini a narré l'exploit, dans ses curieux *Mémoires*, et qui tua et ressuscita à la fois son pire ennemi.

(1) V. le *Matin*, du 14 novembre 1913.

Le héros de l'aventure, du nom de CECCONE, avait commencé par être l'ami très intime d'un certain GAMBA et leur amitié était restée, durant trois ans, sans nuage, quand une femme survint : FIORETTA, fille d'un apothicaire, était d'une beauté remarquable, CECCONE en tomba fortement épris, et, secondé par GAMBA, ne tarda pas à l'enlever. Cette union, commencée comme une idylle, devait se terminer par un drame. FIORETTA abandonna son ravisseur, GAMBA devint l'hôte le plus assidu du logis des parents de la jeune fille, qui l'avaient recueillie après son escapade.

Sur ces entrefaites, GAMBA tombait gravement malade : une fluxion de poitrine se déclarait, qui mit ses jours en danger. CECCONE, apprenant cette nouvelle, feignit une grande douleur et n'eut pas de cesse qu'il ne se fût introduit auprès du moribond.

Muni d'un stylet étroit, long et aceré, dissimulé dans son pourpoint, il s'approcha du malade et lui prit la main comme pour la baiser ; puis, se relevant brusquement, il découvrit la poitrine du malheureux et lui enfonça son stylet entre la cinquième et la sixième côte, en s'écriant : « J'avais juré que tu ne mourrais que de ma main ; j'ai tenu mon serment ! » Mais, conséquence imprévue, une liqueur abondante et séreuse, d'un jaune citron, s'écoulait de la poitrine de l'agonisant, qui peu à peu revenait à la vie et à la santé. Le poignard avait donné issue à un épanchement pleurétique : cette thoracentèse accidentelle avait sauvé le patient.

Voilà, certes, un moyen qui ne saurait être préconisé : il vaut mieux, à tout prendre, se servir d'un trocart : c'est moins brutal et plus sûr.

La moralité de l'histoire, c'est qu'un assassin peut être parfois un chirurgien qui s'ignore.

c) *Gaieté = santé.*

Il existait, rapportait il y a quelques années un journal que nous préférons croire sur parole, à Londres, dans un quartier des plus élégants, une dame qui apprenait à rire à ses clientes ; elle leur enseignait le moyen de faire naître de jolies fossettes au milieu des joues et de découvrir de belles dents blanches.

D'autre part, une gazette de Boston nous apprend qu'un individu d'esprit inventif, s'engage, pour la modique somme d'un écu, à faire rire les sujets les plus tristes. Ne raillons pas cet industriel qui, dans son genre, est un philanthrope ; remercions-le, au contraire, de nous fabriquer du rire et d'en débiter à un prix relativement modique, car cette denrée devient de plus en plus rare.

Nous vivons en un temps où les sujets de se réjouir ne se multiplient guère, et c'est peut-être pour cette raison que nous nous portons moins bien que nos ancêtres, beaucoup moins moroses que nous, à ce qu'assure l'histoire. Car, vous vous en doutez, sans doute, la gaieté est la marque d'un heureux tempérament et, sans « se tordre de rire », ce qui est l'indice de la stupidité, il n'est pas mauvais d'être gai et de « rire de bon cœur », lorsque l'occasion s'en présente. « Gais rieurs, bons estomacs », affirme un dicton, ce que D'ALEMBERT exprimait, sous cette forme plus personnelle : « Eh !

je rirais aussi si je digérais et si je dormais mieux. »

Donc la santé est liée à la bonne humeur ; celle-ci est le plus doux assaisonnement de l'appétit. PLUTARQUE l'appelle, en quelque endroit, « le dessert des gens doctes et studieux ».

Mais on n'est pas, direz-vous, toujours disposé à plaisanter, et il n'existe pas de règles sur l'art d'exciter le rire. Eh bien ! détrompez-vous. Si la nature a parfois réussi des cures imprévues, comme il arriva, par exemple, pour ce jeune homme qui, dans un éclat de rire, évacua un épanchement de la plèvre, on a pu réaliser artificiellement le même phénomène.

Le 17 février 1899, un médecin italien faisait part, à la Société médico-chirurgicale de Bologne, des résultats qu'il avait obtenus en se servant du rire comme expectorant. Depuis cinq ans, notre praticien avait eu recours au rire convulsif, obtenu il ne nous dit point par quel procédé ; et il avait, de la sorte, réussi à provoquer la toux et l'expectoration, mais seulement lorsqu'un produit morbide encombrait les bronches et les alvéoles pulmonaires.

Un cas qui rentre à peu près dans le même ordre de faits est celui rapporté par RICHERAND, qui vit s'échapper, par jets rapides, pendant les secousses du rire, le pus provenant d'un abcès par congestion, situé dans la région lombaire.

*
* *

On a souvent reproduit le conte de ce cardinal, se mourant d'un abcès dans la gorge qui risquait de

l'étouffer. Déjà ses serviteurs, le croyant irrémé-
diablement perdu, s'emparaient de ses effets les
plus précieux, quand un singe, dont les gambades
amusaient fort le prélat, voulut imiter ce qui se
pratiquait sous ses yeux.

Campé vis-à-vis de son maître, il coiffa la mître
de l'agonisant, et la posa si drôlement sur sa tête,
qu'à cette vue, le moribond fut pris d'un fou rire ;
sous l'influence de la secousse, l'abcès se rompit,
un flot de pus s'échappa de la bouche, et celui qu'on
avait condamné à mort sans recours revint promptement à la santé.

La provocation du rire peut également faire
cesser le hoquet ou l'éternuement ; on a même
observé qu'un vomissement cédait à l'émotion d'une
joie subite. Autre observation, relevée par les médecins militaires : un soldat gai, confiant, entouré
de personnages sympathiques, ou un soldat victo-
rieux dont le moral est bon, verra ses blessures se
cicatriser bien plus vite, résistera bien mieux aux
causes d'infection secondaire, que le soldat décou-
ragé ou vaincu. A égalité de soins chirurgicaux, la
guérison de celui-ci sera plus tardive.

La joie, a-t-on remarqué, donne la fièvre, elle
est également susceptible de la dissiper. CORINGIUS
fut guéri d'une fièvre tierce, par le plaisir qu'il
éprouva à causer avec le célèbre anatomiste MEI-
BOM. ALEXANDRE, de Palerme, dissipa la mélancolie
d'ALPHONSE LE SAGE, en lui lisant QUINTE-CURCE.

*
* *

Mais il est un exemple historique que nous aurions garde de ne pas mentionner. Le fait se passait

à l'époque où HENRI IV était occupé à réduire les derniers ligueurs. Un fils naturel de CHARLES IX, le DUC D'ANGOULÊME, qui suivait l'armée royale, fut contraint de s'arrêter à Meulan, retenu par une fièvre opiniâtre. Les médecins qui le soignaient désespéraient, quand, tout à coup, l'un d'eux s'avisa d'un stratagème : il fut convenu que le secrétaire du duc, son intendant et son capitaine des gardes, se présenteraient ensemble devant le lit du prince, entièrement vêtus de blanc.

Le capitaine des gardes, placé au milieu de ses deux acolytes, frappait alternativement sur la joue de ses deux voisins, qui avaient chacun sur leur tête un bonnet rouge, orné de plumes de coq. De leur côté, ceux-ci s'efforçaient d'enlever au capitaine sa coiffure, non moins grotesque que celles dont ils s'étaient affublés. A la vue de cette scène, le malade se souleva sur sa couche et fut pris de tels transports, qu'un saignement de nez abondant se produisit, qui le soulagea et fit tomber la fièvre dont, depuis plusieurs semaines, il était tourmenté.

*
* *

Vous connaissez peut-être l'anecdote rapportée par ASTRUC, et dont une de ses malades avait été l'héroïne.

ASTRUC, célèbre médecin du dix-huitième siècle, donnait ses soins à une dame dont rien n'arrivait à dissiper la sombre humeur. Toutes les ressources de la médecine avaient échoué, que faire ? Il vint à ASTRUC une inspiration soudaine : « Si vous alliez ce soir, dit-il à la dame, au Théâtre Italien ? Il y a là un acteur dont on dit le plus grand bien. »

La malade suit le conseil de l'Esculape. C'était le fameux DOMINIQUE qui jouait le rôle principal ; à voir ses contorsions et ses grimaces, la cliente d'ASTRUC rit tellement, qu'elle en oublia son idée fixe ; elle voulut revoir le même spectacle, et elle s'y amusait si fort chaque fois que peu à peu son caractère se modifia et qu'elle revint à son état normal.

Mais voici qu'à son tour l'acteur se présente dans le cabinet du docteur qui avait traité la bonne dame. ASTRUC, qui ne le reconnut pas, parce qu'il ne l'avait vu que grimé sur la scène, lui fit la même recommandation qu'à sa cliente : il l'engagea fort à aller voir... Dominique.

— Mais alors, s'écria l'arlequin, je suis perdu s'il n'y a pas d'autre remède à mon mal ; car Dominique — c'est moi !

*
* *

Finissons par un dernier trait, emprunté à VOLTAIRE.

La maréchale de NOAILLES était un jour au chevet de Mme de GONDRIN, l'une de ses filles, qui était en péril de mort, et que toute la famille entourait, fondant en larmes.

— Mon Dieu ! s'écria la maréchale, rendez-la moi et prenez tous mes autres enfants.

Entendant cela, le duc de LA VALLIÈRE, qui avait épousé une autre de ses filles, s'approcha de sa belle-mère et, la tirant par sa manche :

— Madame, lui dit-il avec le plus grand sérieux, les gendres en sont-ils ?

La gravité comique avec laquelle il avait prononcé ces mots fut telle, que la maréchale, toute affligée qu'elle fût, ne put s'empêcher d'éclater de rire devant la malade qui, apprenant ce qui venait de se passer, rit plus fort encore que les autres.

Le mal disparut-il complètement ? nous ne savons, mais la saillie imprévue du jeune duc produisit une diversion des plus salutaires.

« Mieux vaut ris que de larmes escrire », a dit notre immortel RABELAIS ; après lui, un de nos meilleurs hygiénistes a proclamé : « La gaieté est le plus puissant levier de la santé: » Nul n'y contredira.

XI

L'Imitation nerveuse.

a) *La contagion mentale.*

Un proverbe, qui passait déjà pour ancien au temps de PLUTARQUE, dit qu'on apprend à boîter avec les boîteux. Qu'on appelle cela imitation automatique, suggestion ou, comme nous le proposons, sympathie imitative, on ne saurait nier la fatalité de l'imitation, dont on retrouve l'influence non seulement dans les phénomènes sociaux, où elle joue un rôle si important, mais dans les actes élémentaires de la vie.

Ce qu'on aura peine à croire, c'est que la douleur physique elle-même se communique par imitation, et qu'elle se révèle à celui qui la ressent avec tous les caractères qu'elle affecte chez la personne qui la transmet.

Qui ne se souvient du mot de MONTAIGNE : « La vue des angoisses d'aultruy m'angoisse matériellement », dit l'auteur des *Essais*, qu'on n'aurait pas cru si sensible. Et, plus tard, Mme de SÉVIGNÉ écrira à sa fille : « Depuis que vous toussez, j'ai mal à la poitrine. » N'y voyez pas seulement les angoisses d'une mère prenant souci de la santé de son enfant; la toux d'imitation est une réalité qu'on ne songe plus à nier.

Et puisque nous citions tout à l'heure MONTAIGNE, rappelons encore cette phrase du moraliste : « Un tousseur continuel irrite mon poulmon et mon gozier ; il m'enrhume et me fait tousser. » Qui n'a vérifié la chose dans une église, dans une salle de spectacle, dans un amphithéâtre ? Mais c'est de l'observation courante et il est superflu de s'y appesantir.

C'est, en somme, de la contagion nerveuse, si l'on peut dire, bien que nul n'ait, jusqu'à présent, mis en évidence l'agent, l'élément de propagation. En attendant, on met les phénomènes sur le compte de l'imagination, cette folle du logis, et de l'imitation, ce qui n'avance guère la solution du problème.

*
* *

Recueillons toujours les observations, en attendant leur interprétation.

Dans un travail qui date de quelques années, mais qui n'a rien perdu de son intérêt, l'auteur en a recueilli une quantité, dont certaines sont véritablement extraordinaires. Il rappelle, notamment, le singulier fait, cité par MALEBRANCHE, d'une jeune servante qui, témoin d'une saignée du pied que l'on pratiquait à son maître, fut saisie, au moment de la piqûre, d'une douleur si vive à la veine saphène, c'est-à-dire le même vaisseau qu'on avait ouvert sous ses yeux, qu'elle dut s'aliter et garder la chambre pendant plusieurs jours.

On a vu des sujets, particulièrement impressionnables, il est vrai, frissonner en présence d'un frisson fébrile ; d'autres éprouvent tous les stades d'une fièvre d'accès, par un effet d'auto-suggestion ou d'imitation, car dans ces cas les deux hypothèses peuvent être discutées.

De tels faits, qu'il serait aisé de multiplier, ne sont ni plus mystérieux, ni, moins croyables que mille autres qui se passent journellement devant nous : tels le violent agacement des dents que l'on éprouve en voyant manger des fruits acides ; le besoin, presque invincible, de bâillement ou d'éternuement, si l'on bâille ou si l'on éternue à côté de nous, etc.

Mais voici qui est plus démonstratif.

Récemment, dans un petit village de la Vendée, le docteur TERRIEN était appelé à donner ses soins à une jeune fille, atteinte de coxalgie. Il prescrit l'immobilisation prolongée dans un appareil et s'en retourne.

Quelques jours à peine s'étaient passés que notre confrère voyait venir à sa consultation une, puis deux, puis trois, il se présenta jusqu'à dix jeunes filles dans un espace de temps relativement court ; toutes venaient demander au praticien de les guérir d'une boîterie qu'elles attribuaient à une affection de la hanche, semblable à celle qu'avait la première malade vue par le docteur TERRIEN. Toutes avaient la hantise de l'appareil dans lequel elles avaient vu leur compagne, et où elles se voyaient elles-mêmes bientôt enfermées à leur tour.

Dans le fait suivant, que nous tenons du docteur LOUP, l'obsession visuelle a produit un effet analogue.

Il s'agit d'un fermier de trente-trois ans, appartenant à une famille de névropathes, qui avait pour voisine une infirme de soixante-trois ans. Depuis plusieurs années, cette vieille femme était atteinte d'une paralysie des deux jambes, paralysie organique, et elle ne pouvait quitter son fauteuil. Notre homme la voyait tous les jours immobile, sur le pas de sa porte. Un jour, il ne peut dire à quelle occasion, il éprouva une sensation de faiblesse dans les deux jambes. L'idée lui vint aussitôt qu'il pouvait être frappé de la même maladie que sa voisine. Dès lors cette idée ne le quitta plus : il surveillait ses jambes, il étudiait ses mouvements, il n'en dormait pas la nuit. Mais plus il s'étudiait, plus il sentait que sa faiblesse augmentait. Au bout de quinze jours, il ne pouvait plus se tenir debout ; au bout d'un mois, il ne pouvait plus se relever. Bref, cet homme, qui avait pourtant conservé toute sa force musculaire, s'était mis à marcher à quatre pattes, se refusant à l'effort de volonté qui l'aurait maintenu debout. Ce que la suggestion avait fait, la suggestion réussit à le défaire. Il suffit au docteur Loup de dire, sur un ton impératif, au paralysé imaginaire : « Levez-vous et marchez ! » pour que le miracle, obtenu par le Christ dans des circonstances pareilles, se renouvelât.

*
* *

« Quelque impatients, quelque insupportables que soient les défauts de ceux avec qui nous vivons, a dit Chamfort, nous ne laissons pas d'en prendre une partie. » En parlant de la famille des Mortemart, Saint-Simon avait déjà parfaitement exprimé cet effet de l'imitation, transmettant de génération en génération les fruits de l'éducation. Parlant de

Mme de Montespan, « elle fut toujours, dit-il, de la meilleure compagnie, avec des grâces qui faisaient passer ses hauteurs et qui lui étaient adaptées. Il n'était pas possible d'avoir plus d'esprit, de fine politesse, d'expressions singulières, d'éloquence, de justesse naturelles qui lui formaient comme un langage particulier, mais qui était délicieux et qu'elle communiquait si bien par l'habitude, que des nièces et les personnes assidues auprès d'elle, ses femmes et celles qui, sans l'avoir été, avaient été élevées chez elle, le prenaient toutes..... ».

C'est bien là de la sympathie imitative au premier chef, et le pouvoir de celle-ci est si grand qu'il peut amener à la longue une véritable ressemblance entre sujets qui ont partagé longtemps les mêmes émotions.

b) *La Contagion de la Peur.*

Il a été fait, de différents côtés, quelques tentatives d'assimilation des phénomènes sociaux aux phénomènes physiques. Des penseurs ont rapproché, par exemple, les groupements humains des synthèses physiques (Huxley) ; d'autres (Tarde) ont comparé la diffusion des inventions, qui est le type des phénomènes sociaux, à la propagation des ondes lumineuses et sonores. Mais il est une science plus voisine encore de la sociologie que la chimie et la physique, c'est la science de la vie, la biologie.

La société, qu'est-elle autre chose, en effet, qu'un organisme dont les êtres vivants sont les membres ? Or, tout organisme n'est-il pas soumis aux

lois de la physiologie, quand il est et reste sain ;
à celles de la pathologie, dès qu'il devient malade ?
Seulement, la maladie d'un groupement collectif,
et *a fortiori* du corps social pris dans son ensemble, est autrement complexe que celle de l'individu : d'où la nécessité, pour le médecin, d'être
sociologue ou, inversement, pour le sociologue,
d'avoir une teinture de la science médicale, pour
mieux dire, de la biologie.

Mais, dira-t-on, pourquoi ne pas conclure du
particulier au général, et appliquer à la collectivité
les remèdes qu'on donne au sujet pris individuel-
lement ? Pourquoi ? mais parce que « les orga-
nismes individuels, comme l'a si bien dit M. WORMS,
forment, par leur réunion en société, un nouvel
être plus complexe qu'eux, mais analogue à eux ;
être qui vit par eux, mais qui vit cependant pour
soi-même, et qui réagit sur eux autant qu'ils agissent sur lui..... ». C'est pour cela qu'il faut étudier
les sociétés en elles-mêmes, et non pas seulement
dans leurs éléments composants, puisque leurs éléments ne sont pas tout en elles.

On comprendra mieux, après ces considérations
d'ordre général, qu'il puisse exister des maladies
ou de simples troubles fonctionnels dans la société
comme chez l'individu, que ces maladies aient leur
caractère propre déterminé, bien différent de celui
qu'elles revêtent chez le sujet pris isolément.

*
* *

Voici, par exemple, la peur : l'émotion décrite
sous ce nom n'aura pas du tout les mêmes symptômes, selon qu'on l'envisage chez un type déterminé

ou dans une foule. Nous pensions à cela en lisant, dans les journaux, ce qui venait de se passer à une représentation de l'Opéra-Comique, et ce qui peut, d'ailleurs se renouveler demain ou tout autre jour.

Nous reproduisons l'entrefilet paru dans les quotidiens :

On était à la fin du quatrième acte (de *Manon*), où, dans la scène du jeu, on entend le fameux « chœur des joueuses », à l'Hôtel de Transylvanie.

Lescaut chantait :

> Au jeu ! au jeu !
> Permettez-moi sur parole,
> Je suis de bonne foi.
> Au jeu ! au jeu !

A ce moment, les mots : « Au jeu ! au jeu ! » eurent une sinistre répercussion dans l'esprit de quelque spectateur assoupi on ne sait encore en quel coin du théâtre. Toujours est-il que ce somnolent personnage, mû comme par un ressort, se mit à crier de toutes ses forces : « Au feu ! au feu ! ».

En moins d'ue seconde, la panique fut à son comble. Les assistants se précipitèrent vers les issues les plus proches, et évacuèrent la salle, tandis que, du balcon de la place Boïeldieu, plusieurs personnes, se tordant les bras de désespoir, imploraient, inutilement d'ailleurs, l'intervention des pompiers de la plus proche caserne.

Nous avons là un témoignage frappant de ce qu'on a appelé la contagion de la peur.

Ce qu'il y a de singulier, dans des cas comme celui que nous venons de rapporter, c'est que les personnes, ainsi terrifiées par un danger le plus souvent imaginaire, feraient peut-être acte de bravoure dans toute autre circonstance. Il suffit d'un geste, d'un mot, pour qu'aussitôt toute une salle s'affole. C'est, on pourrait dire, une action réflexe — probablement parce qu'elle se produit en dehors de toute réflexion. On ne raisonne pas, c'est instinctif, comme on a coutume de dire. Les uns se reprennent au bout de quelques secondes : ceux-là ont du sang-froid à leur habitude. Mais le plus grand nombre se précipitent vers une issue, s'écrasent aux portes, — qui ne s'ouvrent jamais, dans ces cas-là, — et l'on a les catastrophes du Bazar de la Charité, de l'incendie de l'Opéra-Comique, du théâtre de Chicago, etc.

*
* *

Les paniques des armées sont du même ordre, rentrent dans la même catégorie de faits. Mais, comme l'a écrit quelqu'un qui s'y connaissait, le maréchal MARMONT, « les terreurs paniques sont un triste symptôme de l'état d'une armée. Il en est arrivé quelquefois dans les armées françaises, mais ce n'est jamais dans leur bon temps. L'armée d'Austerlitz et celle d'Iéna n'en ont pas offert d'exemple. Les paniques sont toujours la preuve d'un grand relâchement dans la discipline, d'un défaut de confiance et d'une altération dans les vertus militaires ». Le maréchal MARMONT a écrit ces lignes à propos de la panique qui se produisit à Wagram, le soir du second jour de la bataille.

Le 6 juillet 1808, dans l'après-midi, l'archiduc CHARLES, renonçant à la lutte, était en pleine retraite. NAPOLÉON avait encore en réserve le corps de

Marmont, une portion de l'armée d'Italie, la vieille garde, c'est-à-dire 30.000 hommes, prêts à arrêter l'archiduc Jean, qui venait de Presbourg pour rejoindre son frère. Celui-ci venant à paraître, quoique tardivement, en arrière de notre droite, ses coureurs rencontrèrent les nôtres. Aussitôt les vivandières, les longues files de soldats emportant les blessés, crurent qu'une nouvelle armée se représentait, pour recommencer le combat. Ils s'enfuirent en poussant des cris de terreur, et le tumulte fut tel, que les corps en réserve durent prendre les armes, et que Napoléon, qui avait déjà mis pied à terre, s'empressa de remonter à cheval.

Une panique semblable, mais avec cette différence qu'elle se produisit sans cause explicable, eut lieu à Solférino, en 1859, lors de l'expédition d'Italie. De nombreuses voitures transportant les blessés se dirigeaient vers Brescia. Tout à coup, une frayeur subite s'empare des conducteurs, dont nombre, il est vrai, n'étaient pas des militaires. Les traits des chevaux furent coupés, les voitures renversées dans les fossés, et le torrent des fuyards se précipita jusqu'à Brescia.

Dans les deux exemples que nous venons de citer, ce sont surtout des isolés, ainsi que l'ont fait remarquer les Drs Vigouroux et Juquelier (1), ou des éléments faiblement encadrés qui sont envahis par la peur.

Mais des troupes jeunes, inexpérimentées, sont accessibles au même sentiment : il nous suffira de rappeler la panique de Montchautin, à la veille de

______

(1) Dans leur ouvrage : *La contagion mentale.*

la bataille de Valmy, en septembre 1792, panique à la suite de laquelle 10.000 hommes furent mis en déroute par 1.500 hussards autrichiens.

Le plus souvent, la peur d'un seul individu, se traduisant par le cri de « Sauve qui peut ! », ou : « Nous sommes trahis ! », suffit à entraîner toute une troupe qui, en temps ordinaire, se montre très disciplinée.

*
* *

Ce qui se passe dans les armées se passe aussi en temps d'épidémie. Qu'un cas de peste, de choléra, se déclare, et alors les esprits pusillanimes s'alarment, et des personnes, d'ordinaire en possession de leur sang-froid, songent aux moyens de fuir le foyer de la contagion.

Ce qu'il y a de singulier, c'est que ces paniques ont été pareillement observées chez les animaux. Il nous souvient d'avoir lu à ce sujet une chronique de M. de Varigny, qui était à cet égard des plus démonstratives.

Il est assurément un peu humiliant de se mettre au niveau des bêtes, mais, comme le dit le vulgaire, « la peur ne se raisonne pas ; » et c'est pourquoi, dans les moments où nous nous abandonnons à ce sentiment irraisonné, nous nous rapprochons de l'animalité.

Cela revient à dire que l'individu est meilleur que la collectivité. *Homo homini lupus*. Mais qu'allons-nous risquer à aborder un des plus gros problèmes que les philosophes aient tenté de résoudre !

XII

Les Sympathies organiques.

On connaît mal, généralement, les sympathies qui existent entre les divers organes, et c'est pourtant un des chapitres les plus intéressants de la médecine. La connaissance des sympathies des organes du corps humain est, cependant, de la plus grande utilité dans l'étude et l'exercice de l'art de guérir, ainsi que nous allons tenter de le démontrer.

Lorsque la maladie qui affecte un organe ne peut dépendre que de la lésion correspondante d'un autre organe sympathiquement lié avec lui, si l'on connaît les relations particulières qui existent entre ces deux organes, la lésion de l'un nous indique celle de l'autre. Prenons un exemple pour plus de clarté.

Chez un malade, dont la respiration est troublée, lorsqu'on ne peut découvrir par l'examen direct de l'appareil de cette fonction, la cause de ce trouble, on la cherche dans un organe voisin, par exemple l'estomac, le diaphragme, l'abdomen, et on finit par la découvrir.

C'est par l'étude des sympathies des organes digestifs que nous arrivons à la connaissance des diverses lésions dont ces organes sont si souvent atteints. Dans les inflammations de l'intestin on observe, autour de la pointe ainsi que sur les parties latérales de la langue, une rougeur, dont l'intensité varie depuis la teinte rosée jusqu'au ton le plus vif, un enduit plus ou moins sale, blanc ou blanc jaunâtre : c'est le signe, manifeste et à distance, d'une inflammation de l'estomac ou de l'intestin.

*
* *

On a bien souvent noté la relation qui existe entre le nez et certains organes ; nous avons nous-même consacré à ces rapports une étude approfondie.

La connaissance de l'influence que les organes sexuels exercent sur la partie antérieure de la région cervicale doit nous faire pressentir que le gonflement du cou peut être sympathique d'une grossesse, de la puberté, de la menstruation, en un mot, d'un trouble de l'organe utérin ou matrice.

Le professeur LORDAT a communiqué à la *Société de médecine de Montpellier* l'observation d'une dame qui s'était toujours bien portée avant son mariage. Dès le lendemain de ses noces, elle avait éprouvé une douleur au cou, suivie de gonflement des glandes de la région, et cette douleur et ce gonflement revenaient par intervalles et pour des causes déterminées.

Qui ne sait, pour l'avoir remarqué autour de soi, qu'au moment des périodes menstruelles, plutôt avant, les troubles cérébraux les plus bizarres peuvent se manifester : brusquerie d'humeur, variabilité de caractère, diminution de la mémoire, etc. ?

La grossesse produit parfois de l'enrouement, qui disparaît à l'époque de l'accouchement. De même, certaines personnes, aux organes inactifs, ont une voix fluette ou même sont complètement aphones : preuve de la solidarité qui existe entre le larynx et les dits organes.

Les yeux présentent, dans les maladies causées par des vers, des symptômes sympathiques, tels que l'immobilité et une dilatation remarquable de la pupille, qui peuvent puissamment aider à préciser un diagnostic incertain. Une douleur légère du nez, accompagnée de démangeaisons, est souvent aussi un bon signe de la présence de vers dans l'intestin.

Les saignements de nez n'indiquent-ils pas quelquefois une lésion du foie qu'on ne soupçonnait pas, ou une fièvre paludéenne, ou la fièvre typhoïde ?

La chaleur et la rougeur des pommettes sont souvent sympathiques d'une lésion des poumons. Si l'une des pommettes est plus rouge que l'autre, on peut présumer que c'est le poumon de ce côté qui est plus spécialement atteint, ou même qui est seul malade.

Il est des maux de dents qui n'ont leur cause que dans le conduit auditif ; de même, il est des otalgies (ou douleurs d'oreilles) dont la cause première est une dent mauvaise, et qui disparaissent en faisant arracher ou soigner cette dent.

La glande pancréatique et les glandes salivaires sont liées par une étroite sympathie, qui explique la similitude de leur structure et de leurs fonctions. La connaissance de cette sympathie nous explique comment il peut survenir une abondante salivation à la suite de lésions de la glande pancréatique ; et, réciproquement, comment l'excrétion salivaire est notablement diminuée dans les engorgements, les obstructions du pancréas.

Il y a des cas, dit le Dr Luys, dans lesquels une irritation violente de certains nerfs périphériques, le nerf sous-orbitaire par exemple, détermine une répercussion mentale simultanée, et, par suite, des troubles des facultés cérébrales, troubles qui apparaissent avec l'accès névralgique. Ainsi, un mécanicien de chemin de fer était pris, pendant des accès de névralgie sous-orbitaire, de délire, pendant lequel il divaguait sur des faits se rattachant à son service. Le délire disparaissait après chaque crise névralgique.

D'autres fois, on a vu le délire éclater à la suite de l'opération de la cataracte. A la suite d'un traumatisme oculaire (nous révèle le Dr G. Martin, qui a jadis appelé l'attention sur ce point), et en particulier de l'opération de la cataracte, il n'est pas rare de voir des malades refuser plus ou moins aliments et boissons, puis être en proie à un assez violent délire d'actions et de paroles, qui poussent le sujet à se lever, à s'agiter. Ce délire se complique parfois d'hallucinations et compromet presque toujours les résultats de l'intervention chirurgicale (1).

Un malade, observé par Bouisson (de Montpellier), en même temps qu'il était devenu aveugle, avait été frappé de troubles des facultés mentales tels que perte de la mémoire, incohérence, etc. Il suffit qu'on l'opérât de la cataracte double, qui le rendait aveugle, pour que ses idées redevinssent normales, et qu'il récupérât l'exercice régulier de ses facultés.

Enfin, il existe de véritables cas de « folies sym-

(1) Voir le *Journal de médecine de Bordeaux*, 1894.

pathiques », consécutives à certaines opérations pratiquées sur les organes intimes de la femme. Par contre, on a noté des guérisons d'hystérie ou d'hystéro-épilepsie à la suite d'une opération gynécologique.

Naguère nous avons publié, dans la *Revue des Revues*, un travail sur la guérison de certains états mentaux à la suite d'une opération pratiquée sur un organe très éloigné et sans connexions manifestes avec le cerveau, par exemple à la suite d'une amputation de sein, de l'ouverture de l'abdomen, etc. Cette guérison simultanée d'une affection mentale et d'une affection d'un autre organe avait été — nous l'ignorions à l'époque où nous écrivions l'article précité — signalée, dès 1895, par le Dr Rouby (1), qui avait émis à ce propos les réflexions suivantes :

Il arrive fréquemment, écrivait notre confrère, que les aliénés se trouvent atteints d'une autre affection considérée comme la cause de leur état mental ; le plus souvent, ce sont des maladies internes, intéressant les voies digestives, ou divers organes.

Mais quelquefois aussi, bien que plus rarement, on observe des affections chirurgicales survenant, soit avant, soit après le début de la folie, et ayant une relation directe avec l'évolution de celle-ci, de telle sorte que la guérison de la maladie chirurgicale amène ou paraît amener la guérison de l'affection mentale... Il m'est arrivé d'avoir à traiter des aliénés chirurgicaux, chez lesquels une guérison complète et simultanée a été obtenue : une ulcération du col de la matrice, un rétrécissement urétral, un abcès avec nécrose d'une phalangette du pied,

(1) *Moniteur de l'Hygiène publique*, février 1895.

enfin un anthrax du front, telles sont les affections variées... dont la cure amena la guérison de la maladie
mentale, avec ce caractère remarquable que... la guérison s'est maintenue jusqu'à ce jour, bien que les faits...
se soient passés, chez quelques-uns d'entre eux, depuis
un grand nombre d'années.

Par quel mécanisme se produit, en pareil cas, la guérison ? C'est, jusqu'à présent, un mystère, que des recherches ultérieures réussiront peut-être à pénétrer.

XIII

L'Antagonisme des Maladies.

Voilà qui fleure le paradoxe, direz-vous en lisant ce titre : peut-il exister des maladies salutaires, et n'est-ce pas railler que d'employer un pareil langage ? Rien de plus exact cependant, et il ne sera pas malaisé d'en établir la démonstration.

Ne vient-on pas d'annoncer, dans les milieux scientifiques les plus autorisés, que le paludisme guérit la paralysie générale (1) ; que le microbe du furoncle est le meilleur antagoniste du bacille de la diphtérie : en d'autres termes, qu'il suffit d'inoculer des staphylocoques — c'est le nom donné aux microbes du furoncle — à des sujets atteints du croup, pour que celui-ci s'atténue, au point de devenir inoffensif ?

Un médecin américain n'a-t-il pas déjà constaté que le cancer ne fait pas bon ménage avec l'érysipèle, et n'y aurait-il pas là une indication pour le traitement de la terrible affection ? L'érysipèle étant essentiellement inoculable, pourquoi ne tenterait-on pas, si ce n'est déjà fait, de « substituer » un mal

(1) Mentionnons, à ce propos, une tentative intéressante du D\u02b3 Auguste Marie, qui a traité des paralytiques généraux par l'inoculation des microbes du paludisme (Cf. *Bulletin de l'Académie de médecine*, séance du 9 juin 1925, et *Bulletin et Mémoires de la Société médicale des hôpitaux de Paris*, séance du 12 juin 1925).

transitoire et d'issue souvent heureuse à une lésion chronique et au dénouement presque toujours fatal?

N'est-ce pas, d'ailleurs, ce qu'on observe pour la variole ? La vaccine, qui est si bénigne dans la généralité des cas, ne confère-t-elle pas l'immunité vis-à-vis de la petite vérole, dont on ne saurait prévoir d'avance les complications ? Et ce que nous disons de la variole, nous pourrions le dire de toutes les maladies (fièvre typhoïde, rage, peste, choléra), dont une inoculation préventive nous préserve, ou, du moins, atténue considérablement la gravité.

Cette méthode de l'inoculation qu'on a, du reste, fort perfectionnée depuis, est, nous devons le reconnaître, très ancienne. Il fut un temps où l'on inoculait jusqu'à la gale, pour rappeler au dehors ce qu'on croyait être une maladie « rentrée ». C'est ainsi qu'à s'en rapporter à un anatomiste fameux des siècles passés, les petits rachitiques guérissaient plus promptement, si on leur communiquait la gale, ou si cette éruption survenait incidemment. Les vieux livres de médecine sont, à cet égard, remplis d'observations tendant à démontrer qu' « il ne faut rien négliger pour faire reparaître la gale », quand elle vous a brusquement quitté. Pour cela, nos auteurs conseillent d'employer les sudorifiques, bouillons, tisanes, etc., et, au besoin, les vésicatoires ; et si ces moyens ne suffisent pas, qu'on n'hésite pas, conseillent-ils, à faire coucher le patient avec un galeux, ou à lui en faire porter la chemise !

Ne vous récriez pas, c'était la doctrine de l'époque ; et nous avons conté, jadis, dans une de nos chroniques historiques, comment Louis Bonaparte, le frère de Napoléon, se soumit à cette singulière pratique, pour faire revenir un eczéma dont la suppression brusque lui avait causé nombre d'incommodités.

Car, en réalité, ces prétendues gales n'étaient autres que des dermatoses de différente nature, où l'acare producteur de la gale n'était à peu près pour rien.

*
* *

Il est bien certain qu'il y a des exutoires, des fontaines naturelles, dont il ne faut pas tarir la source trop brusquement ; et nos pères, qui avaient, au moins aussi bien que nous le sens de l'observation, l'avaient remarqué si bien, qu'à l'aide des cautères ou des emplâtres, ils reproduisaient artificiellement ce qu'on avait inconsidérément supprimé.

C'est en vertu du même principe, qu'ayant observé l'antagonisme qui existe entre l'asthme et la tuberculose, on s'avisa de produire l'emphysème artificiel chez les phtisiques. Il a longtemps existé, à Paris, une école de musique, une fanfare, dont faisaient partie exclusivement des tuberculeux. On y voyait des hommes et surtout des femmes, atteints de tuberculose ou menacés de la contracter, s'exercer, pendant une bonne partie de la journée, à souffler dans les plus gros instruments, espérant arriver ainsi à rompre les cloisons de leurs cellules pulmonaires. Cette idée a été, depuis, reprise scientifiquement, et on a provoqué le « pneumothorax » dans le but d'immobiliser le poumon et de retarder l'évolution de la tuberculose, en utilisant une propriété fondamentale du tissu pulmonaire, l'élasticité.

Mais c'est là un procédé d'une application difficile et qui n'est pas près d'entrer dans la pratique.

Il est assurément plus aisé de préparer un terrain sur lequel le bacille tuberculeux ne puisse pas vivre ou, du moins, qui contrarie son développement. Il est bien démontré aujourd'hui, que chez les arthritiques (rhumatisants, goutteux, etc.), la phtisie est, pour ainsi dire, contrebalancée, que les cavités pulmonaires ont de la tendance à se combler, à se remplir d'une matière crayeuse ; et c'est pourquoi on donne des recalcifiants aux tuberculeux.

Dans ses fréquents voyages de France en Afrique et d'Afrique en France, un médecin militaire a constaté, d'autre part, ce fait, que les régiments partis d'une région où régnait la fièvre typhoïde continuaient à fournir, le long de leur route, des cas de cette maladie, mais de moins en moins nombreux, et que ceux-ci disparaissaient quand on arrivait dans un pays à marécages où sévissait le paludisme.

Ce qu'il y a de certain, c'est que ces fièvres typho-palustres cèdent plus rapidement que le typhus, pur de tout alliage, à la médication par la quinine ; ce qui ferait croire à l'atténuation de la typhoïde sous l'influence de l'intoxication paludéenne.

Un docteur de New-York a rapporté de son côté que, dans la province de Washington, où dominent les fièvres de marais, il n'existe pas d'exemples de phtisie développée sur les lieux ; il ajoute qu'un

marais ayant été converti en étang, les fièvres intermittentes endémiques y furent remplacées par la
tuberculose. La population ayant pétitionné et
obtenu la suppression de l'étang, ou, ce qui est
synonyme, le rétablissement du marais, les choses
prirent une tournure opposée.

Il y a donc des maladies qui se contrarient, des
affections qu'on peut dire « antagonistes » ; et, de
ces notions trop peu connues, même dans notre
microcosme médical, découlent des conséquences
dont on peut pressentir le puissant intérêt.

FIN

ERRATA DU TOME II

DES CURIOSITÉS DE LA MÉDECINE : LES CINQ SENS.

P. 45, lignes 3 et 9, lire : frein de la langue, au lieu
de : frein de la lèvre supérieure.

Note pour le lecteur. — Nous sommes particulièrement
reconnaissant à ceux de nos lecteurs qui veulent bien nous
signaler des erreurs, typographiques ou autres ; et nous
nous rendrons toujours à leurs observations, quand elles
nous sembleront justifiées. Le tome quatrième, et probablement dernier, insérera les *Errata* du tome III et
ceux des précédents volumes qui pourraient nous être
ultérieurement signalés.

TABLE DES MATIÈRES

9 782329 572901